中医经典名著临证精解丛书（疫病篇）

总主编 杨进 魏凯峰

「松峰说疫」临证精解

魏凯峰 刘涛 主编

中国健康传媒集团

中国医药科技出版社

内 容 提 要

　　《松峰说疫》为清代著名瘟疫学家刘奎所著，全书分为述古、论治、杂疫、辨疑、诸方、运气 6 卷，以吴又可《温疫论》为基础，并有所发挥。该书内容丰富，治法用药详备，极大地丰富了疫病论治理论，对疫病研究有较大贡献，是研究学习疫病辨治的重要典籍。本书对《松峰说疫》中的条文进行注释、提要和精解，加入了重点方剂的临床运用医案，并附有按语解读。本书有助于临床医生更好地学习中医疫病理论，对指导临床疫病中医治疗、提高临床效果具有重要意义。

图书在版编目（CIP）数据

　　《松峰说疫》临证精解 / 魏凯峰，刘涛主编 . 北京：中国医药科技出版社，2024.7
（中医经典名著临证精解丛书）
　　ISBN 978-7-5214-4703-3

　　Ⅰ. R254.3

中国国家版本馆 CIP 数据核字第 2024WY2518 号

美术编辑　陈君杞
版式设计　也　在

出版　**中国健康传媒集团** ｜ 中国医药科技出版社
地址　北京市海淀区文慧园北路甲 22 号
邮编　100082
电话　发行：010-62227427　　邮购：010-62236938
网址　www.cmstp.com
规格　710 × 1000 mm $^1/_{16}$
印张　17
字数　355 千字
版次　2024 年 7 月第 1 版
印次　2024 年 7 月第 1 次印刷
印刷　河北环京美印刷有限公司
经销　全国各地新华书店
书号　ISBN 978-7-5214-4703-3
定价　**55.00 元**

获取新书信息、投稿、为图书纠错，请扫码联系我们。

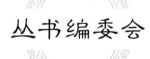

丛书编委会

总主编 杨　进　魏凯峰

编　者（按姓氏笔画排序）

马晓北（中国中医科学院）

付丽媛（南京中医药大学）

朱　平（南京中医药大学）

朱　虹（扬州大学医学院）

刘　涛（南京中医药大学）

刘兰林（安徽中医药大学）

杨　进（南京中医药大学）

赵岩松（北京中医药大学）

龚婕宁（南京中医药大学）

魏凯峰（南京中医药大学）

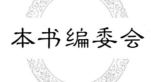

本书编委会

主　编　魏凯峰　刘　涛

编　委　（按姓氏笔画排序）

　　　　万金圣　任梦娇　刘瑞亿

　　　　李　真　张　瑜　冀　迅

序

中医学是伟大宝库，是中华民族优秀文化代表之一，历经 2000 余年的发展，经久不衰。在其发展过程中，经历了数百次的瘟疫病的流行，在与这些疾病作斗争的过程中，积累了丰富的临床经验，形成了独特的理论体系，编写了大量专著，能有效指导临床防治疫病，为中华民族的繁衍生息做出了卓越贡献。特别是在近十几年来传染性非典型肺炎（SARS）、甲型流感病毒感染、新冠病毒感染等疫病肆虐时，中医药在防治方面发挥了重要作用。

为了更好地传承中医药，防治疫病，我们组织编写了《中医经典名著临证精解丛书》（疫病篇），选取中医疫病经典名著，加以注释、精解。同时选取古今临床医案，结合按语评注，示人以法，使读者在学习理论的同时，掌握常用方剂的辨证运用方法，学会理论的临床运用方法，提升读者临床辨治思维。本套丛书的出版有助于系统整理中医学辨治疫病的理论与治法方药，对于中医疫病学辨治理论体系的完善、提高临床防治疫病的水平具有重要指导作用。

丛书编写组成员来自南京中医药大学、中国

中医科学院、北京中医药大学、安徽中医药大学、扬州大学医学院等单位。江苏省苏南地区为中医温病、疫病理论发源地，南京中医药大学温病学教研室已故温病学名家孟澍江教授为现代温病学奠基人，编写了高等中医药教育最早的一批温病学教材，长期以来编写出版了大量的温病、疫病专著，具有深厚的学术积淀及丰富的编写经验。中国中医科学院、北京中医药大学温病学名家辈出，如赵绍琴教授、方药中教授、孔光一教授等，都在我国温病学理论形成、教学及人才培养中做出了巨大贡献。安徽中医药大学、扬州大学医学院受新安医派、孟河医派、山阳医派等中医学术流派的影响，形成了独到的中医温病、疫病理论，积累了丰富的临床经验。本丛书编写人员为各单位学科带头人及专业负责人，具有较高的学术水平及深厚的临床功底，确保了丛书的编写质量及学术水平。

本套丛书选取明清时期部分经典中医疫病名著及专著，结合临床实践进行校勘、分析、点评，具有版本精良、校勘细致、内容实用、点评精深的特点。多年来编写组成员已经点校出版了一批中医药古籍，积累了一定的编写经验，在本套丛书的编写过程中亦反复斟酌，但难免有不足之处，亟盼中医同行专家及广大读者给予批评指正。

首批国家级教学名师

全国名老中医药专家传承工作室指导老师　杨　　进

全国名老中医药专家学术经验继承工作指导老师

2024 年 2 月

前　言

　　《松峰说疫》为清代著名瘟疫学家刘奎所著，成书于1782—1787年。刘奎，字文甫，号松峰，山东诸城人。其父刘引岚精于医理，热衷于行医救难。刘奎自幼好读医书，研读了大量医经典籍，医术精湛，著有《瘟疫论类编》《松峰说疫》《濯西救急简方》《松峰医话》《景岳全书节文》及《四大家医粹》等。

　　《松峰说疫》全书共6卷，以吴又可《温疫论》为基础，并有所发挥。卷一为"述古"，摘录前人有关瘟疫的论述，参以个人见解；卷二为"论治"，论述疫病含义、分类、立方用药、舍病治因，以及瘟疫统治八法、六经治法、杂症治略及方药等；卷三论述"杂疫"；卷四为"辨疑"，辨析前人有关疫病论述；卷五为"诸方"，包括避瘟方及除瘟方；卷六为"运气"，论述疫病与运气的关系。该书治疗瘟疫用药精炼，注重变通，且给药途径多样，除口服外还善用多种外治法，同时仿伤寒立六经治法。

　　《松峰说疫》有合刻本，有单行本。合刻本有3种，一是清嘉庆四年与清道光二十年三让堂、咸丰五年敦厚堂和咸丰十年近文堂的《瘟

1

疫论类编》《松峰说疫》合刻本；二是清道光二十六年与一九二三年千顷堂书局的《说疫全书》本；三是清道光二十六年广安九皇官与光绪十七年善成堂的《疫痧二症合编》本。单行本有清嘉庆四年本衙刊本及同种年代未详的清刻本。本书以人民卫生出版社出版的清嘉庆四年本衙刊本为底本，对原书条文及注释内容进行了校注，文中通假字、异体字皆加以批注；底本中缺字处，无法通过校本判断内容的，保留□占位。在原著条文下列注释、提要、精解及医案举隅等项，对重点、难点内容进行阐释，对常用方剂选取典型医案加以评述，以供读者学习相关方剂的临床用法。凡方药中涉及现代禁用药物（如虎骨、犀角等）之处，为保持内容原貌，未予改动，但在临床应用时，应使用相关代用品。

《松峰说疫》内容丰富，上溯《黄帝内经》，下宗吴有性《温疫论》等诸家著述，参以刘氏独到见解，治法用药详备，极大地丰富了疫病论治理论体系，对疫病研究有较大贡献，是研究学习疫病辨治的重要典籍。

编　者
2024 年 4 月

目　录

卷之四　辨疑

卷之五　诸方

卷之六　运气

序

　　忆余自幼时，耳目之所睹记，鲜见医而儒者也。乃转而思焉，其凌替当不至是，使得克自振拔者出，而一起其衰，应必有可观者焉。故余极欲留心医学。每为塾师所迫，俾专工举子业，而未遑及之。第其所授之文，寓目即昏昏睡去，总不记忆。间尝取唐宋八家，以及诸名公真稿读之，一见辄能成诵。第期负过高，自维取法乎上者，仅得乎中。以此所为文词，往往不能趋时。后松峰山人为人言余所为帖括，乃传世之作，似非利试之器，当变格以相从，庶几其有合乎。或有告予者，予闻其言而是之，乃改弦易辙，始克幸博一第。第以揣摹入彀，终觉违心。随仍浸淫于古，日取诸子百家纵观之。又念人有七尺之躯，而不解岐黄术，终属憾事。遂将《灵枢》《素》《难》，以及历代各家医书，罗列案头，日日展玩。第医理玄杳，又系中年学步，卒未能深造其室。唯论其文章好丑，除经论外，惟李士材、汪讱庵等笔墨稍觉可观，余者字句尚多有未能通顺者，遑论其他乎。乙巳夏，山人出所著《说疫》一书，属余弁言。余非知医者，固不敢强作解事。第观其全部文章，理法俱从《左》《国》《史》《汉》得来，神而明之，又自成一子，真乃才人之笔，而讵可仅以医书目之乎。能文之士，取而读之，始信吾言之不谬也。是医也，而进于儒矣，是为序。

　　时乾隆五十年乙巳榴月眷姻弟春圃王树孝书

叙

谚曰：不为良相，则为良医。明乎良医之燮理阴阳，胥一世而登诸仁寿，与良相之赞元调鼎者侔也。余自幼好读岐黄书，壮而远游四方，欲求所谓良医者，领其所谓卓识伟论，以正所学。历四十年所，郁乎吾怀，迄无所遇，而四方之志，终未少颓弛也。夙闻东武山川，奇秀不减雁宕，每神游马耳常山间，如东坡所谓隐君子者，庶忻然遇之。嗣闻邑绅士显绪王君辈，谈次间曾于诸城刘相国处，遇其胞侄松峰，温文尔雅，善古文诗词，更精岐黄术。余耳其名，而未获一共谈论，蓄怀时怅怅也。因策蹇走七百余里，访松峰于东武之槎河山庄。一见相滂如平生欢。其子濯西，克绍家学，精核医理，出所著《说疫》一书，属余弁言。余受而读之，见其三才融贯，而包括殆尽，古今毕举而搜罗无遗，真足解千百年之疑团，开瘟疫门之觉路。其尤妙者，析瘟疫之名义，分疫证为各种，皆发前人所未发。如所载瓜瓢软脚，赤膈黄耳，痧癀诸挣等疫疠怪疾，各有简便良方，针灸奇术，皆能回春于瞬息，奏效于目前，真可以参变阴阳，起回生死。则是有《伤寒论》于前，不可无《说疫》书于后，直与《金匮》名编表里相成，参互尽变，将胥天下后世而仁寿之。即云与良相之业并垂千古，亦奚不可之有，是为序。

时乾隆丁未清和月福山年眷世弟刘嗣宗撰

自 序

伤寒之不明也，以中寒乱之。瘟疫之不明也，以伤寒乱之。能于其中划然分析，则其于治伤寒瘟疫也，思过半矣。伤寒自仲景而下，承承继继，各有专家。著书立说者，无虑数十种。独至瘟疫，则略而不讲焉。间有谈及者，不过寥寥数语。核焉而不精，语焉而不详。遂至瘟疫一症，靡所指归，往往以治伤寒法治之。非大用温散，即过投苦寒，欲病之愈也难矣。先大人引岚公，一生精于医理，南北宦游，虽簿书鞅掌，间闻人疾苦，莫不竭力拯救。余公聆庭训，非伊朝夕。且龆年善病，因得于暇日，取家藏岐黄书纵观之，故颇有会心处。因念瘟疫一门，非他症可比，不能迟之岁月，缓为调理。其见效在一二剂之内，其痊愈在三五日之间。不可不亟为讲究，以共登宝筏。昔吴又可《温疫论》一书，较之诸家俱见卓识，独辟蚕业，业已盛行海内。故其方论，兹集一概不录。第就自所经历者，聊纾管见，以羽翼又可，当亦谈疫者之所不斥也。夫疫病所包甚广，而瘟疫特其一耳。又添杂疫、寒疫，各著方论，而证治始备，随编辑酌定，分为六卷。曰述古，曰论治，曰杂疫，曰辨疑，曰诸方，曰运气，亦庶几成一家言焉。第是书之成，锦儿之力居多。其曰《松峰说疫》者，明乎其不敢擅为己有，以成善则归亲之意云尔。其中分伤寒与瘟疫，皎若列眉，而理路治法亦颇审慎，不敢掩古人所长而袭为己有。亦不敢震前贤名望而为其所愚。第疫症千变万化，治之不可胶执，亦不可师心所顾。同志君子，神明而变通之是，则余之厚望也。夫是为序。

述古

卷之一

【原文】《刺法论》帝曰：余闻五疫之至，皆相染易，无问大小，病状相似，不施救疗，如何可得不相移易者？岐伯曰：不相染者，正气存内，邪不可干。避其毒气，天牝^[1] 天牝，鼻也。老子谓玄牝之门。毒气从鼻来，可嚏之从鼻而出。后来，复得其往，气出于脑，即不干邪。气出于脑，即先想心如日。欲将入疫室，先想青气自肝而出，左行于东，化作林木。次想白气自肺而出，右行于西，化作戈甲。次想赤气自心而出，南行于上，化作焰明。次想黑气自肾而出，北行于下，化作水。次想黄气自脾而出，存于中央，化作土。五气护身之毕，以想头上如北斗之煌煌，然后可入疫室。

【注释】

[1] 天牝：鼻之别名。《景岳全书》卷二十七："鼻为肺窍，又曰天牝。乃宗气之道，而实心肺之门户。"

【提要】讨论疫邪的致病特点和正气在防御疫邪侵入时的作用。

【精解】疫邪致病具有强烈的传染性，并能在人群中引起不同程度的流行，其致病力较强，常常可超过人体的防御能力，故疫邪入侵人体"无问大小"皆可发病，且容易在人群中相互染易，传播流行。

正气在疫病及其他温病的发生和发展过程中具有重要的作用，正气旺盛，则御邪作用完善，抗邪能力充足，病邪难以侵入；即使发病，由于正气抗邪有力，病情亦轻，传变亦少，易于痊愈。

在温病的预防中，除了要重视正气的作用外，"避其毒气"，防止病邪的侵入亦是很重要的。此外，慎起居、调饮食、摄情志，以及现代的预防、疫苗接种均是不可忽视的环节。

【原文】《阳明脉解篇》帝曰：病甚则弃衣而走，登高而歌，或至不食数日，逾垣上屋。所上之处，皆非其素所能也，病反能者，何也？岐伯曰：四肢者，诸阳之本也，阳盛则四肢实，实则能登高也。帝曰：弃衣而走者，何也？岐伯曰：热盛于身，故弃衣而走也。帝曰：其妄言骂詈，不避亲疏而歌者，何也？岐伯曰：阳盛则使人妄言骂詈，不避亲疏而不欲食，不欲食故妄走也。此言胃病皆邪气之盛也。邪盛故热盛，热盛故阳盛，阳盛故三者之病由此矣。

【提要】论述邪热扰神的表现和病机。

【精解】热病过程中邪热亢盛，扰乱心神，可出现神志错乱的表现，其表现可分为两方面，一为行为异常，常见弃衣而走，登高而歌，或至不食数日，逾垣上屋，所上之处皆非其素所能也，其病机为邪热炽甚，阳热充斥四肢，导致肢体功能异常亢盛，从而出现正常时期不能为之的行为。二为言语错乱，常见妄言骂詈，不避亲疏，为邪热扰心，心神不宁，神明错乱所致。

【原文】《热论篇》帝曰：热病已愈，时有所遗者，何也？岐伯曰：诸遗者，热甚而强食之，故有所遗也。若此者，皆病已衰而热有所藏，因其谷气相薄两热相合，故有所遗也。帝曰：治遗奈何？岐伯曰：视其虚实，调其逆从，可使必已也。帝曰：病热当何禁之？岐伯曰：病热少愈，食肉则复，多食则遗，此其禁也。此言病之所以遗者，由于强食，而有治之之方，复有禁之之要也。遗者，病已愈而邪气未尽衰，若有所遗而在也。禁者，禁于未遗之先也。肉性热而难化，尤当禁也。

【提要】讨论热病病后余热和食后复发的原因及其防治方法。

【精解】热病后遗有余热是临床常见的现象，其原因与病后强食特别是肉食有关，因病后胃气未醒，余热与谷气相合，以致病邪复聚，热势再起。治疗当遵循辨证论治的原则，即"视其虚实，调其逆从"，同时提示热病后应注意饮食禁忌。

【原文】《评热病论》帝曰：有病温者，汗出辄复热，而脉躁疾，不为汗衰，狂言不能食，病名为何？岐伯曰：病名阴阳交[1]，阴阳之气不分别也。交者死也。帝曰：愿闻其说。岐伯曰：人所以汗出者，皆生于谷，谷生于精。今邪气交争于骨肉而得汗者，是邪却而精胜也，精胜则当能食而不复热。复热者，邪气也。汗者，精气也。今汗出而辄复热者，是邪盛也。不能食者，精无俾也。精气不能使之食也。病而留者，其寿可立而倾也。且夫《热病》曰：汗出而脉尚躁盛者死。今脉不与汗相应，脉躁疾，不为汗衰。此不胜其病也，其死明矣。狂言者是失志，失志者死。今见三死，身热不能食，一也。脉躁盛者，二也。狂言者，三也。不见一生，虽愈必死也。

《灵枢·热病》篇曰：热病已得汗出，而脉尚躁，喘且复热，勿刺，喘甚者死。

又曰：热病已得汗，而脉尚躁盛，此阴脉之极也，死。

【注释】

[1] 阴阳交：阳热之邪入于阴分交结不解，是邪盛正衰的危重病证。

【提要】论述温病重证阴阳交的表现及转归。

【精解】阴阳交是温病中的危重证候，原文从汗出、发热与脉象的变化分析了邪正斗争阴阳消长的机制，以判断热病的预后吉凶，并反复强调饮食胃气在热病过程中的重要性。这些认识对临床实践和后世温病学的发展均有重要的指导意义。文中所说"虽愈必死"，仅是言疾病的严重，预后不良，不能将其绝对化。

【原文】《刺热篇》曰：肝热病者，小便先黄，腹痛多卧，肝经之脉，环阴器，抵少腹而上，故有是症。身热。热争邪与正争。则狂言及惊，胁满痛，手足躁，不得安卧。肝经之脉，从少腹上挟胃贯膈，布胁肋，循喉咙之后，络舌本，故见此症。肝之病发为惊骇，故病则惊。胃不和，则卧不安，木来乘土，故不得安卧。庚辛甚，金克木也。甲乙大汗，本经气旺之日。气逆则庚辛死。以其气逆甚也。上三句，总言其甚其死，必以克我之日；得汗而愈，必以自得其位之日。后四段仿此。刺足厥阴、少阳。其逆则头痛员员，脉引冲头也。肝经脉，自舌本，循喉咙之后，上出额，与督脉会于巅。故病气逆则如是也。员员者，靡定也。

松峰曰：此专引经义，刺法不赘。

心热病者，先不乐数日，邪入经络，则神不安，故不乐。乃热。热争则卒心痛。烦闷善呕，头痛面赤无汗。心脉起于心中，其支别者，从心系上挟咽。小肠之脉，直行者，循咽下膈抵胃。其支别者，从缺盆循颈上颊，至目外眦。故兼见诸症。心在液为汗，今病热，故无汗以出耳。壬癸甚克，丙丁大汗气旺。气逆则壬癸死，刺手少阴、太阳。

脾热病者，先头重颊痛，烦心颜青欲呕，胃脉起于鼻交頞中，下循鼻外，入上齿中，还出挟口，环唇，下交承浆，却循颐后下廉，出大迎，过客主人，循发际，至额颅。故先头重颊痛颜青也。脾之脉，其支别者，复从胃别上膈，注心中。其直行者，上膈挟咽。故烦心欲呕也。身热。热争则腰痛不可用俯仰，腹满泄，两颔痛。胃脉支别者，起胃下口，循腹里，下至气街中

6

而合，以下髀关。气街者，腰之前，故腰痛也。脾脉入腹，属脾络胃，入胃之脉，自交承浆，却循颐后下廉，出大迎，循颊车。故腹满泄而两颔痛也。甲乙甚，戊己大汗。气逆则甲乙死。刺足太阴、阳明。

肺热病者，先渐然厥，起毫毛，恶风寒，舌上黄，肺主皮毛，热中之，则先渐然恶风，起毫毛也。肺脉起于中焦，下络大肠，还循胃口。今肺热入胃，胃热上升，故舌上黄。身热。热争则喘咳，痛走胸膺背，不得太息，头痛不堪，汗出而寒。肺居膈上，气主胸膺，在变动为咳，背为胸中之府，故喘咳，痛走胸膺不得太息。肺之络脉，上会耳中，今热气上熏，故头痛不堪，汗出而寒。丙丁甚，庚辛大汗。气逆则丙丁死。刺手太阴、阳明，出血如豆，立已。

肾热病者，先腰痛胻，膀胱脉，循肩髆内，挟脊抵腰中，又腰为肾之府，故痛。胻，脊梁后骨。痠，苦渴数饮，胻，音行。痠，音酸，酸痛也。肾脉自循内踝之后，上腨内，出腘内廉。又直行者，从肾上贯肝膈，入肺中，循喉咙挟舌本。身热。热争则项痛而强，胻寒且酸，足下热，不欲言。膀胱脉，从脑出，别下项。肾脉起于小指之下，斜趋足心，出于然骨之下，循内踝之后，别入跟中，以上腨内。又其直行者，从肾上贯肝膈，入肺中，循喉咙挟舌本，故见诸症。其逆则项痛员员澹澹然。戊己甚，壬癸大汗。气逆则戊己死。刺足少阴、太阳。员员，眩定也。澹澹，无意味也。

又曰：肝热病者，左颊先赤。心热病者，颜先赤。脾热病者，鼻先赤。肺热病者，右颊先赤。肾热病者，颐先赤。病虽未发，见赤色者刺之，名曰治未病。以面之部位应五脏。

【提要】论述五脏热病的证候、诊断、治法。

【精解】五脏热病主要是指病邪侵犯心、肝、脾、肺、肾五脏所出现的热病，主要根据经脉循行、脏象、五行生克等来阐述症状的产生，病情的变化和临床治疗方法。肝热病除发热以外，以小便黄为先兆，可见腹痛、胁满痛、多卧而不安、手足躁扰、头痛而晕，甚至志乱狂言、惊骇等；可采取循经取穴的治法。心热病，先有情志忧郁的表现，数日后才见发热，由于邪正相争激烈可出现卒心痛、烦闷、善呕、头痛、面赤、无汗等症状；治疗可取手少阴心经、手太阳小肠经的腧穴刺之。脾热病有头重的先兆，并有颊痛、心烦、面色青、欲呕，邪正相争激烈，脾土克肾水可出现腰痛不可俯仰，腹满泄，阳明经所循行的两颔疼痛；治疗当取脾胃表里经脉的穴位刺之。肺热病可出现发热恶寒、喘咳、胸痛、头痛、舌黄等表现；治疗可取手太阴肺和手阳明大肠经的腧穴刺之。肾热病可先出现腰痛、小腿胫前酸痛、口渴、发热，病情较重则项痛而强硬、胫前寒冷而酸痛、足心发热、不欲言语，若肾气上逆，则项痛加重，全身不安而抖动，不能自主；治疗当取足少阴肾经和足太阳膀胱经的腧穴刺之。

【原文】又曰：治诸热病，以饮之寒水乃刺之，必寒衣之，居止寒处，身寒_{热退身凉也。}而止也^[1]。乃可以止针。

余曾见一小儿患瘟热邪深重，弃衣而走，昼夜靡宁，手足不闲，翻动器皿，搁拨什物，寻得凉水一甑，且浴且饮，一日后，随热退身凉而愈。松峰记

刺法自有专门，以此数段中义蕴有关于瘟疫，故采录之，非讲刺法也。

【注释】

[1] 治诸热病……而止也：出自《素问·刺热篇》。

【提要】论述物理降温治法的运用。

【精解】热病过程中出现高热时，可以采取饮用冷水和针刺的方法以降低体温。在饮用冷水时，可配合冷水擦浴，并把患者置于阴凉之处，当然这种方法也要根据患者的体质和病情而定。这是运用物理降温方法的形式之一。

【原文】《热论篇》帝曰：今夫热病者，皆伤寒之类也。或愈或死，其死皆以六七日间，其愈皆以十日以上者何也？岐伯曰：巨阳者，诸阳之属也，_{太阳六经之长，总摄诸阳。}其脉连于风府，故为诸阳主气也。人之伤于寒也，则为病热，热虽盛不死。其两感于寒而病者，必不免于死。一日巨阳受之，_{巨阳，太阳也。}故头项痛，腰脊强。二日阳明受之，阳明主肉，其脉挟鼻络于目，故身热目痛而鼻干不得卧也。三日少阳受之，少阳主胆，其脉循胁络于耳，故胸胁痛而耳聋。三阳经络皆受病，而未入于脏者，故可汗而已。四日太阴受之，太阴脉循布胃中，络于嗌，故腹满而嗌干。五日少阴受之，少阴脉贯肾络于肺，系舌本，故口燥舌干而渴。六日厥阴受之，厥阴脉循阴器而络于肝，故烦满而囊缩。三阴三阳五脏六腑皆受病，荣卫不行，五脏不通则死矣。其未满三日者，可汗而已，其满三日者，可下而已。

松峰曰：此《内经》《伤寒》传经之正例也。瘟疫虽与伤寒不同，但邪在膜原，正当经胃交关^[1]之所，半表半里。其热淫之气，浮越于某经即显某经之症，专门瘟疫者，又不可不知也。汗下又不可泥定三日。

【注释】

[1] 经胃交关：意谓病邪所伏部位为半表半里。《温疫论·原病》云："邪自口鼻而入，则其所客，内不在腑脏，外不在经络，舍于伏脊之内，去表不远，附近于胃，乃表里之分界，是为半表半里，即《针经》所谓横连膜原是

也……凡邪在经为表，在胃为里，今邪在膜原者，正当经胃交关之所，故为半表半里。"

【提要】论述外感热病的一般传变规律和主要症状。

【精解】外感热病初起，邪犯太阳，常见头痛，腰脊不适，还当有发热等症；继而邪入阳明，表现为身热、目痛、鼻干；病邪也可侵入少阳，表现为胸胁痛、耳聋；病邪深入太阴，可表现为腹满、咽干；深入少阴，多见口渴、舌干；深入厥阴，多见烦闷、阴囊收缩。若病邪侵犯三阴三阳，表里脏腑俱病，则病情深重。热病后期，病趋恢复，也多按三阳三阴的层次渐次复元。

文中的"一日""二日"等，是指热病传变的次序和发展阶段，不能理解为具体的日数。三阴三阳的六经证候，说明了热病的辨证要点和传变次序，强调了外感热病具有由表入里、由浅入深、由轻转重的发展过程。这些认识为后世伤寒六经辨证和温病学理论奠定了基础。当然热病的临床表现千变万化，理解上述症状时，不可拘泥。

温病与伤寒的关系历代医家论述颇多，观点不一，并随着温病学和伤寒学的发展而逐渐演变。在《内经》时期对温病的认识比较肤浅，温病的范围较小，温病学处于萌芽阶段，认为伤寒是一切外感疾病的总称，温病属于伤寒的范畴。随着温病学的发展，对温病的认识不断深入，温病的范围逐渐扩大，温病学从伤寒学的体系中脱离出来，形成了一门独立的学科，目前认为温病学与伤寒学是并列的两门不同性质的学科。虽然二者的研究对象均为外感疾病，但温病学以卫气营血和三焦辨证理论为核心，伤寒学以六经辨证理论为核心。

【原文】经曰：其冬有非节之暖者，名曰冬温。冬温之毒与伤寒大异。冬温复有先后，更相重沓，亦有轻重，为治不同[1]。

松峰曰：冬暖，来年入夏必病，当时病者却少。

【注释】

[1] 其冬有非节之暖者……为治不同：出自《伤寒论·伤寒例第三》。

【提要】论述冬温的病因及与伤寒的区别。

【精解】冬温的产生，是由于冬季气候反常，应寒反暖，人体触犯非时之暖所致。而伤寒为冬季感寒而病，二者的致病邪气截然不同。冬温发病有早有迟，或交相重叠，病势有轻有重，所以治法各不相同。

【原文】《阴阳应象大论》曰：冬伤于寒，春必温病。

松峰曰：《云笈七签》中引作冬伤于汗，甚妙。盖言冬时过暖，以致汗出，则来年必病温。余细体验之，良然。冬日严寒，来春并无瘟疫，以其应寒而寒，得时令之正故耳。且人伤于寒岂能稽留在身，俟逾年而后病耶?

《金匮真言论》曰：夫精者，身之本也。故藏于精者，春不病温。

松峰曰：藏精者，百病不生，岂第不病温而已哉。

【提要】论述春温的发病机制。

【精解】冬季感受寒邪者，有即时发病与逾时发病两种。若寒邪伏藏于人体内部，不即时发病，至春季化为温热邪气外发致病，称为春温，属伏气温病的一种。

精是构成人体和维持生命活动的基本物质，精足则正气旺盛，生命力强，不易感邪发病；精亏则成为春温发病的内因及邪气潜伏于体内的重要条件，致使正气虚衰，抵抗力差，容易患病。

【原文】《论疾诊尺篇》曰：尺肤[1]热甚，脉盛躁者，病温也。其脉盛而滑者，病且出也。

松峰曰：出字谓邪不入里，将解散也。

【注释】[1]尺肤：前臂内侧自肘至腕的皮肤。尺肤切诊部位的范围一般为上臂掌横纹与肘横纹之间。

【提要】论述尺肤诊温病之法。

【精解】温病能够通过尺肤诊法来诊断。尺肤热、脉盛躁者，可诊为温病，其产生是温热邪气劫烁阴精所致。若脉象虽盛但不躁动，而现滑利之象，提示病邪将被驱出，正气渐复，病情向愈。

【原文】张仲景温病篇曰：太阳病，发热而渴，不恶寒者，为温病；发汗已，身灼热者，名风温[1]。风温为病，脉阴阳俱浮[2]，自汗出，身重，多眠睡，鼻息必鼾，*音旱，鼻息如雷。*语言难出。*自发汗已至此，言大发其汗之害。*若被下[3]者，小便不利，直视失溲[4]。*脏气不固，故失溲。此四句言误下之害。*若被火[5]者，微发黄色，剧则如惊痫，时瘛疭。*痫，音闲。俗云羊羔风，其声如羊。*瘛疭[6]，*音炽纵，抽拉发搐。此四句言用火逼汗，劫取之害。*若火熏之[7]，一逆[8]尚引日，再逆促命期[9]。*表热无寒，故不宜汗。里热无实，故不宜下。表里俱热，尤不宜火。若误汗、下、火劫则逆，一逆尚可延引时日，再逆第二次，则阴立亡而死。*

【注释】

[1]风温：此为温病误汗后所产生的变证。

[2]脉阴阳俱浮：指寸部和尺部俱现浮象。因寸脉属阳，尺脉属阴。

［3］被下：误用下法治疗。

［4］失溲：大小便失禁。

［5］被火：误用火法治疗。

［6］瘛疭：手足抽搐痉挛。

［7］若火熏之：形容肤色发黄而晦暗，如烟火熏灼一般。

［8］逆：失治误治。

［9］太阳病……促命期：出自《伤寒论·辨太阳病脉证并治上第五》。

【提要】论述温病误用汗、下、火法治疗的后果。

【精解】太阳病，出现发热、口渴、不恶寒的症状，应为温病。温病禁用辛温发汗、攻下及火攻。若误用辛温发汗法，则热势更甚，致身体灼热、寸部尺部脉浮、自汗、身重、嗜睡、鼻息如雷、言语困难等症状；若误用攻下法，则耗伤阴液，损伤脏气，致小便不畅、大小便失禁、双目直视等症状；若误用火攻，劫烁阴液，轻者肌肤发黄，重者手足抽搐痉挛，肤色晦暗发黄如烟熏。若仅一次误治尚可延续时日，不至大害；但若反复误治，则可能致人阴竭而亡。

【原文】经曰：春应暖而复大寒，夏应热而反大凉，秋应凉而反大热，冬应寒而反大温，此非其时而有其气，是以一岁之中，长幼之病多相似者，此则时行之气[1]也[2]。

刘南瑛曰：四时气候不正为病，谓之时症，与伤寒、温、暑、寒疫等症不同，唯秋从未见有病者。

《素问》：四时不节，则[3]生大疫[4]。

【注释】

［1］时行之气：四时不正之气，即四季反常气候。

［2］春应暖而复大寒……时行之气也：出自《伤寒论·伤寒例第三》。

［3］则：原作"即"。

［4］四时不节，则生大疫：出自《素问·本病论篇第七十三》。

【提要】论述时行之气及其与疫病的关系。

【精解】所谓时行之气，就是非其时而有其气，即四季反常的气候，如春季应当温暖反而寒冷，夏季应当炎热反而凉爽，秋季应该凉爽反而酷热，冬季应该寒冷反而温暖异常。时行之气的致病特点是，无论男女老幼，所患症状皆相似，可称为"时行病"。此种四时不正之气，容易导致疫病发生。

【原文】《伤寒论》曰：阳脉洪数，阴脉实大[1]，遇温热[2]变为温毒。

阳主表，阴主里，洪数实大皆热也。两热相合，变为温毒。

又曰：温病之脉，行在诸经，不知何经之动也，各随其经所在而取之[3]。

瘟病由不正之气散行诸经，难别何经所受，必审其病之属于何经，而后可以施治。

热病须得脉浮洪，细小徒自费神功，阳病当得阴脉。细小，阴脉也。属死证，不治。汗后脉静当便瘥，喘热脉乱命应终[4]。汗后邪退即生，邪盛即死。

松峰曰：热病而脉细小，虽云不治，然有脉厥者，不在此例。

【注释】

[1]阳脉洪数，阴脉实大：关前为阳，关后为阴。故即寸脉洪数，尺脉实大。

[2]遇温热：原为"更遇温热"，出自《伤寒论·伤寒例第三》。

[3]温病之脉……各随其经所在而取之：出自《难经·五十八难》。

[4]热病须得脉浮洪……命应终：出自《脉诀刊误·伤寒歌篇》。

【提要】论述重感异气所致变病、温病的证治特点及预后。

【精解】冬季感受寒邪以后，又重感温热，就会出现温毒这一变病，表现出寸部洪数、尺部实大的脉象。

患者患温病，其邪往往散行诸经，很难分辨其病在何经。因此治疗时需根据症状等，仔细分辨其所属经络，而后才可辨证施治。

通常热病脉象需得浮洪，若为细小之脉，则属逆证，治疗十分困难。若治疗后脉象转为平和，提示病情向愈，预后良好；若脉象散乱、身热、喘促，提示病情恶化，预后不良。

【原文】阳毒[1]健乱四肢烦，面赤生花作点斑。狂言妄语见神鬼，下痢频多喉不安。汗出遍身应大瘥，鱼口开张命欲翻。有药不辜负也。但与服，能过七日始能安[2]。阳证宜汗解，如失汗则邪传入脏，故有健乱等危证。病传在里不当汗，又加之遍身自汗，口如鱼口开张者死。能过七日乃过经，阳热退，方有可救之理。

松峰曰：七日能安之说，不过言方有可救之理，非云愈也，总不可泥。

热病未汗，脉须浮洪，既汗，脉当安静。倘有散漫之脉或不汗而愈，不汗而愈，谓之干瘥。其平复未可全许也。

【注释】

[1]阳毒：阳热至极危证。

[2]阳毒健乱四肢烦……始能安：出自《脉诀刊误·阳毒阴毒篇》。

【提要】论述阳证失治变为阳毒危证的预后。

【精解】阳证宜汗而解之，如失汗则邪传入脏，郁热在里不散，终至阳毒危证。阳毒为病，攻其表则健乱肢烦、面赤生斑点，攻其里则狂言妄语、下痢、神志异常。此内外俱为阳毒所伤，若得汗出，脉象由浮洪转为平和，则豁然病退而愈；若汗出而病犹不瘥，出现脉象散乱、口开息粗、呼吸困难等症状，则提示正不胜邪，病情危重。然阳病易已，不可因其病情危重而放弃施救，如有解毒化斑之剂，不妨与之服下，倘能活过七日，则可有生存之机。盖因七日过，则阳极而阴生，所谓七日来复是也。但此"七日能安"之说，只是言其有生存的希望，而非必然完全治愈，因此不可拘泥于此说。

【原文】瘟疫，众人一般病者是。又谓之天行时疫。治法有三，宜补、宜散、宜降[1]。热甚者，宜服童便。

　　松峰曰：补者，如四损[2]不可正治及老幼与本来虚弱者是也。（四损解，见诸论中。）散者，清凉解散是也。（瘟症不宜温散。）降者，从大小便驱逐其邪是也。

【注释】

　　[1] 瘟疫……宜降：出自《丹溪心法·瘟疫五》

　　[2] 四损：《温疫论·四损不可正治》："凡人大劳、大欲及大病、久病后气血两虚，阴阳并竭名为四损。"

【提要】总结瘟疫治疗方法。

【精解】瘟疫，又称天行时疫。元代朱丹溪在《丹溪心法·瘟疫五》中将其治法概括总结为宜补、宜散、宜降。其补法多适用于劳伤、纵欲、大病、久病等所致气血两虚、阴阳两竭之类。散法乃清凉解散之意，瘟疫多感火热之邪，不宜温散，应辨证施以凉散，若热甚者可用童便。降者，是指瘟邪时毒由二便排出之法。

【原文】瘟家之脉散难名，随其脉状分诸经。若浮而大按无力，补中带表随时宁。

　　松峰曰：浮大无力，本虚怯脉，何以知其为瘟疫乎？必应以瘟脉（洪数而浮）、瘟症参之，方为无弊。脉状状字，指病症与色、与声而言。

　　疫症关系，全在虚实二字。实者易治，虚者难治，以元气本虚，邪不易解。若治挟虚者，而不知托散，但知攻邪，愈攻则愈虚，愈虚则断无有不死者。

　　松峰曰：虚实二字，三种疫病皆有之，即瘟中亦有虚实，但热多而无寒耳。

【提要】论述瘟疫脉象及其虚实治法。

【精解】辨瘟疫之病症，应当根据其脉象及症状等合而详参，瘟疫正经脉多为洪数而浮，若见脉浮大而按之无力，当知其内有虚，当于正治法中稍加补法为宜。

瘟疫无论寒热，皆有虚实之分，其在实者可辨证施用攻邪法，其挟虚者较为难治，不可一味攻邪，当视其本虚补虚托正，否则会致虚者更虚，危殆生命，预后不良。

【原文】瘟疫之来无方，然召之亦有其故，或人事之错乱，天时之乖违，尸气之缠染，毒气之变蒸，皆能成病。证既不同，治难画一。瘟疫多火热之气，蕴蓄于房户，则一家俱病；蕴蓄于村落，则一乡俱病；蕴蓄于市廛[1]，则一城俱病；蕴蓄于道路，则千里皆病。故证虽多，但去其火热之气，而少加祛邪逐秽之品，未有不可奏效者也。

【注释】

[1]市廛（chán 缠）：买卖之所曰市，市宅曰廛。市廛，民杂聚之处。《周礼·廛人》注："廛，民居区域之称。"

【提要】论述瘟疫病因、治法及其传染性。

【精解】瘟疫发病病因多端，或人事错乱，百姓流离失所，食不果腹；或时令之气乖戾，突发自然灾害；或犯病之人尸体继为传染源进而导致疫气肆意传播，皆可导致瘟疫大规模发生。瘟疫具体的证候表现因其病因病机不同、人体禀赋不同，其治法也不尽相同。在瘟疫中，以火热邪毒为多见，故用清散火热邪毒之法，佐以祛邪逐秽，往往皆能奏效。

瘟疫致病，疫戾邪气传播迅速，其火热毒邪蕴蓄于房屋则一家皆可患病，蕴蓄于村落则一乡皆可染疫，进一步传播扩散则千里皆病。故在重视辟秽化浊、祛其毒邪的基础上，仍需格外注意切断传染途径，隔离传染源，阻止其疫气蕴蓄，使一家之病不传至一乡一城。据《周礼》所载，从先秦时期开始，就有了处理染疫尸体的做法。如南朝梁武帝时，朝廷给死者赐棺器盛殓，以防止疾疫传染。宋朝官方每于灾害过后招募僧人掩埋尸体，以度牒为奖励。从北宋末年开始，设立漏泽园制度，以掩埋因贫困无以安葬的无主尸体。宋代以后，各地均效仿这一制度，普遍建立漏泽园，从而减少病毒和细菌传播。

【原文】凡治瘟疫宜清利者，非只一端，盖火实者宜清，气实者宜行，食滞者宜消，痰甚者宜化，皆所谓清利也。凡此数者，滞去则气行，而表邪自解，然宜用于实邪等证，而本非虚证之所宜。其有虚中挟实者，不妨少为清解。

凡瘟疫宜下者，必阳明邪实于腑，而秘结腹满，或元气素强，胃气素实者，方可下，若大便虽数日不行，而腹无胀满，及大便无壅滞不通之状，或连日不食而脐腹坦然，软而无碍，此阳明胃腑本无实邪，切不可妄下以泄中气。盖诸误之害，下为尤甚，不可忽也。

周翰光曰：与急证急攻，并注意逐邪[1]等论，当合看，务要因时制宜，变通不拘也。

【注释】

[1] 急证急攻，并注意逐邪：出自《温疫论》卷上。

【提要】论述瘟疫治法之清利法、下法。

【精解】凡瘟疫病，火实者宜清其火热，气实者宜行气，食滞者宜消食导滞，痰凝者宜化痰。清热、行气、消食、化痰皆可归为清利一法。清利治法多用于实证为主，诸邪一经清利，则其证可解。若瘟疫病属虚证，不可妄用清利等攻逐之法。应在补虚治法基础上，佐以清利之法。故对瘟疫一病，应先辨其属虚属实，或虚实夹杂，分别采用补虚、清利或两者并用等法。

瘟疫用下法可使邪毒随大便排出。然必须阳明腑实，腹满硬痛者或人元气强、胃气实者方可用下法。若胃腑无实邪，或胃气虚弱者，不可妄用下法。或可致人中气受损，或可致邪内陷于内，徒生变数。

总之，选用治法要审视其证候，辨其虚实，不可妄用攻逐之药，以免错失救命良机，危殆生命。

【原文】虽古法云瘟病在三阳者多，三阴者少，然亦不可拘泥。瘟疫六七日不解，以致热入血室，发黄，身如烟熏，目如金色，口燥热结，以砭针刺曲池，出恶血，仍以通圣散，兼散兼下，得汗如黄水，粪如黑膏即愈。此即北方之所谓打寒也。其法用手将两膊，使血聚于臂，以帛缚定，乃用筯[1]夹瓷锋，击刺肘[2]中曲泽旁之大络，使邪毒随恶血而出，亦最捷之法，穷人用之极效，然非曲池穴也[3]。

松峰曰：瘟症传里者，热毒深重，其症谵语发狂，循衣摸床，撮空理线，目赤如火，如醉如痴，或登高而歌，弃衣而走，齐俗谓之猴儿病。用小枣蘸烧酒遍身刮痧，痧出，其色紫赤，其高起者，状如枣果，遂用针出恶血，往往取效，此亦一刺法也。

【注释】

[1] 筯（zhù 助）：筷子。

[2] 肘：原作"肋"，据文义及《景岳全书》卷十三改。

［3］也：此下三让堂本、敦厚堂本另行有"通圣散"三字，待考。

【提要】论述瘟疫邪毒传里治法。

【精解】古法认为瘟疫其在三阳经多，而在阴经少。然瘟疫也可由阳经传入阴经，病有寒热，病症繁复，病势危重。瘟疫传入三阴经，邪毒内传入里，氤氲交蒸，热毒更重。热入血室可致身发黄如烟熏，目如金色、口燥咽干等症。可针刺肘中曲泽旁之大络放血，使邪毒随恶血而出，此法即"打寒"，适用于邪传三阴之证。继用通圣散表里双解，兼散兼下，疗效较佳。若瘟症传里，热毒较重，热毒扰神可见神昏谵妄、如痴如醉、弃衣而走、搓空理线等，仍可用点刺放血法。古法用小枣蘸烧酒遍身刮痧，痧出可见其色紫赤、高于皮肤、状如枣栗，可在痧点上点刺放血，使热毒随恶血排出。

【原文】治瘟疫大抵不宜发汗。经曰：不恶寒而反渴者，温病也。明其热自内达外也。疫有伤气、伤血、伤胃之殊，故见症不同，治亦稍异。若入脏者，则不知人而死矣。大法以症为则，毋专以脉为据也。

松峰曰：入脏不知人，亦不必即死。不过较在经者难施治耳，此兼三疫而言。

【提要】提出瘟疫不宜发汗。

【精解】瘟疫邪毒散漫，多伏于膜原，不宜发汗，发汗则易衄血发斑。瘟疫宜凉散攻下，同时仍要视其病位、病因病机，斟酌施治。《金匮要略·中风历节病脉证并治》："邪在于络，肌肤不仁；邪在于经，即重不胜；邪入于腑，即不识人；邪入于脏，舌即难言，口吐涎。"若邪入脏腑则提示病情深入，病势危重，较难施治，预后较差。

【原文】人在气交之中，如鱼在水，一毫渣滓混杂不得，设川泽泼灰，池塘入油，鱼鲜有得生者，人受疫气，何以异此[1]。

疫者，民皆病也。疠鬼为灾[2]，斯名疫耳。

松峰曰：疫如徭役之役，沿门阖户皆病之谓。齐俗谓小儿生痘为当差，亦即徭役之义。

天[3]地以生物为心，寒热温凉，四气递运，万古不易，人生其间，触之而病者，皆因起居无时，饮食不节，气虚体弱，自行犯之，非寒暑之过。若以寒暑为杀厉之气，触之即病，则人无噍类[4]久矣，岂天地生物之心哉。至于非其时而有其气，谓之不正之气则可，谓之疫气则非也。何者？不正之气，人感之者，有病有不病，未可一概论也。若夫疫气，则不论贵贱贫富，老幼男女，强弱虚实，沿门阖境，传染相同，人无得免者。此唯兵荒饥馑之年有之。

【注释】

［1］人在气交之中……何以异此：出自《医述》。

［2］疫者……疠鬼为灾：出自《说文解字》。

［3］天：原缺。据三让堂本、敦厚堂本、九皇宫本补。

［4］嚼类：《说文》："嚼，齧（通'啮'）也。"嚼类，指有生命而能嚼食物之动物，此指活着的人。

【提要】提出瘟疫致病的特点。

【精解】提出瘟疫之邪气与非时之气不同，感非时之气未曾触之即病。而疫疠之毒散漫于天地之间，疫疠之气传染性极强，张凤奎《增订叶评伤暑全书》："疫者，犹徭役之谓，大则一郡一城，小则一村一镇，比户传染。"指出瘟疫疠气多发于社会动荡、民众食不果腹、流离失所之年，为人事之错乱。

【原文】瘟病之治，宜从凉散固也。然必表里俱有热证方可用，若表邪未解，虽外热如火而内无热证可据者，不得概用凉药。

松峰曰：误投热药犹或可解，若误投凉药，杀人等于操刃。语曰：姜桂投之不瘥，芩连用之必当。其不曰芩连投之不瘥，姜桂用之必当者，明乎伤寒妄投凉药则不可救矣。瘟疫虽属邪热，其有不宜用凉药之时，投剂仍当审慎。

【提要】讨论瘟病的辨证施治。

【精解】瘟病多火热之邪致病，故治多从凉散，多用凉药。但病瘟者病情复杂，有表里俱热者，有表热而无内热者，亦有年老体虚者，不能概用凉药，当审辨之。表里俱热者可投寒凉之剂，无内热者、体虚者则不宜，妄投凉散剂可加重病情，甚乃不救。故瘟病的治疗亦需审证用药，不可概用一法。

【原文】冬有非时之暖，或君相客热之令而病热者，名曰冬温，与冬月正伤寒大异。法宜凉解，此舍时从证也。若夏有寒者，其宜温亦然[1]。

松峰曰：冬温之说，吴又可曾非之，然谓冬时绝无温热则又不然，故宜舍时从证。

【注释】

［1］冬有非时之暖……其宜温亦然：出自《景岳全书》卷三十三。

【提要】讨论冬温的特点及治疗。

【精解】冬温是指冬季感受反常气候（冬应寒而反温）而发生的热性病。《医效秘传·冬温温毒》："冬温者，冬感温气而成，即时行之气也。何者？冬令恶寒而反温热，人触冒之，名曰冬温。" 初起头痛、无汗、发热、微恶寒、口渴、鼻干或鼻塞流涕、咳嗽气逆，或咽干、痰结、脉数、舌苔逐渐由白

17

变黄；继则出现汗出热不解、口渴恶热、咳呛、胁痛、脉滑数、舌赤苔黄而燥等。

《黄帝内经·四季调神大论篇》："冬三月，此谓闭藏，水冰地坼，无扰乎阳，早卧晚起，必待日光，使志若伏若匿，若有私意，若已有得，去寒就温，无泄皮肤使气亟夺，此冬气之应养藏之道也。"冬三月，天地封藏，人们应合冬令温养阳气，可适当食进温补之品；若此时感病，也应考虑冬季时令，慎用寒凉，避免损伤阳气。

但冬时恰感温热之邪而发温病，此与伤寒大异，若邪在肺卫，见头痛、无汗、发热、微恶风寒、咳嗽、咽痛等症，治宜辛凉解表，用桑菊饮、银翘散。如其邪不解，见气分、营分或血分证候，参照卫气营血辨证法治疗，为"舍时从证"也。

【原文】寒疫乃天时之暴寒，较冬时之严寒，又有轻重之异。时气自是天行疫疠之气，又非寒比也。瘟[1]病多山泽蒸气。

松峰曰：冬时亦有热疫[2]，余子秉锦，于深冬时，忽患四肢走注疼痛，余以治周痹之法治之不应，遂自用银[3]花、草节、羌、防、荆芥、薄荷、桑枝、黄芩、栀子、生地凉散败毒之品加减出入，服三四十帖始愈。后闻其时患此症者甚多，始知此亦疫症也。

【注释】

[1] 瘟："寒疫乃天时之暴寒……瘟病多山泽蒸气"出自明代吴正伦《脉症论治》，原作"瘟"为"温"。

[2] 热疫：原缺。据三让堂本、敦厚堂本补。

[3] 银：原作"艮"。据三让堂本、敦厚堂本改。

【提要】讨论寒疫之病因、症状、治疗与瘟病之区别。

【精解】寒疫乃感受寒邪疠气，以头痛、身痛、四肢疼痛、寒热无汗、状如伤寒等为主要表现的疫病，可用金银花、羌活、防风、薄荷、桑枝、黄芩、栀子、生地等凉散之品。瘟病则多为感山岚瘴气，二者感受致病邪气不同。

【原文】时气[1]者，乃天行暴疠之气，不因寒而得，治法当辟散疫气，扶正气为主，若多日不解，邪热传变杂证，宜从伤寒变证条内采择用之。

【注释】

[1] 时气：病邪名。具有强烈传染性、流行性的病邪。《伤寒全生集·时气》："时气者，乃天时暴厉之气流行人间。"

【提要】讨论时气致病传变及治法。

【精解】时气乃天时暴厉之气，是具有强烈传染性、流行性的病邪，治当辟邪扶正并举。时气多日不解可变为杂证，可从伤寒变证治法。

【原文】经曰：冬不藏精者，春必病温[1]。十月属亥，十一月属子，火气潜伏，当养其真，而为来春发生之本，此时若恣意戕贼，至春阳气轻浮，必有瘟疫，此两个月为一年之虚。若上弦前、下弦后，月廓月空为一月之虚。风霾霆电，大寒热，日月蚀，愁怒惊悲，醉饱劳倦，为一日之虚[2]，当此时，可不养天和远房室哉！

【注释】

[1] 冬不藏精者，春必病温：今本《内经》无此语。《素问·阴阳应像大论篇》作："冬伤于寒，春必病温。"《素问·金匮真言论篇》作："藏于精者，春不病温。"

[2] 十月属亥……为一日之虚：疑摘自元代朱震亨《格致余论·阳有余阴不足论》，原文作："十月属亥，十一月属子，正火气潜伏闭藏，以养其本然之真，而为来春发生升动之本。若于此时恣嗜欲以戕贼，至春升之际，下无根本，阳气轻浮，必有温热之病。夫夏月火土之旺，冬月火气之伏，此论一年之虚耳。若上弦前下弦后，月廓月空亦为一月之虚。大风大雾，虹霓飞电，暴寒暴热，日月薄蚀，忧愁忿怒，惊恐悲哀，醉饱劳倦，谋虑勤动，又皆为一日之虚。若病患初退，疮痍正作，尤不止于一日之虚。"

【提要】讨论春温发病时令及养护。

【精解】春温是发生于春季或冬春之交的急性外感热病。农历十月、十一月为冬令，万物封藏，当养其精，固护春日阳气生发之本。若其精养护不当，至春日阳气升发轻浮，可得温病。"一年之虚""一月之虚""一日之虚"是谓人应顺应天时以养其身，无谓具体何月、何日、何时养护其本，当灵活看待。风寒暑热避之，起居有时，饮食有节，情志有度，动静协调，便可养护得当，无以致"虚"。

【原文】温热病因外感内伤，触动郁火，自内而发之于外，初则表里俱热，宜用凉散之剂，两除表[1]里之热，久则表热微而里热甚，又宜承气苦寒之剂以[2]泻之，则热退身凉而病自已[3]。倘认作即病伤寒之证，用麻黄辛温之剂以发表，则内热愈甚而斑黄、狂乱之证起矣。或未用辛凉之剂以解表，便用承气苦寒之剂以攻里，则表热未去而结胸虚痞之证见矣。

松峰曰：瘟疫不可认作即病之伤寒，便用麻黄固已，余曾经瘟症盛行之时，众人所病略同，大概宜用凉散攻下之剂。中有一人得病，询其症，不过身热、身痛、头痛、拘急等症，诊其脉却迟而紧，竟与冬月正伤寒无异。因投麻黄发表之剂，乃得汗解。始悟治病最宜变通，不可拘执，瘟疫固尔，杂病亦然。

【注释】

［1］表：原缺。据三让堂本、敦厚堂本补。

［2］以：原缺。据三让堂本、敦厚堂本补。

［3］温热病因外感内伤……则热退身凉而病自已：出自清代冯兆张（楚瞻）《冯氏锦囊秘录》，四十九卷，中医丛书，简称《冯氏锦囊》。

【提要】讨论温热病的特点及治疗。

【精解】温热病，包括各种温病、热病。或根据感受热邪的轻重、类别和季令的不同，而分别称之为温病、热病。《类证活人书》卷五："因春温气而变，名曰温病；因夏热气而变，名曰热病。温、热二名，直以热之多少为义。"也有将温病之偏于热甚者，称之为温热病者。《温病条辨·上焦篇》："温热者，春末夏初，阳气弛张，温盛为热也。"

温热病表里俱热者，应表里双解，宜用凉散之剂，如防风通圣散等；表热微里热甚者，清里热为主，可用苦寒之剂，如承气汤类。若将温热病表里俱热者误作伤寒，用麻黄、桂枝等辛温发表，则内热愈炽致斑黄、发狂等证；若表邪未去即投苦寒之剂，可伤阳气而致结胸、虚痞等证。

中医治病当先辨证，才可论治，不可将瘟疫辨作伤寒，亦不能将伤寒误作瘟疫，勿拘一病、一证，临证灵活用药。

【原文】凡伤寒瘟疫其不可治及难治者，必属下元虚证。松峰按：间亦有之，亦不必然。如家中传染者，缘家有病人，旦夕忧患，饮食少进则气馁，感其病气，从口鼻入，故宜清阳明，舒郁结，兼理劳伤为要[1]。松峰按：此句不可泥。兼字宜重读。

松峰云：余家曾有患瘟症者十余人，互相传染。余日与病人伍，饮食少进，旦夕忧患所不待言，而竟免传染。偶一日，一人入疫家，即时而病，求其故不得，因忆伊时举家患病，余忙乱终日，夜来独居一室，闭门焚降真香[2]一块，想以此得力耶。

【注释】

［1］凡伤寒瘟疫……劳伤为要：出自《先醒斋医学广笔记·春温夏热病大法》。

［2］降真香：别名紫藤香（《卫济宝书》）、降真（《真腊风土记》）、降香（《本草纲目》）。性味辛，温。理气，止血，行瘀，定痛。治吐血，咯血，金疮

20

出血，跌打损伤，痈疽疮肿，风湿腰腿痛，心胃气痛。《海药本草》："主天行时气。"

【提要】 讨论瘟疫的特点及预防。

【精解】 病伤寒瘟疫，下元虚衰者，难治难愈。常忧虑、食少者易感，故清阳明，健运中焦；舒郁结，调畅情志；理劳伤，休养生息；或闭门焚香，辟秽祛邪，可预防感染病气。

【原文】 伤寒瘟疫三阳证中，往往多带阳明者。手阳明经属大肠，与肺为表里，同开窍于鼻。足阳明经属胃，与脾为表里，同开窍于口。凡邪气之入，必从口鼻，故兼阳明证者独多。邪在三阳，法宜速逐，迟则胃烂发斑。或传入里，则属三阴，邪热炽者，令阴水枯竭，于法不治，此治之后时之过也[1]。

【注释】

[1] 伤寒瘟疫三阳症……后时之过也：出自《先醒斋医学广笔记·春温夏热病大法》。原"瘟"作"温"。

【提要】 讨论伤寒瘟疫三阳证。

【精解】 伤寒瘟疫三阳证，以阳明者居多，手足阳明经开窍于口鼻，而邪多从口鼻而入。此三阳证，邪热势盛，应逐邪为快，否则火热之邪易生胃热发斑之证，若传入里，则耗损阴精，难治难愈。

【原文】 阴阳失位，寒暑错时，故生疫[1]。

瘟疫之来，多因人事之相召，而天时之气运适相感也。故气机相侵，而地气又复相应，合天地人之毒气而瘟疫成焉。

瘟疫不可先定方，瘟疫之来无方也[2]。

治温热疫疠不可用辛热药，宜清凉辛甘苦寒。

【注释】

[1] 阴阳失位……故生疫：出自三国时期曹植的《说疫气》，收录于《太平御览》中。

[2] 瘟疫之来……之来无方也：出自清代陈士铎《石室秘录·论瘟疫》。

【提要】 讨论瘟疫的病因及温热疫治疗。

【精解】 瘟疫发生多因气候异常，是"春时应暖而反大寒，夏时应热而反大凉，秋时应凉而反大热，冬时应寒而反大温，此非其时而有其气，是以一岁之中，长幼之病多相似者，此则时行之气也"。虽云瘟疫之来无方，但有法可从。陈士铎《石室秘录》："故证虽多，但去其火热之气，而少加祛邪逐秽之品，未有不可奏功而共效者也。方用大黄三钱，元参五钱，柴胡一钱，石膏二钱，麦冬三钱，荆芥一钱，白芍三钱，滑石三钱，天花粉三钱，水煎服。此方可通治瘟疫之病，出入加减，无不奏功。"

温热疫治宜凉散，用药宜辛甘苦寒之品，不可用辛热，使火热之势愈盛，阴精愈耗，疾病难愈。

【原文】仲景书，王叔和得散亡之余，诠次间有穿凿，成氏因注释，至将冬时伤寒之方，通解温暑，遗祸至今。温暑别自有方，今失无徵，宋龙门所以叹《伤寒》无全书也[1]。

【注释】

[1] 仲景书……无全书也：出自明代陶节庵《伤寒六书》。

【提要】讨论伤寒温病不可同治。

【精解】《伤寒杂病论》是医学史上影响最大的古典医著之一，其成书之后，由于战乱频仍，在仲景逝世后不久，原书便散失不全。经王叔和等人收集整理校勘，分编为《伤寒论》和《金匮要略》两部。伤寒实际上是一切外感病的总称，包括瘟疫。但后世所流传的《伤寒杂病论》中详伤寒而略温病，疑有流失。伤寒温病病因、病机、病程、转归皆不相同，万不可以伤寒法治温病。

【原文】夫病瘟而强之食，病暍[1]而饮之寒，此众人之所以为养也，而良医之所以为病也[2]。

【注释】

[1] 暍（yē 椰）：暍即中暑。

[2] 夫病瘟而强之食……而良医之所以为病也：出自《淮南子·人间训》。

【提要】论述病瘟和病暍的临床表现。

【精解】患瘟病者以发热、热象偏盛（舌象、脉象、便溺等热象）、易化燥伤阴、食欲旺盛为临床主要表现；而中暑者多因长时间暴露于高温环境下，出现头痛头晕、皮肤灼热、口渴欲饮凉、多汗等症状。

【原文】时疫[1]感之，必先入胃，故多用阳明胃药。

【注释】

[1] 时疫：病名，指一时流行的传染病。

【提要】论述时疫致病及用药特点。

【精解】瘟疫初起邪伏膜原，传变迅速，由浅入深。若邪入阳明，燥热亢盛，充斥阳明经脉，表现为身大热、大汗出、大渴引饮、脉洪大等症，则治以白虎汤清热生津，方中石膏辛甘大寒，入肺胃二经，功善清解，透热出表，以除阳明气分之热；知母苦寒质润，一助石膏清肺胃热，一滋阴润燥；粳米、炙甘草益胃生津。若邪热内盛于里，与肠中糟粕相搏，燥屎内结，阻滞肠道而成阳明腑证，表现为日晡潮热、手足濈然汗出、脐腹胀满、疼痛拒按、大便秘结不通，甚者神昏谵语等症，则治以大承气汤峻下热结，方中大黄泻热通便，荡涤肠胃；芒硝助大黄泻热通便，并能软坚润燥，二药相须为用，峻下热结之力甚强；厚朴、枳实行气散结，消痞除满，并助硝、黄推荡积滞以加速热结之排泄。

邪气久羁，则胃气定为邪所害。《灵枢·五味》篇云："胃者，五脏六腑之海也，水谷皆入于胃，五脏六腑，皆禀气于胃。"人以胃气为本，胃气强则五脏俱盛，胃气弱则五脏俱衰。胃气乃人身冲和之气，具有抗病祛邪的作用。若胃气受损，气血生化乏源，则正气不足，直接关系到是否易感温疫以及感染温疫后的转归传变和抗邪祛邪的能力强弱，故有言"胃气者，本气也""有胃气则生，无胃气则死"，故当顾护胃气，多用阳明胃药。可详参吴又可《温疫论》，其护胃气思想贯穿疫病治疗始终，主张初期邪盛，当速逐邪气以承胃气；传变入里邪亦盛，不可妄用下法，以防苦寒伤胃；末期胃气已虚，以温药养胃气，瘥后更以复胃气为主。

【原文】湿热时毒感于口鼻，传入阳明，邪正交争。阴胜则憎寒，阳胜则壮热，流入百节则一身尽痛，上行头面则为肿大，名大头瘟[1]。

【注释】

［1］大头瘟：大头瘟是因感受天行邪毒侵犯三阳经络而引起的以头面焮红肿痛、发热为主要特征的温疫病。又称大头病、大头风、虾蟆瘟、大头天行等。

【提要】论述大头瘟的病因病机和临床表现。

【精解】大头瘟病机多为湿热时毒从口鼻进入侵犯人体，而后传入阳明，邪正斗争。阴偏盛则表现为憎寒，阳偏盛则表现为壮热，湿热毒邪流窜入四肢百骸则全身疼痛，上攻颜面则表现为头面部焮赤肿痛。

【原文】暑湿热三气门中，推人参败毒散方为第一。三气合邪，岂易当哉，其气互传则为疫矣。方中所用皆辛平，更有人参大力者，荷正以祛邪。病者日服二三剂，使疫邪不复留，讵[1]不快哉。奈何俗医减去人参，曾与他方有别耶[2]？

【注释】

[1] 讵：《广韵》："讵，岂也"。

[2] 暑湿热三气门中……曾与他方有别耶：出自喻嘉言《医门法律》卷四。

【提要】论述暑、湿、热三气合邪致病所用的方药。

【精解】喻嘉言认为瘟疫的核心病机是正虚邪实，平素不藏精之人，正气亏虚，更容易感染瘟疫，治疗上主张用人参败毒散。喻氏认为，人感受热湿暑三气而病，病而死，"其气互传，乃至十百千万，传为疫矣"，治疗用人参败毒散二三剂，则"所受疫邪，不复留于胸中"。他在《寓意草》中指出："盖人受外感之邪，必先发汗以驱之。其发汗时，惟元气大旺者，外邪始乘药势而出"，所以虚弱之体"必用人参三五七分入表药中，少助元气以为驱邪之主，使邪气得药，一涌而去，全非补养虚弱之意也。"可见，喻氏此时用人参意在扶正祛邪，而非补养虚弱之用，正如吴昆在《医方考》中所说："培其正气，败其邪气"，故方名为败毒。

人参败毒散由羌活、独活、前胡、桔梗、柴胡（均去苗）、甘草（炒）、茯苓（去皮）、枳壳（去瓤，麸炒）、人参（去芦）、川芎、生姜、薄荷十二味药物组成，具有益气解表，散寒祛湿功效，其药物组成从性味上看，大多以辛平为主，未见强力解毒之品，无大热也无大寒之品，在整个组方中人参的配伍意义十分重要，喻氏明确把助正祛邪与补益元气区分开，少量人参用来扶助正气鼓邪外出，不在于补益元气。《伤寒辨证》中指出，用人参"实其中气，使疫毒不能深入也"，从而培正败毒。《张氏医通》也提出该立方之妙"全在人参一味，力致开阖，始则鼓舞羌、独、柴、前各走其经，而与热毒分解之门，继而调御津精血气各守其乡，以断邪气复入之路。"

【原文】疫，疠也。病气流行，中人如磨砺伤物也。疫，役也。有鬼行役，役不住也[1]。凡治瘟疫，须先观病人两目，次看口舌，以后以两手按其心胸至小腹有无痛处，再问其大小便通否，渴与不渴，服过何药，或久或新，并察其脉之端的，脉证相同方可以言吉凶，庶用药无差。此数者最为紧要，医家之心法。

【注释】

[1] 也：此后三让堂本、敦厚堂本另行有"人参败毒散"五字，待考。

【提要】论述瘟疫的特点及诊疗方法。

【精解】瘟疫是指感受疫疠之气而发生的具有强烈致病性和传染性的一类疾病，即西医学之传染病。《丹溪心法·瘟疫五》："瘟疫，众人一般病者是，又谓之天行时疫。"说明其发病急剧，证情险恶，主要临床表现为：初起憎寒而后发热，头身疼痛，胸痞呕恶，日后但热而不憎寒，昼夜发热，日晡益甚，苔白如积粉，脉数。若不及时救治，则死亡率高。治疗瘟疫，当四诊合参，详细审察病情，询问病史，以常达变，辨证施治，对证用药。

【原文】治暑月温病、热病、疫疠病，不可用辛温热药，宜辛凉、清甘、苦寒，升麻、柴胡、葛根、薄荷、石膏、芩、连、栀、柏、甘草、芍药之类。

【提要】论述暑月病的用药宜忌。

【精解】暑为夏季的主气，乃火热所化。正常的暑热称为六气，若暑热太盛，超出正常范围则称为暑邪，是为六淫，为夏季重要的致病外因。暑为阳邪，其性炎热，其致病可出现高热、烦渴、汗出、脉洪数等症状。暑邪升散，易伤津耗气；暑为阳邪，阳性升发，易升易散，侵犯人体可致腠理开而多汗。汗出过多则耗伤津液，津液不足即可出现口渴喜饮、心烦、尿赤短少等症。在大量出汗的同时，往往气随津泄而导致气虚。所以伤于暑者，可致气短乏力，甚至突然昏倒，不省人事。正如《素问·举痛论篇》所说："炅则腠理开，荣卫通，汗大泄故气泄。" 夏季气候炎热，而暑又为夏季的主气，因此对于温病、热病、疫疠病等热性病的治疗，要尽量避免使用辛温热药，以防气液进一步耗损，宜采用辛凉、清甘、苦寒之类，如升麻、柴胡、葛根、薄荷等。

【原文】疠疫、痘疹[1]、发斑、热毒等证，但卧阴土湿地，则解凉拔毒，能减其半。土之妙用如此，智者类而推之。

【注释】

[1]痘疹：一般指天花，是由天花病毒感染引起的一种烈性传染病，痊愈后可获终生免疫。

【提要】论述"卧阴土湿地"的妙用。

【精解】疠疫、痘疹、发斑、热毒等以高热、炎症为主要表现的热性病，除内服清热解毒之剂外，亦可合理运用物理降温之法，例如本段"但卧阴土湿地"，可使热清毒解，症状明显缓解。

【原文】疫病当分天时寒暑燥湿，因时制宜。如久旱而热疫，忌用燥剂。久雨而寒疫，脾土受湿，忌用润药。

【提要】论述治疗疫病应当因时制宜。

【精解】疫病应当根据气候分寒、暑、燥、湿，因时制宜。如果因为久旱而出现热疫，则忌用燥剂；因为久雨而出现寒疫，脾土受湿，脾虚湿困，由于脾喜燥恶湿，当忌用润药。

【原文】疫邪自外而入，唯虚人感之必深，如用祛邪药汗下，必先顾元气，则温散、温补、反治、从治诸法，何可不知！

【提要】论述虚人染疫的治法。

【精解】疫邪从外侵入人体，素体虚弱之人感受疫邪病位较深，病情较重，如果使用祛邪药发汗泻下，当先顾其元气，应合理运用温散、温补、反治、从治等治疗方法。

【原文】每见治温热病，误攻其里，尚无大害，误发其表，变不可言，此足明其热自内达外矣。卫逊亭曰：此足见瘟病断无发散之理，至云攻里尚无大害，当重看大字。

【提要】论述温热病误用攻里和发表。

【精解】温病是指感受温邪引起的以发热、热象偏盛、易化燥伤阴为临床主要表现的一类急性外感热病的总称。在温热类温病中，尤其是春温，初起即见高热、烦渴，甚则会有神昏谵语、斑疹、惊厥等里热见症。对于此类温病，若攻逐里实，用泻下剂通导大便，消除积滞，荡涤实热，攻逐水饮，虽证与治不符，但因其里热炽盛，用苦寒泻下药攻里可使部分邪热随大便而解，故仍可获效；若误发其表，则"变不可言"。吴鞠通在《温病条辨》上焦篇第4条银翘散方论中曰："温病忌汗，汗之不惟不解，反生他患。"温为阳邪，易损阴液。若其人热甚血燥，不能蒸汗，温邪郁于肌表血分，必发斑疹。且汗为心液，误汗亡阳，心阳伤而神明乱，心液伤则阴不济阳，心阳独亢，故见神昏、谵语、癫狂、内闭外脱之变。

【原文】天地疫疠之气，俗人谓之横病，多不解治，皆曰日日满则瘥，致天枉者多矣。凡觉病即治，折其毒气自瘥，切莫令其病气自在，恣意攻人，拱手待毙。

世人误认瘟疫为伤寒，云伤寒是雅士之词，天行瘟疫是田舍间俗语，误亦甚矣。

【提要】提出瘟疫治疗宜早。

【精解】疫是指具有强烈传染性和流行性的疾病。《说文解字》："疫，民皆疾也。""疫"作为疾病名称，主要是突出疾病的传染性和流行性的特点。这类疾病在性质上亦有寒、热、湿、燥的不同，范围较广。瘟疫是疫病中具有温热性质的一类，一旦患病，当及时治疗，以免贻误病情，且应与伤寒鉴别。

【原文】疫气邪正混合，倘邪胜正衰则危。药之苦寒者伤胃，温补者助邪。如人中黄[1]之类，最为合法。

【注释】

[1]人中黄：中药名。将甘草末置竹筒内，于人粪坑中浸渍一定时间后即制成。

【提要】论述疫病邪盛正衰当用人中黄类治之。

【精解】疫疠之气侵入人体，邪正相争。若正邪交争之后，耗气伤津，邪胜正衰，疾病日趋恶化，法当扶正以祛邪。治疗时要注重顾护人体正气，尤其应注意调养脾胃，所谓"有胃气则生"，不可妄投寒凉之品以免损伤胃气。《温疫论》云："臆度其虚，辄用补剂，法所大忌。"提示应慎用补法，切忌妄投补剂，以防闭门留寇。

此时可选用人中黄之类，人中黄味甘、咸，性寒，归心、胃经，具有清热凉血，泻火解毒之功，为寒凉轻剂。《本草蒙筌》谓其"治疫毒"，《本经逢原》曰其"解天行狂热，温毒发斑"，松峰推崇其"大能祛疫"。人中黄祛邪而不伤正，既能单用除瘟，也能复用治瘟疫、五郁为疫、杂疫，或辨五运六气，因时施治；或多法运用，内外结合。

【原文】瘟疫乃天地之邪气，人身正气固，则邪不能干，故避之在节欲节劳，仍毋忍饥以受其气。至于却邪之法，如经所云：天牝从来，复得其往，气出于脑，即不干邪是也。盖天牝[1]者，鼻也。鼻受天之气，故曰天牝。瘟邪之气，自空虚而来，亦欲其由空虚而去，即下句气出于脑之谓也。盖邪气自鼻通于脑，则流布诸经，令人病瘟。气出于脑谓嚏之，或张鼻以泄之，或受气于室，速泄于外，而大吸清气以易之，则邪从鼻出，而毒气自散，此却邪于外之法也。又想心如日等法。见前。盖胆属少阳，中正之官，其气壮，则脏气赖以俱壮，而邪不能入，此强中御邪之法也。凡探病诊疾，知此诸法，虽入秽地，可保无虞。男病邪气出于口，女病邪气出于前阴，其相对坐立之间，必须知其向背，行动从容，察位而入方妙。

【注释】

[1] 天牝：鼻之别名。《景岳全书》卷二十七："鼻为肺窍，又曰天牝。乃宗气之道，而实心肺之门户。"

【提要】论述瘟疫时正气在御邪中的作用及祛邪之法。

【精解】瘟疫是感受天地邪气而发，人正气旺盛，则抗邪能力充足，病邪则难以侵入。即《内经》云："正气存内，邪不可干。"因此在生活中要有意识地避免过劳过欲和饥饿这些影响人体正气的行为。至于祛邪之法，因为邪气通过鼻而通于脑，从而进入人体诸经，最后发病，所以只要采用嚏法等各种方法令邪气从鼻而出，便可达到毒气自散，祛邪于外的目的。文中还提到"强中御邪法"，说明了胆在御邪中的重要作用，因其为中正之官，脏腑之气皆赖以为壮，通过加强胆的功能，可使邪气无法入侵。

【原文】治瘟疫须分上、中、下三焦。盖人之鼻气通于天，故中雾露之邪为清邪。从鼻息而上入于阳，入则发热、头痛、项强、颈挛，正与俗称大头瘟、虾蟆瘟之说符也。口气通于地，故中水土之邪者，为饮食浊味，从口舌而下入于阴，入则必先内栗，足膝逆冷，便溺妄出，清便下重，疑即后重。脐筑向外挣筑。湫[1]痛，正如俗称绞肠瘟、软脚瘟之说符也。然口鼻所入之邪，必先注中焦，以次分布上下，不治则胃中为浊，营卫阻而血凝，其酿变即现中焦，俗称瓜瓤瘟。疙瘩瘟等症，则又阳毒痈脓，阴毒遍身青紫之类也。此三焦定位之邪也。若三焦邪混为一，内外不通，脏气熏[2]蒸，上焦怫[3]郁，则口烂食[4]龂矣。若卫气前通者，因热作使，游行经络脏腑，则为痈脓。营气前通者，因召客邪，嚏出声喵咽塞，热壅不行则下血如豚肝。然此幸而营卫渐通，故非危候。若上焦之阳，下焦之阴两不相接，则脾气于中难以独运，斯五液注下，下焦不阖而命难全矣。治法于未病前，预饮芳香正气药则邪不能入，倘邪入，则以逐邪为要。上焦如雾，升而逐之，兼以解毒。中焦如沤，疏而逐之，兼以解毒。下焦如渎，决而逐之，兼以解毒。营卫既通，乘势追拔，勿使潜滋，方为尽善。

【注释】

[1] 湫（jiǎo 剿）：《集韵》："集也"。《左传·昭公元年》："勿使有所壅闭湫底。"《正义》曰："湫，谓气聚。"

[2] 熏：原作"重"。"重"下有小字夹注"去声"二字。今据《尚论篇》卷首改，并删书注。

28

［3］怫：原作"拂"。据《尚论篇》卷首改。

［4］食：蚀也。

【提要】论述从三焦治瘟疫。

【精解】从三焦论治瘟疫，喻嘉言《尚论篇·详论温疫以破大惑》云："温疫之邪，则直行中道，流布三焦。上焦为清阳，故清邪从之上入；下焦为浊阴，故浊邪从之下入；中焦为阴阳交界，凡清浊之邪必从此区分，甚者三焦相混。"其认为疫病传变"直行中道，流布三焦"，是自中焦分别向上下传变，甚者可充斥三焦。

这种传变规律，邪多自口鼻而入，首犯中焦。轻清者从鼻而入伤阳，重浊者从口入伤阴，直行中道，流布三焦，有伏邪伏郁血分，郁久或经触发则由血分而发出气分，造成邪气充斥三焦的局面。传变趋势是三焦分传，甚者三焦相混，上行极而下，下行极而上。三焦分传者，可酿变于中焦，也可因其清浊而有分别传入上焦、下焦的趋势，因其病位不同而有相应的症状群，可归为不同瘟疫病。邪重者可充斥三焦，若营卫不通，则预后不良。其病性以温热、湿热为主，亦有混杂其他邪气而犯者。

未病时治疗以芳香正气药为主，若邪气侵入，则以逐邪为要，当从上、中、下三焦分别论治，均兼以解毒。邪犯上焦，其治在"升"，肺性肃降，疫邪袭肺，易随其沉降之气入里为害，宜用清宣之法，透邪外出；疫犯中焦，其治在"疏"，宜以健脾化湿祛痰为法则，湿除、痰消则毒减，其疫自消；疫邪久居下焦而不解致弥漫三焦，应疏肝气、行肾水，气行水流则其毒消，疫症可除。

【原文】瘟邪[1]直行中道，流布三焦，上焦为清阳，故清邪从之上入。下焦为浊阴，故浊邪从之下入。中焦为阴阳交界，凡清浊之邪，必从此分区，甚者三焦相混，上行极而下，下行极而上，故声嗢音屋，咽也咽塞[2]，口烂食断[3]音银，齿根肉者，上焦之证。亦复下血如豚[4]肝，下焦之证，是上下焦证齐见矣。非定中上不及下，中下不及上也[5]。

臧卢溪曰：二节当参看。

【注释】

［1］瘟邪：原作"温疫之邪"。

［2］声嗢咽塞：指咽喉不利，有噎塞感，且声音浑浊不清。

［3］食断：齿根烂。

［4］豚：小猪。《说文解字》："豚，小豕也。"

［5］本段原文出自喻嘉言《尚论篇·详论温疫以破大惑》。

【提要】论述疫病三焦传变规律。

【精解】瘟邪侵袭人体，轻清者从上而入，重浊者从下而入，首犯中焦，再由中焦分别向上、下传变，出现咽喉噎塞、声音浑浊不清、口齿溃烂、便血等症状。其传变并非固定于某一焦，而是上行极而下，下行极而上，甚者可充斥三焦。

【原文】夫寒中[1]所以清火，亦能解表，盖阳亢阴衰则火盛水亏，水涸于经，安得作汗？譬之干锅赤裂，润自何来？但加以水，则郁蒸沛然，而热气上腾矣。汗自水生，亦复如是。用凉药以救水，水生而汗有不出者乎。

补中[2]亦能散表。夫气虚于内[3]，安能达表，非补其气，肌能解乎？凡脉之微弱无力或两寸短小者，即其症也。血虚于里，焉能化液，非补其精，汗能生乎？凡脉之浮芤不实或两尺无根者，即其症也。然补则补矣，更当斟酌尽善，用得其宜，妄补住邪，则大害矣[4]。

【注释】

［1］寒中：即应用凉润类方药而取效。

［2］补中：即应用补益类方药而取效。

［3］内：原作"中"。

［4］夫寒中……则大害矣：出自《景岳全书·卷之七须集·伤寒典》。

【提要】论述解表之法。

【精解】世人皆知解表需用表药，殊不知里药亦可解表。于表证兼有阳亢阴衰、火盛水亏的患者而言，应用凉润清火类方药，能够滋润已涸之阴液，化汗源而助解表。于表证兼有气虚、血虚的患者而言，应用补气、补血等补益类方药，能够扶正气、资汗源而助解表。但需要注意的是，应用补中解表法时需小心斟酌，中病即止，切勿大补、妄补，以防恋邪、助邪。

【原文】瘟疫[1]来路两条，去路三条，治法五条，尽矣。何为来路两条？有在天者，如春应暖而反寒云云。此非其时而有其气，人受之，从经络入则为头痛发热、咳嗽发颐大头之类。其在人有互相传染者，其邪则从口鼻入，憎寒壮热、胸膈满闷、口吐黄涎之类，所谓来路两条者此也。何如去路三条？在天之疫，从经络而入者，宜分寒热，用辛温辛凉之药以散邪，如香苏散、普济消毒饮之类，俾其仍从经络而出也。在人之疫，从口鼻而入者，宜芳香之药以解秽，如神术正气等散之类，俾其仍从口鼻而出也。至于经络口鼻所受之邪，传入脏腑渐至潮热谵语，腹满胀痛，是毒气归内，疏通肠胃，始解其毒，法当下之，其大便行者则清之，下后而余热不尽者亦清之，所谓去路三条者此也。何为治法五条？曰发散，曰解秽，曰清中，曰攻下，曰酌补[2]，所谓治法五条者此也[3]。

松峰曰：此段亦颇为近理，故录之。唯于补法中而改一酌字，以瘟疫用补法，必如吴又可所谓四损不可正治者方议补。倘不应补，而冒然用之，补住其邪，其害不可胜言矣。

【注释】

[1]瘟疫：原作"时疫之症"。

[2]酌补：原无"酌"字。

[3]瘟疫来路两条……所谓治法五条者此也：出自《医学心悟·论疫篇》。

【提要】论述疫病的病因、疫邪外出的途径以及疫病的治法。

【精解】疫病的病因有二：一为感受非时之气，二为人与人之间相互传染。感受非时之气者，邪由经络而入，表现为头痛、发热、咳嗽、发颐、头肿等症；传染者，邪由口鼻而入，表现为憎寒壮热、胸膈满闷、口吐黄涎等症。

疫邪外出途径有三：一为经络，二为口鼻，三为后阴。从经络出者，病因为感受非时之气，通过寒热辨证，合理选择辛温的方药或辛凉的方药，即可祛邪由经络而出；从口鼻出者，病因为传染，通过芳香解秽的方药，即可祛邪由口鼻而出；从后阴出者，病因为经络、口鼻所受之毒邪内传脏腑，此时患者往往出现潮热谵语、腹满胀痛等症状，通过下法疏通肠胃，清解毒邪，即可祛邪由大便而出。

疫病治法有五：即发散、解秽、攻下、清中、酌补。临床应根据患者的病因、病机、症状、体征等，详加辨证，选择合理的治法。

【原文】又曰：余凡阅书并有所见闻，关于疫症者，率皆采录，久而成帙，然其出处，当时亦或不载，故除引经论外，皆不著其书名姓字，以免挂漏之诮，且只图有俾医学，非欲博古也。以上记精言，以下载故实。

桐乡医生赵某，偶赴病家，请归已暝，又将雨，中途见矮屋，有灯明灭，时已下雨，遂叩门求宿。内有妇人应曰：男子不在，不便相留。医恳栖檐下，许之。将更余，妇开门延入，医谢不敢，妇引之甚力，且求合，医视其灯青黯，且手冷如冰，知遇鬼，亟欲奔避，妇双手挽其颈，以口就医之口，既而大哕曰：此人食烧酒生蒜，臭秽何可近也。遂入。医复冒雨而走，抵家十余日后，经矮屋，则一孤冢也。

松峰曰：足见烧酒大蒜于疫疠盛行所不可阙。

陈宜中梦神人语曰：天灾流行，人多死于疫疠，唯服大黄得生，因遍以示人，时果疫，因服大黄得生者甚众。

松峰曰：大黄，瘟疫症尚在表，总不宜服，唯入里宜服。

苏耽最孝，谓母曰：后三年郴人大疫，宜穿井植橘，病人食橘叶水一盏自愈。

黄德环家烹鳖，用箬笠盖其釜，揭见一鳖，仰把其笠，背皆蒸烂，然头足犹能伸缩，家人悯之，潜放河中，后此人患热病垂危，因徒于河边将养。夜有一物，徐徐上身，其人顿觉凉爽，及晓，视胸臆间悉涂淤泥，其鳖在身上，三曳三顾而去，即日病瘳。

臧卢溪曰：热病者胸腹烦热，用井底泥涂之，亦此意也。又足见放生之报。

范文正公所居之宅，浚井先必纳青术数斤于中以避瘟。

张凤逵司空著《伤暑全书》，力辨仲景《伤寒论》中寒毒藏于肌肤，至春变为瘟病，至夏变为暑病，与《内经》温根于寒之说，以为此属上古之论，与今风气不合。太古时，洪水怀山，草木闭塞，天地蒙昧，阴霭拂郁，阳明未舒，以故寒气盛行，元和令少，即当盛夏亦无燥金之患。后世文明渐开，五行分布，水火之气各司其权，以此随定暑为火气，一以凉剂投之。卓哉司空之见，不唯医理入微，亦可谓善读古人书者矣。

赵逵好吹笛为戏，是年，瘟疫盛行，一日吹笛至茶肆，有老姬与逵言：近有五人来店吃茶，见吹笛者过，各回避，自后疫遂止，人疑即五瘟使者。后一秀士貌类炳灵公入茶店，嘱老姬云：赵逵有济贫之心，必获善果，言讫不见。后老姬以语逵，逵赴庙谢神，闻空中云：来年必魁天下，三年后当入相。后果为狱府尚书。

一说部载岷俗畏疫，一人病阖家避之，病者多死。刺史辛公义命皆舆置厅事，暑月，病人填廊庑，公义昼夜处其间，省问施治，病者愈，乃召其亲戚，谕遗之归，皆惭谢而去，风俗随变。

松峰曰：辛公之不染疫，乃清正仁爱，存心得报，世之作吏者，不可不知也。

昔时，山东一家有五百余口，从无伤寒疫症。因每岁三伏日，取葶苈一束，阴干，至冬至日，为末收贮，俟元旦五更，蜜调，人各一匙，黄酒和服。饮时，先从少始。

吕复，字元膺，号沧洲，吕东莱之后，河东人。治一人患三阳合病，脉长弦，以方涉海受惊，遂吐血升许，两胁痛，烦渴，谵语，遂投小柴胡，去参加生地。半剂后，俟其胃实，以承气下之，得利而愈。又治一人，时症逾月，既下而热不已，胁及小腹偏左满，肌肉色不变，俚医以为风，浃四旬，其毒循宗筋流入睾丸，赤肿若瓠，疡医刺溃之，两胁肿痛如故。吕诊其尺中皆数滑，乃以云母膏作丸，衣以乳香，硝黄煎汤送下，下脓五碗，明日再下余脓而愈。

> 松峰云：余用小柴胡往往减参，且瘟疫原不宜于参，参之价又贵，权作世间原无此药何如。余见一人患瘟疫甫愈，外肾忽肿若瓠，想系瘟毒未尽，循宗筋流入睾丸，若急服清热解毒之剂或可潜消，且其人尚能动履，亦被疡医刺溃，数日而没。

葛干孙，字可久，平江吴人。治时症不得汗，发狂循河而走，公就控置水中，使禁不得出，良久出之，裹以厚被，得汗而解。

> 刘南瑛曰：系实法。

昔有一重囚，于狱中患疫而没，狱卒报明病故。时方薄暮，出尸委弃沟壑，适值天气暴寒，裸冻一夜而苏，匍匐觅道返里，随免刑戮之难。

> 孙凤亨曰：与水浸汗解，其理略同。盖瘟疫无非热证，火盛闷绝，遇寒而解。此囚想必有阴德。

刘从周，韶州曲江人。言痢疾以手足和暖为热，严冷为寒，又言盛夏发热有进退者为伤暑，热不止者为伤寒瘟疫。

> 松峰曰：此论痢疾不确，论暑与瘟疫发热至当不易。

衡州南灵鹧鸪，解岭南野葛诸菌毒及避瘟瘴。又名鸹，多对啼，其鸣云：但南不北。又云：钩辀格磔。

> 松峰曰：此鸟是处皆有，亦随其方言而命名各殊。齐鲁间则听其鸣云：光棍夺锄。盖因其鸣于孟夏，伊时正锄田也。余至燕赵，闻此鸟鸣，询之土人，则云：打公骂婆。昔有一妇不孝翁姑，随死变此鸟，自鸣其恶，以警众也。又有云烧香拜佛者，余至南中，则有云上山看火者，有云脱却硬裤者，并见苏东坡高青邱诗。

昔耶律文正公下灵武，诸将争掠子女玉帛，公独取书数部，大黄两驼而已。既而军中大疫，惟得大黄可愈，所活几万人。

晋陵城东遭大疫，传染病者，人不敢过问。有熊礼妻钱氏，归宁后闻翁姑疫，欲趋视，父母不许，妇曰：娶妻原为奉事翁姑，今病笃不归，与禽兽何异？随只身就道，既抵舍，其翁姑见鬼相语曰：诸神皆卫孝妇至矣，吾等不速避，被谴不小。自是翁姑皆愈，阖门俱不传染。

> 松峰曰：邪不侵正，孝可格天，真祛疫之良方也。

吴中秀才刘永清病疫死，复苏云：死时见冥卒二人持帖来摄，因设饭啖之，不异生人。食毕便拘清行，至一公署，令清跪伏阶下，见堂上坐者冕旒，侍从俨如玄妙观、东岳庙中之仪。有冥吏按簿唱名，言此人无大罪恶，发疾疫司听勘，冥卒即押至一曹司，见堂上二大僚偶坐，搜视冥簿谓曰：汝虽无大恶，时有小口孽，量罚疮痏三年。右坐者曰：太轻。左曰：念其祖薄分，恕之。叱二卒押放回家。恍如梦觉，清后果患疮三年。

宋绍白曰：常见一好造口孽者，后长对口而死。又一人好作诗轻薄骂人，亦长舌疔早夭，报应不爽如此。

黄生嘉玉，吴县人，患疫复苏云：死后至一城，繁华与世无异，但黑暗无光，忽闻官至，仪从甚盛，是顾文康公，公与玉父有旧，玉少时曾识其面，便于舆旁呼之，文康命洁之行，既达公署，宫殿壮丽，见文康与一大僚并坐堂上，阶前罪犯膝行哀啼，大僚阅籍注罪，谕云某某合与作牛犬等畜，冥吏即取诸皮分覆其身，悉化畜类。玉私询冥吏，云系生前作孽之报。大僚忽问，堂下安得有生人气？敕狱卒牵玉，文康云：吾查渠筭虽尽，但近行善事，可放还阳，令吏送出，随冷汗如雨而苏。

蜀遭献忠之乱后，瘟疫流行，有大头瘟，头发肿，赤大几如斗。又有马眼睛瘟，双眸黄大，森然挺露。又有马蹄瘟，自膝至胫，青肿如一，状似马蹄，三病患者皆不救。

松峰曰：大头瘟方书各有治法。至于马眼瘟似肝脾湿热所致。盖肝开窍于目，而黄色属脾，为湿热所郁蒸也。马蹄瘟之青肿，似肝肾流毒所致。依此立方施治，或不甚差，再正高明。

休宁赵朝奉泛海回，忽热病死。同伴弃之海岸，径返。赵某被海风一吹，复苏。见海天浩荡无人，乃拔榛莽，历盘曲，上至山椒。见一大寺，入拜众僧，恳求收恤。数月，赵问僧曰：止见众师早餐，至午不见，何也？僧曰：赴施主斋去。赵求一携往观，僧乃令入偏衫大袖中，立即腾空，移时闻鸡犬人烟。有一家道场，聚众僧宣疏，为已故赵某修斋、礼忏，乃其子为父周忌追场荐也。赵动念，欲传信厥家，知其尚在，僧已默知，因语赵曰：我等皆罗汉，因汝素积善，故带汝来，随出赵袖中，置屋脊上，僧忽不见。赵家睹屋上有人，梯视，乃朝奉也。举家惊喜，实出意外。赵乃依海中寺形，创建大庙，额曰建初，现在休宁城内。

松峰曰：海风寒劲，砭人肌骨，热病之清凉散也，况与和羹汤同服，宜其瘳矣。

杭州凤仙桥，一人以炮鳖为业。买鳖生投沸汤中，惨死之状，见者无不恻然。既熟刮肠剔骨，煎和五味，香及数家。由此获利多年。后忽染瘟疫，初则缩颈，攒手足，伏于床上，数日后，伸手爬娑，宛如鳖形，后又爬于房内，渐出堂中，家人禁之，辄欲啮人。将死爬至街市，盘旋宛转，曲尽鳖态，往来观者，皆知炮鳖之报。七日身体臭烂而死。

昆山唐顺泉，其父已死十三年矣。一夕，魂忽归家，附其第三媳云：余今已为金神宁济侯从者，颇知冥间事。吾家无大罪，止以汝母及童男少女，或倾溺器，或大小便，不洗手辄即上灶，灶神上告天曹，故降兹合家疫症，犹幸修醮，少解其愆，然污灶之罪，俱系汝母承当，止有两月在世矣。至期重感疫而没。

昆山诸生郏鼎，岁饥施粥，全活甚众。其夏疫疠大作，鼎病剧气绝，恍在万顷波涛中，沉溺下坠，忽闻风雨雷电，见甲士万骑拥一神人，人首龙形。鼎哀恳救援。神曰：子生平无大罪，无恐。余当救汝。乃振动鳞甲，水势分开，鼎少苏，因请问施粥一事，神曰：俱有案卷，已达帝所。随有侍从开卷呈阅，神曰：子名在内。命将士送至新嬜大石桥，曰：从此去即归家矣。及归，闻眷属悲号，言气绝一昼夜矣。病寻愈。时妻与子亦垂危而皆瘳。

昔，城中大疫，有白发老人，教一富室合药施城中，病者皆愈，而富室举家卒免于疫。后有人见二疫鬼过富室之门而相谓曰：此人阴德无量，吉神拥护，我辈何敢入哉！

松峰曰：阴德无量，诚祛疫之良方，世人所当着眼。

江西□府泰和县瘟疫大作，有医者视病，中夜而归，忽遇神人，骑马导从而来，医拜伏于地，神至前叱云：汝何人也？对曰：医士。神曰：汝今治病用何药？对曰：随病寒热轻重，用药治之。神曰：不然，天一类，三字疑有错误。用香苏散好。医如其言，试之皆效。

神授香苏散

香附去皮，炒　紫苏各四两　陈皮　甘草各一两，生

共为末。每用三钱，水一盏，煎七分，去渣热服，日三服。戒荤腥酒肉，神效。

松峰曰：随病寒热轻重用药，诚医家之要诀，不但治瘟疫已也。至于此方，乃温中达表，解散风寒之剂，瘟疫门从无用处，但神授如此，或更有义蕴耶。

庾衮，字叔褒。咸宁中大疫，二兄俱亡，次兄毗，复病疠气方盛，父母诸弟皆出于外，衮独不去，父母强之不可。亲自扶持，昼夜不眠，其间又扶柩哀号弗辍，十余旬，疫渐消歇，家人乃返，毗疾瘳，衮终不染。

松峰曰：孝悌之人，天之所以佑之者如此。

临川人入山得猿子，持归，猿母自后随至家。此人缚猿子于树上，猿母便搏颊向人，欲乞哀，此人竟不能放，将猿子击杀之，老猿悲鸣自掷而死。此人破老猿腹视之，肠皆断裂矣。未半年，其人家疫，一时死尽灭门。

直隶省南皮县弓手张德平，以健勇擒捕有获，然多诬平人，因瘟疫死。半岁，墓中忽有声，人报其子往视，则墓已穴露其面，破墓欲出之，

则身变白蛇。子惊问曰：何为异类？父曰：我以枉杀平人，故获此报。

宋缙云未达时，元旦出门遇恶鬼数辈，问之曰：我辈疫鬼，散疫人间。云曰：吾家有乎？鬼曰：无。曰：何也？曰：君家三世隐恶扬善，后当贵显，予辈何敢入！言讫不见。

太湖居人皆事屠窖，独沈文宝举家好善，且买物放生。遇瘟疫时行，有人见众瘟鬼执旗一束，相语曰：除沈家放生行善外，余俱插旗。未几，一村尽瘟死，独沈阖家获免。

江北有五人南渡，其舟子素奉关帝甚虔，梦帝谕云：明晚有五人过江，莫渡之，我今书三字于汝手心，若必欲渡，等彼下船时，付之一览。舟子如其言，将手中三字捻紧。向晚果有五人趁船，舟子随将手放开一照，五人忽不见，遗竹箱一，启视，尽往江南行疫册籍，舟子至吴下，传写其手中三字：籛、籛、籛。识者知是符谶。凡粘三字于门者，皆不染瘟疫。

【提要】以上皆为松峰所载事例，故不予精解。

【医案举隅】

香苏散出自《太平惠民和剂局方》卷二，主治"四时温疫、伤寒"。本方具有疏散风寒，理气和中的功效，主治外感风寒，气郁不舒证，症见恶寒身热、头痛无汗、胸脘痞闷、不思饮食，舌苔薄白，脉浮。现代多运用于胃肠型感冒属感受风寒兼气机郁滞者、内科脾胃病症如功能性消化不良、慢性胃炎、胃食管反流等。

（一）体虚感冒案

患者，男，21岁。

［病史］诉反复低热41天。41天前受凉后出现低热（体温37.8℃），曾在某医院呼吸内科住院，经抗病毒、抗感染等治疗40天，疗效不显而出院。出院诊断：发热原因待查。遂来就诊。症见鼻塞，时流清水样鼻涕，发热（体温37.6℃），无汗，微恶寒。查体：咽红（＋），扁桃体无肿大，呼吸音清，无干湿啰音。舌淡，苔薄白，脉浮。

［诊断］西医诊断：感冒；中医诊断：感冒，气虚感冒。

［治法］益气解表。

［方药］党参10克，茯苓12克，紫苏叶5克，陈皮4克，香附4克，防风3克，秦艽3克，蔓荆子3克，炙甘草3克，川芎2克，生姜3片。

翌日，体温降为36.5℃，无鼻塞、流涕。连续服用3天，无复发。3个月后随访，亦无复发。

张春. 香苏散加味治疗体虚感冒 60 例［J］. 陕西中医，2009，30（04）：405–406.

按语：患者体质偏弱，腠理疏松，卫表不固，此时复感外邪，致体虚感冒，治疗应固其卫气，兼解风邪。加味香苏散中用党参、茯苓补气驱邪，用辛温芳香、发汗解表之苏叶、荆芥，开腠理而散风寒。防风、秦艽祛腠理风湿而除身痛，蔓荆子升散除风而止头痛。香附理三焦之气，川芎行血中之气，陈皮舒肺脾之气，调和气血。甘草和中，生姜辛散，是佐使之品。诸药配合，可使气血和而微汗出，风寒解而病自愈。本方药轻力薄，仅适用于体质偏弱、病邪轻浅、不需峻剂者。

（二）胃食管反流案

患者，女，48 岁。2018 年 5 月 9 日初诊。

［病史］反酸，嗳气，伴上腹部疼痛，纳可，大便偶有偏干，情绪低落，易生闷气。舌淡白，苔厚，脉弦。既往西医明确诊断为胃食管反流病，经西医常规治疗数年，自觉症状改善不明显，故求诊。

［诊断］西医诊断：胃食管反流病；中医诊断：吐酸，肝气犯胃。

［治法］疏肝理气，和胃降逆。

［方药］香附 10 克，紫苏梗 10 克，佛手 6 克，香橼 10 克，陈皮 10 克，紫苏子 10 克，清半夏 9 克，厚朴 10 克，旋覆花 10 克，延胡索 15 克，徐长卿 10 克，瓜蒌 30 克。水煎服，1 剂／天，1 剂水煎成 400ml，2 次／天，200ml/次，饭后半小时口服。嘱患者服药期间，注意饮食清淡，调畅情志，切不可与人争吵，保持心情舒畅。

服用 7 剂后，患者自诉上述症状明显好转。效不更方，继服 7 剂，后断断续续加减服用 1 月余。2 个月后随访，患者自诉症状缓解，未见明显复发，嘱其继续调畅情志，保持心情舒畅，切不可暗自生气。

李峰，薛晓轩，谢春娥. 谢春娥运用香苏散加减从郁论治胃食管反流病经验［J］. 辽宁中医杂志，2020，47（05）：59–61.

按语：患者症见反酸，嗳气，伴上腹部疼痛，纳可，大便偶有偏干，舌淡白，苔厚，为胃食管反流病的典型症状，且平素情绪不畅，易生闷气，有脉弦等肝郁之象，此乃肝木克土。如《金匮要略》云："夫治未病者，见肝之病，知肝传脾，当先实脾；中工不晓其传，见肝之病，不解实脾，惟治肝也。"当治以疏肝解郁、理气降逆，用香苏散加减以疏肝理气、和胃降逆。药证相对，诸症得解。

论治

卷之二

瘟疫名义论

【原文】古人言诸瘟病者，多作温热之温。夫言温而不言瘟，似为二症，第所言与瘟病相同，则温瘟为一病也明矣。后人加以疒字，变温为瘟，是就病之名目而言，岂可以温瘟为两症乎。其曰春温、夏温、秋温、冬温，总属强立名色，其实皆因四时感瘟气而成病耳。其曰风温、湿温、温疟、温暑者，即瘟病而兼风、湿、暑、疟也。其曰瘟毒者，言瘟病之甚者也。曰热病者，就瘟病之发于夏者而言耳。至于晚发之说，更属不经。夫冬月寒疠之气，感之即病，那容藏于肌肤半年无恙，至来岁春夏而始发者乎？此必无之理也，而顾[1]可习而不察欤！至于疫字，传以民皆疾解之，以其为病，延门阖户皆同，如徭役然。去彳而加疒，不过取其与疾字相关耳。是则瘟疫二字，乃串讲之辞，若曰瘟病之为疠疫，如是也，须知疫病所该甚广。瘟字原对疫字不过。瘟疫者，不过疫中之一症耳，始终感温热之疠气而发，故以瘟疫别之。此外尚有寒疫、杂疫之殊，而瘟疫书中，却遗此二条，竟将瘟疫二字平看，故强分瘟病、疫病，又各立方施治，及细按之，其方论又谩[2]无差别，殊少情理，断不可从也。吁！瘟疫二字尚不明其义意。又奚以治瘟疫哉。

【注释】

[1]顾：《汉书·周勃传》："今据一小县，顾欲反耶。"师古注："顾，

犹岂也。"

［2］谩：《增韵》："通作漫。"

【提要】 阐释温瘟为一病说。

【精解】 "温"作为病名，在《黄帝内经》中有诸多记载，如"冬伤于寒，春必病温。""尺肤热甚，脉盛躁者，病温也。""有病温者，汗出辄复热而脉躁疾，不为汗衰，狂言，不能食。"温病是指因感受温热之邪而引起的以热象偏重，易于化燥伤阴为特点的急性外感疾病的总称，包括多种外感急性热病，如风温、春温、暑温、湿温、秋燥、伏暑、冬温、温疫、温毒、大头瘟、烂喉痧等。松峰认为温瘟即为一病，且以"瘟"代"温"，且其病因为感四时瘟气，或兼风、湿、暑、疟等邪。按病之轻重分类，瘟病重者，称"瘟毒"；按病发时令分类，发于夏令者，称"热病"。疫病，指感受疫戾之气而发生的多种流行性急性烈性传染病的总称，即如《素问》言："五疫之至，皆相染易，无问大小。病状相似。"松峰于瘟疫之外，添以杂疫、寒疫，创立三疫说，明确指出疫病包括瘟疫、寒疫、杂疫，瘟疫只是其中感受温热疫气的一种。

疫病有三种论

【原文】 传曰：疫者民皆疾也。又曰：疫，疠也，中去声。人如磨砺伤物也。夫曰民皆疾而不言何疾，则疾之所该也广矣。盖受天地之疠气，城市、乡井以及山陬[1]海澨[2]所患皆同，如徭役之役，故以疫名耳。其病千变万化，约言之则有三焉。一曰瘟疫。夫瘟者，热之始，热者，温之终，始终属热证。初得之即发热，自汗而渴，不恶寒。其表里分传也，在表则现三阳经证，入里则现三阴经证，入腑则有应下之证。其愈也，总以汗解，而患者多在热时。其与伤寒不同者，初不因感寒而得，疠气自口鼻入，始终一于为热。热者，温之终，故名之曰瘟疫耳。二曰寒疫。不论春夏秋冬，天气忽热，众人毛窍方开，倏而暴寒，被冷气所逼即头痛、身热、脊强。感于风者有汗，感于寒者无汗，此病亦与太阳伤寒伤风相似，但系天作之孽，众人所病皆同，且间有冬月而发疹者，故亦得以疫称焉。其治法则有发散、解肌之殊，其轻者或喘嗽气壅，或鼻塞声重，虽不治，亦自愈。又有病发于夏秋之间，其症亦与瘟疫相似，而不受凉药，未能一汗即解，缠绵多日而始愈者，此皆所谓寒疫也。三曰杂疫。其症则千奇百怪，其病则寒热皆有，除诸瘟、诸挣、诸痧瘴等暴怪之病外，如疟痢、泄泻、胀满、呕吐、喘嗽、厥痉、诸痛、诸见血、诸痈肿、淋浊、霍乱等疾，众人所患皆同者，皆有疠气以行乎其间，故往往有以平素治法治之不应，必洞悉三才之蕴而深究脉症之微者，细心入理，一一体察，方能奏效，较之瘟疫更难揣摩。盖治瘟疫尚有一定之法，而治杂疫竟无一定之方也。且其病有寒者，有热者，有上寒而下热者，有上热而下寒者，有表寒而里热者，有表热而里寒者，种种变态，不可枚举。世有瘟疫之名，而未解其义，亦知寒疫之说，而未得其情，至于杂疫，往往皆视为本病，而不知为疫者多矣。故特表而出之。

【注释】

［1］陬（zōu 邹）：《广雅》："角也。"

［2］澨（shì 誓）：水滨也。《楚辞·九歌·湘夫人》："夕济兮西澨。"朱熹注："水涯也。"

【提要】阐释"瘟疫、寒疫、杂疫"三疫学说。

【精解】疫病是指感受疫疠之邪而引起的具有传染性并能造成流行的一类疾病。松峰明确把疫病分为瘟疫、寒疫和杂疫三种，并指出如何鉴别三种疫病。温热之疫气从口鼻入者为瘟疫，初得之即可见发热不恶寒、汗出、口渴等症，且瘟疫具有表里分传的传变规律，瘟疫在三阳经则在太阳易化热，在阳明易化燥，在少阳易化火，在三阴经则在太阴易化湿为燥，在少阴易化寒为热，在厥阴易病热。"瘟疫三阳经病，营郁热盛，热必内传胃腑"，此乃瘟疫入腑。风寒邪气从毛窍入而发病者，可见头痛、身热、项强、无汗等症，虽与伤寒伤风相似，但众人所病皆同，不受凉药，也不能发汗而解，此为寒疫。所患寒热皆有，症状千奇百怪，众人所患皆同，但以平素治法不奏效的为杂疫。疫分为以上三种，临床则应悉心洞察，变通治疗。

用党参宜求真者论

【原文】疫病所用补药，总以人参为最，以其能大补元气。加入解表药中而汗易出，加入攻里药中而阴不亡，而芪、术不能也。则年高虚怯而患疫者，有赖于人参为孔[1]亟矣。第参非素丰家莫能致，无已则以党参代之。夫古之所谓人参，即今之所谓党参也。故古有上党人参之号。上党者何？即山西之潞安府也。今日上党所出者，力虽薄弱而参性自在，其质坚硬而不甚粗大，味之甘与苦俱而颇有参意，第较之辽参色白耳。忆四十年前，此物盛行，价亦不昂，一两不过价银二钱。厥后，有防党、把党者出，止二钱一斤，而药肆利于其价之贱，随专一售此，而真党参总格[2]

而不行，久之且并不知真者为何物，而直以把党、防党为党参矣。岂知今之所谓把党、防党者□□□□□□□□□□以其捆作把，故以把名，以其形类防风，故以防名也。将此物加入瘟疫药中，又焉能扶正而除邪也哉。用党参者，必当向潞安求其真者而用之，方能奏效。但真者不行已久，闻之济宁药肆中尚有，而他处则鲜矣。此外又有明党、洋参二种，明党形类天冬而两头俱锐，洋参形似白芨而其性颇凉，总不知其为何物，皆不敢用。至于药肆中，又有所谓广党者，云出自广东。夫党者，地名也。不曰广参，而曰广党，其命名先已不通，又安敢服食欤！真可发一笑也。余阅本草云葳蕤可代人参，又阅医书云少用无济。吾乡山中颇有此物，因掘取如法炮制而重用之，冀其补益，不意竟为其所误。服之头痛、恶心，尚意其偶然，非药之故，后竟屡用皆然，因知可代人参之说断不足信也。

【注释】

［1］孔：《尔雅·释言》："孔，甚也。"

［2］格：《小尔雅·广诂》："格，止也。"

【提要】讨论以党参代人参用于疫病证治。

【精解】人参为五加科人参属植物人参的根，性平，味甘、微苦、微温。归脾、肺经，既可补气，又可生津，扶正祛邪。但人参贵重，非寻常人家可用，松峰认为可以党参代之。党参为桔梗科植物党参、素花党参、川党参、管花党参、球花党参、灰毛党参的根。党参之名始见于清代《本草从新》，谓："按古本草云：参须上党者佳。今真党参久已难得，肆中所卖党参，种类甚多，皆不堪用。唯防风党参，性味和平足贵，根有狮子盘头者真，硬纹者伪也。"此处所说的"真党参"系指产于山西上党（今山西长治）的五加科人参。由于该地区的五加科人参逐渐减少乃至绝迹，后人遂用其他药材形态类似人参的植物伪充之，并沿用了"上党人参"的名称。至清代医家已清楚地认识到伪充品与人参的功用不尽相同，并逐渐将形似防风、根有狮子盘头的一类独立出来作为新的药材品种处理，定名为"党参"。关于这种党参的形态，《植物名实图考》有详尽记载："党参，山西多产。长根至二三尺，蔓生，叶不对，节大如手指，野生者根有白汁，秋开花如沙参，花色青白，土人种之为利。"其中潞党参，又名上党、上党参、上党人参、白皮党、异条党等，为产于山西长治（秦代称上党郡，隋代称潞州。故有上党参、潞党参之称）一带者，品质最优，为道地药材，故言"当向潞安求其真者而用之"。党参需与明党参、西洋参鉴别，明党参为伞形科植物明党参的干燥根，又名山胡萝卜、明沙参、山花根、土人参等，具润肺化痰、养阴和胃、平肝解毒之功能。西洋参是人参的一种，又称广东人参、花旗参，具有补气养阴、清热生津的功能。葳蕤为百合科植物玉竹的干燥根茎，入肺经、胃经，有养阴、润燥、除烦、止渴之效，但松峰认为不得以葳蕤代人参，用之可出现头痛、恶心等症。

治瘟疫慎用古方大寒剂论

【原文】夫古之黄连解毒、三黄、凉膈、泻心等剂，非古人之好用凉药也，以其所秉[1]者厚，故用之无寒中之患，而获败火之功。今人所秉者薄，既不逮[2]古，而又兼之以凿丧，若用大苦大寒之剂，其何以当之。况瘟疫之火，因邪而生，邪散而火自退矣。若用大寒之剂，直折其火，未有驱邪之能，而先受寒凉之祸。受寒则表里凝滞，欲求其邪之解也难矣。总之如黄连、黄柏、龙胆草、苦参大苦大寒等药，皆当慎用。以有生地、二冬、元参、丹皮、栀子、黄芩、银花、犀角、茅根、竹沥、童便、葛根、石膏、人中黄辈加减出入，足以泻火而有余矣。如果有真知灼见，非黄连等药不可，少者分计，多者钱计而止，不可多用。

【注释】

[1] 秉：通"禀"，禀体，天赋之体质。

[2] 逮：形声，从辵（chuò 啜），隶（dài 带）声。本义：赶上；及；到。

【提要】论治瘟疫慎用古代大寒之剂。

【精解】金代易水学派创始人张元素尝谓："运气不齐，古今异轨，古方今病，不相能也。"松峰提出古今之人，天赋秉质不同，需慎用古方大寒之剂。瘟疫之火，因邪而生，邪散则火自退，应以祛邪为要，若用大寒之剂如黄连解毒汤、三黄泻心汤、凉膈散等直折其火，尚未起到驱邪作用而先受寒凉之害，寒凉太过损伤阳气，人体正气亦伤，祛邪无功。故松峰指出应慎用黄连、黄柏、龙胆草、苦参等大苦大寒之药，即使用之也应少量；可用生地、二冬、元参、丹皮、栀子、黄芩、银花、犀角、茅根、竹沥、童便、葛根、石膏、人中黄等养阴泻热，足以清泻瘟疫之火热。

用大黄石膏芒硝论

【原文】或曰大苦大寒之剂既在禁例，而治瘟疫顾用三承气、白虎何也？答曰：石膏虽大寒，但阴中有阳，其性虽凉而能散，辛能出汗解肌，最逐温暑烦热，生津止渴，甘能缓脾，善祛肺与三焦之火，而尤为阳明经之要药。凡阳狂、斑黄、火逼血升、热深、便秘等证，皆其所宜。唯当或煅或生，视病之轻重而用之耳。大黄虽大寒有毒，然能推陈致新，走而不守。瘟疫阳狂、斑黄、谵语、燥结、血郁，非此不除。生恐峻猛，熟用为佳。至于芒硝，虽属劫剂，但本草尚称其有却热疫之长，而软坚破结非此不可，但较诸石膏、大黄，用之便当审慎矣。夫以大黄、石膏之功能，彰彰若是，较之只有寒凉凝滞之性者，其宜否不大相径廷[1]也哉！此治瘟疫者之所不可阙也欤。

【注释】

［1］廷："庭"之通借字。

【提要】论治瘟疫可用大黄、石膏、芒硝。

【精解】上篇论述治瘟疫需慎用苦寒之剂，但本篇松峰强调可用三承气、白虎汤等。缘于大黄、石膏、芒硝之品，与其他寒凉药只有凝滞之性不同。《雷公炮制药性解》："石膏辛走肺，甘走胃，所以主发散，仲景名为白虎，盖有两义，一则以入肺，一则以其性雄。"石膏虽大寒，但阴中有阳，其性虽凉能散，善去肺与三焦之火。《本草新编》："大黄性甚速，走而不守，善荡涤积滞，调中化食，通利水谷，推陈致新，导瘀血，滚痰涎，破癥结，散坚聚，止疼痛，败痈疽热毒，消肿胀，俱各如神。"大黄虽大寒有毒，然能推陈致新，走而不守，但生用过于苦寒，熟用为佳。芒硝性寒，味苦、辛、咸，泻热润燥，软坚散结，"有却热疫之长"。此三味，治之瘟疫，大黄、石膏效用甚彰，芒硝可辅。

立方用药论

【原文】杂病用药品过多或无大害，即如健脾者多用白术固已，再加山药可也，再加扁豆亦可也，再加莲肉、枣肉亦无不可也。即如补肾者多用熟地固已，再加枸杞可也，再加菟丝亦可也，再加苁蓉、首乌、芡实、杜仲亦无不可也。补药固不厌多，即杂症药品过繁亦为害尚浅，觉其不善，速为减去或可挽回，而瘟疫不能也。即如葛根治瘟疫药中至和平之品，若邪在太阳，加之太早反足以引邪入阳明矣。又如葛根与白芷均属阳明散剂，而白芷温散，葛根凉散。白芷散阳明风寒之邪，葛根散阳明温热之邪。若瘟邪之在阳明，用葛根而再用白芷，必然掣肘，恐不似他证用药繁多之帖然无事矣。所以瘟疫用药，按其脉症，真知其邪在某经，或表或里，并病合病，单刀直入，批隙导窾[1]，多不过五六味而止。至于分两之重轻则在临时，看其人之老少虚实，病之浅深进退，而酌用之，所以书内记载之方，大半止有炮制而无分两，欲以变通者，俟诸人耳。

【注释】

[1] 批隙导窾：喻处事中肯要也。隙或作"郤"。《庄子·养生主》："批大郤，导大窾。"《释文》："批，击也。郤，间也。窾，空也。"

【提要】讨论瘟疫立方用药。

【精解】本篇论瘟疫用药立方法。杂病不似瘟疫发病急剧，证情险恶，即如曹植在《说疫气》中写道："疠气流行，家家有僵尸之痛，室室有号泣之哀。或阖门而殪，或覆族而丧。"松峰认为瘟疫用药比之杂病，更需精确辨证，"按其脉症，真知其邪在某经，或表或里，并病合病"，熟读本草，精准用药，"多不过五六味而止"。即使如葛根这类平和之品，若在邪未入阳明之时用之，反而引邪深入；又葛根与白芷均为阳明经药，但二者性味相反，共用之而相互制约其偏性，反不达其效。其言"杂病用药品或无大害，亦为害尚浅"当重看"或"字，此句乃将杂病与瘟疫相比较言，瘟疫病情且急且危，故辨证用药需既精又准，但不论杂病、瘟疫都应该遵辨证论治的原则，"看其人之老少虚实，病之浅深进退，而酌用之"，变通神机也。

疫症繁多论

【原文】余于疫症，既分三种，曰瘟疫，曰寒疫，曰杂疫，三者具而疫症全矣。然犹未也。忆某年，一冬无雪，天气温和，至□□春不雨，入夏大旱，春杪[1] 即疫疠盛行。正瘟疫殊少，而杂疫颇多，有小儿发疹者，有大人发疹者，有小儿疹后而患痢患泄泻者，有大人患痢患泄泻者，有先泻而后痢者，有先痢而后泻者，有泻痢而兼腹胀痛者，有胀痛而不泻痢者，有泻痢既愈，迟之又久而复作者，有瘟症既愈，迟之又久而复作者，有复作而与前不同者，有腹胀而不痛者，有痛而不胀者，有不思饮食者，有单发热者，有先瘟症而后不语者，有肿头面者，有周身长疖者，有长疥者，有霍乱者，有身痒者，有患瘟症而兼泄泻者，城市乡井，缘门阖户皆同。此岂达原饮一方所能疗欤！其治法亦与平常患泻痢、胀痛等疾亦异。此皆杂疫之类也。要之，杂疫无病不有，惟无咽膈梦遗之为疫病者耳。

【注释】

[1] 春杪（miǎo 秒）：杪，《说文》曰："木标末也。"引申为时节之末。春杪，即暮春。或曰"杪春"。

【提要】讨论杂疫证候。

【精解】本篇论详列杂疫诸症，可与《疫病有三种论》互参。本篇所列疫症多种情形，总属杂疫，治疗无定方，治法亦与寻常杂病所异。与作者前书《疫病有三种论》中"三曰杂疫。其症则千奇百怪，其病则寒热皆有，除诸瘟、诸挣、诸痧瘴等暴怪之病外，如疟痢、泄泻、胀满、呕吐、喘嗽、厥痉、诸痛、诸见血、诸痈肿、淋浊、霍乱等疾，众人所患皆同者，皆有疠气以行乎其间，故往往有以平素治法治之不应，必洞悉三才之蕴而深究脉症之微者，细心入理，一一体察，方能奏效，较之瘟疫更难揣摩。"可互参。

治疫症最宜变通论

【原文】世之重疾，无逾风、劳、臌、膈。而四者之治，总有蹊径可寻。如风证止真中、类中二条，真中殊少，治法无多，止有类中亦不过气血亏损而已。故张景岳恐人认作风治，特立非风一门。究其治法，惟大补气血而止。劳证即云难治，亦不过阴阳、水火、气血、先天、后天，视其何者亏损而补益之。臌胀有驱水理气之殊，噎膈止润燥养血之法。惟至于疫，变化莫测，为症多端，如神龙之不可方物[1]。临证施治者，最不宜忽也。瘟疫尚好治疗，识其表里，已得大纲，即有变现杂证，如斑汗、发黄之类，皆易捉摸。即杂疫如所谓诸瘟、诸痧、诸挣等证，各具疗法，亦易施治。唯乙巳年，民之所患并非奇疾怪症，不过痢疾、泄泻，肚腹胀痛等病，有何难疗？孰意用平日治此疾法治之，半皆不应。或二三人同患一症而治法各异者，施之此人而效，施之彼人而又不效矣。或有一人患是症而愈，而复作者，其治法又异，施之前次而效，施之后此而又不效矣。若非具慧眼卓识，而窥见垣一方者，岂能人人而济之乎！盖必深明乎司天在泉之岁，正气客气之殊，五运六气之微，阴阳四时之异，或亢旱而燥热烦灼，或霖雨而寒湿郁蒸，或忽寒而忽暖，或倏晴而倏阴，或七情之有偏注，或六欲之有愆情，或老少强弱之异质，或富贵贫贱之殊途，细心入理，再加以望闻问切，一一详参，庶病无遁情，而矢无妄发。至于治法，千变万化，随宜用药，莫可名言。故仲景曰：瘟疫不可先定方，瘟疫之来无方也，旨哉斯言。疫病一门，又岂一百一十三方所能尽哉！是在留心此道者，神而明之可耳。

【注释】

[1]方物：犹言识别也。《国语·楚语·下》："民神杂糅，不可方物。"韦昭注："方犹别也。物，名也。"

【提要】讨论疫症治法宜变通。

【精解】本篇前段介绍了风、劳、臌、膈等病的治法，风病从张景岳，分为真中风、类中风两类，类中风以补益气血为主；治劳不过补法统之；臌胀可祛水理气为要；噎膈则润燥养血法治之。而疫病"变化莫测，为症多端"，需医者穷读五运六气，极精医理，望闻问切，细心体察患者病情，随宜用药，变化神机，病方能除。其实也是在提示我们对疫病的治疗除了要注意它的"偏"，还要理解它的"全"，即在临床过程中，既要重视疾病诊断，也要注意机体状态，既要辨证、治病，也要对症。

抄复论

【原文】凡治伤寒、瘟疫，医者最重初次得疾，至于抄复[1]，谓死者盖寡，每视为最轻而谩不经意焉。盖谓抄复之病，人身之经络、脏腑皆前次瘟邪所曾经传遍之所，则此番不过由熟路而行，故邪气易出也。古人原有此论，岂知此第语其常也。独瘟疫盛行之时则不然，盖是时疫气所积者厚，即无气食劳损之因，尚有重感疠气而复者，更有前番余邪稍有未净，再酝酿滋蔓而抖然自复者，是天地之邪与人之气血胶固充塞，郁勃纠纷，故复至三四次尚有陨命者矣。慎毋以其复也而忽之。

【注释】

[1]抄复：抄，袭用、沿用。复，重复、重叠。抄复，此延伸为疾病愈后再得原先之病。

【提要】讨论医家应重视瘟疫复感者。

【精解】不论伤寒、瘟疫，医家普遍重视首次患病情况，而忽视"抄复"。疾病愈后再得之，即谓"抄复"。有言初得病愈后，邪气再入机体，亦易逐出机体，但其忽视了疾病愈后，正气略亏，余邪未清，而若为天气疫疠之邪气，力猛性烈，再入机体，此番正邪斗争，更是凶险，甚可殒命。故松峰认为疫气致病，不论初复，都应重视，及时诊治。

仅读伤寒书不足以治瘟疫　不读伤寒书亦不足以治瘟疫论

【原文】伤寒者，为寒所伤，其来也有因，故初感总以汗散为主。若瘟疫并非因寒而得，不可以治伤寒之法治之。非惟麻、桂不用，即羌活、十神等汤亦非对证之药。所谓读伤寒书不足以治瘟疫者此也。至于瘟疫变现杂证之多，几与伤寒等。吴又可《温疫论》中，仅有斑、黄汗、狂等数条，至于《伤寒》中之诸汗、诸痛、诸血证，以及谵狂、渴烦、惕瞤、瘛疭、不语、摇头、大小便等证之方论，瘟疫中可以裁取而用之者，正复不少[1]也。然必斟酌尽善而后，可是总在人之学力见解，而非口说之所能尽矣。所谓不读伤寒书，不足以治瘟疫者如此。

【注释】

[1] 正复不少：正，副词，正好，恰好。《玉台新咏·古诗为焦仲卿妻作》："六合正相应。"复，恢复。《出师表》："攘除奸凶，兴复汉室，还于旧都。"

【提要】讨论治疗瘟疫应伤寒瘟疫治法互参。

【精解】此谓伤寒，乃狭义伤寒，外感风寒之邪，感而即发的疾病，因其为寒所伤，故初以辛温汗解可矣。瘟疫乃受温热之疫气，非寒而得，故不可用辛温发散之药，如麻黄、桂枝、羌活等，需以凉散法解之。《伤寒论》以伤寒命名，书中分别论述了伤寒、中风、温病等，全书所论应属广义伤寒的范畴，但其中重在论述人体感受风寒之邪所致疾病的辨证论治规律，除此之外其中又有丰富的疾病变证论治，名医华佗评价"此真活人书也"。瘟疫出现的杂证繁多，如发斑、黄汗、狂、疟痢、泄泻、胀满、呕吐、喘嗽、厥痉、诸痛、诸见血、诸痈肿、淋浊、霍乱等疾（可参《疫病有三种论》），可参《伤寒》诸汗、诸痛、诸血症，以及谵狂、渴烦、惕瞤、瘛疭、不语、摇头、大小便等证之方论。在临床上，伤寒方完全可以化裁取用，即不读伤寒书不足以治温疫，本书中论述了瘟疫六经治方18首，其中12首方是《伤寒论》经方化裁而得。

读伤寒书当先观阳证论

【原文】伤寒书率皆将阴阳二证参错并举，倏言阳证而用硝、黄，又倏言阴证而用桂、附，推作者之意，虽相提并论，而其中分析，原自了然，若曰阳证若此，而阴证则如彼也。读者不善体会，随将阴阳二证搅作一团，故有谓一人之病，有忽阴而忽阳者，有谓病在阳经为阳证，传入阴经为阴证者，有谓阴阳错杂而难分者，种种支离，不可枚举。即不出乎此，亦视阴证为世所长[1]有，与阳证参半，故临证每将阴阳二字交战于心，而迄无定见。无怪乎用药差错，而误人性命也。欲除此弊，莫若分读，先习传经之阳证，将直中阴经之阴证，暂行缓看。盖阳证明，而习阴证自易易耳。何者？阳证头绪繁多，变现百出，至于阴证，并无传变，治法无多，易学易疗，当黜之杂症门中，与暑、湿、霍乱、诸中等疾为一类，则自无阴阳误治之弊。

【注释】

［1］长：《广雅》："常也。"

【提要】讨论学习《伤寒论》的方法。

【精解】《伤寒论》是我国历代医家必读之书，创造性地确立了对伤寒病的"六经分类"的辨证施治原则，奠定了理、法、方、药的理论基础，书中方剂的药物配伍比较精炼，主治明确，如麻黄汤、桂枝汤、柴胡汤、白虎汤、青龙汤、麻杏石甘汤等，后世诸多药方皆从其发展变化而来，被后世誉为"方书之祖"。全书以条文为体例，具体内容以六经辨证分经审证论述，六经证下又分阴证、阳证。松峰认为在学习《伤寒论》时，可先习阳证，阳证变化繁多，掌握后再习阴证，更加易学，且阴阳变化了然于心。

舍病治因论

【原文】吴又可书中，有舍病治药[1]之论，此第知其一耳。而抑知瘟疫之有所因者，更非一说之所能尽也。盖有因食、因酒、因痰、因惊、因郁、因气、因思水不与、因饮水过多、因过服凉药、因误服温补、因服诸药错误、因信巫祝担搁，种种因由，未可更仆[2]，皆当暂舍其所患之瘟，而求其弊，以治其因也。食宜消之，酒宜解之，痰宜化之，惊宜镇之，郁宜开之，气宜顺之，水宜行之，寒宜温之，热宜凉之，再佐以治瘟疫之药始得，非全抛而舍之之谓也。更有兼食、兼饮、兼痰、兼水等证，而卒难得汗者，治法略同。但又当以治瘟疫为主，而治兼之药佐之矣。总之，务要寒热温凉之不差，脏腑经络之不惑，方可以起死人而肉白骨也。是亦在乎神而明之者。

【注释】

［1］舍病治药：按其上下文，应为"舍病求弊"。

［2］未可更仆：言事物之繁多。《礼记·儒行》："遽数之不能终其物，悉数之乃留，更仆未可终也。"

【提要】讨论瘟疫治疗可舍病治因。

【精解】吴又可在《温疫论·舍病治弊》中写道："更有因食、因痰、因寒剂而致虚陷疾不愈者，皆当舍病求弊，以此类推，可以应变于无穷矣。"除感受天地之疫气外，瘟疫之因繁多，有因食、因酒、因痰、因惊、因郁、因气、因思水不与、因饮水过多、因过服凉药、因误服温补、因服诸药错误、因信巫祝担搁等，此等可先治其因，"食宜消之，酒宜解之，痰宜化之，惊宜镇之，郁宜开之，气宜顺之，水宜行之，寒宜温之，热宜凉之"，使人体气血津液之运行通畅，正气得复，邪气自退。但其言"舍病治因"并不是意味着完全不用驱除"瘟疫之气"的药，"舍病治因"和"舍因治病"应是依据病情实现的动态诊治过程，兼顾"病"与"因"。

瘟疫统治八法

解毒

【原文】凡自古饥馑之后，或兵氛师旅之余，及五运之害制，六气之乖违，两间厉气与人事交并而瘟疫始成焉。人触之辄病，证候相同，而饥寒辛苦之辈感者居多，年高虚怯之人感之偏重，是皆有毒气以行乎间，此毒又非方书所载阳毒、阴毒之谓。未病之先，已中毒气，第伏而不觉，既病之时，毒气勃发，故有变现诸恶候。汗下之后，余毒往往未尽，故有自复之患。是毒气与瘟疫相为终始者也。兹定金豆解毒煎以解其毒势，且能清热。并不用芩、连、栀、柏而热已杀_{杀，音晒}矣。

金豆解毒煎 自定新方

金银花_{三钱} 绿豆皮，_{二钱} 生甘草_{一钱}[1] 陈皮_{一钱} 蝉蜕_{去足翅，八分} 井花水_{清晨首汲煎}。或再加僵蚕_{浸去涎，一钱}。

银花能清热解毒，疗风止渴。绿豆甘寒亦清热解毒之品，兼行十二经，祛逐疫毒，无微不入。甘草解一切毒，入凉剂则能清热，亦能通行十二经，以为银花、绿豆之佐。陈皮调中理气，使营卫无所凝滞。蝉蜕取其性之善退轻浮，易透肌肤，可散风热，开肌滑窍，使毒气潜消也。此方于瘟疫九[2]传中，皆可加减消息用之。

绿糖饮 自定新方

绿豆不拘多少，白糖酌加。_{绿豆功全在皮，毋去之}。将绿豆煮酽汤，取出，加洋糖[3]与饮，冷热随病者之便。以此代茶，渴即与饮，饥则拌糖，并食其豆。

五谷皆可入药，如白虎汤之用粳米，白术散之用薏仁，牡蛎散之用浮小麦，疏凿饮之用赤豆，阿胶散之用糯米，以及麦芽、黄卷、饴、醋等项，靡不各效其能以见于世。甚至于面合曲则称之曰神。黍酿酒则推之曰圣。取精用宏，未可更仆数矣。独绿豆之功能，世鲜有知者。何绿豆之寒于遇乎？绿豆性虽清凉而不寒苦，且善于解毒退热，除烦止渴，利小水，独于治瘟疫为尤宜焉。张景岳有绿豆饮，载在新方寒阵中，虽极赞其妙，但惜加入食盐，以之治瘟反益发渴，而绿豆之功能隐矣。今易以洋糖，则既能解毒，且兼凉散，瘟疫初终，俱可服食，乃平易中之最佳最捷方也，至于穷乡僻壤，农家者流，以及寒士征人，仓卒苦无医药，用此亦可渐次汗解，即服药者，兼服此饮，更能添助药力，以成厥功。经证未明者服之，亦总不犯禁忌，诚治瘟疫之良剂，幸毋以平浅而忽之也。

【注释】

［1］一钱：九皇宫本、千顷堂本作"二钱"。

［2］九：原作"十"，据本书卷四"辨吴又可疫有九传治法中先里后表"标题及《温疫论·统论疫有九传治法》改。

［3］洋糖：旧指从国外进口的机制糖。

【提要】讨论瘟疫统治八法中解毒法及代表方。

【精解】松峰认为人之患疫是"有毒气以行乎间"，这种"毒"区别于所谓的阴毒、阳毒，"未病之先，已中毒气，第伏而不觉，既病之时，毒气勃发，故有变现诸恶候"，因此"毒气与瘟疫相为终始"。无"毒"不成疫，瘟疫统治八法中首列解毒法，自拟金豆解毒煎。全方六味药，皆为清热解毒之轻剂，是瘟疫九传之基本方。瘟疫始终为热，故以凉散解毒为基本法，应用清热解毒之药必须适当，且不用芩、连、栀、柏，否则，"未有祛邪之能，而先受寒凉之祸。受寒则表里凝滞，欲求其邪之解也难矣"。绿糖饮以绿豆煮汤加之洋糖，松峰认为绿豆性凉不寒，善于解毒清热，"治瘟疫尤宜"，此方简易有效，是治瘟疫之良剂也。

【医案举隅】

绿豆在《开宝本草》中记载："主丹毒烦热，风疹，热气奔豚，生研绞汁服。亦煮食，消肿下气，压热解毒。"现代研究证明，绿豆具有抗菌抑菌、降血脂、抗肿瘤等作用，可用于治疗腮腺炎、斑疹、疮疖、中暑、中毒等。

乌头碱中毒案

患者，男，24岁。1985年9月24日初诊。

［病史］患者因腰痛服"三七伤药片"4片。约4小时后感头晕、眼花、胸闷、周身麻木，伴恶心、呕吐、腹泻。查体：血压90/60mmHg，心率72次/分，律齐，心音有力，上腹部有轻度压痛。心电图示：房室传导阻滞。入院后血压下降至80/40mmHg。

［诊断］西医诊断：乌头碱中毒；中医诊断：中毒，毒热内蕴。

［治法］清热解毒，缓急止痛。

［方药］绿豆 150 克，甘草 60 克。水煎频服。

服药 1 剂，上症减轻；继服 2 剂，诸症皆除。心电图恢复正常。观察 6 天，康复出院。

张仲海，王庆．绿豆甘草汤治疗乌头碱中毒［J］．四川中医，1989，（11）：54.

按语： 本案患者因腰痛发作自服三七伤药片，从而导致乌头碱中毒。绿豆功能清热、解毒、利水，甘草则善和中、泻火、止痛、解毒，并能调和百药。两者相伍，则解毒之功更进一筹，遂成千古名方。李时珍于《本草纲目》绿豆条下云："解毒宜连皮生研水服。"此即为毒重病急者说法。

针刮

【原文】针法有二，用针直入肉中曰刺。将针尖斜入皮肤向上一拨，随以手摄出恶血曰挑。刮法有四，有用蛤壳者，有用瓷盅者，有用麻蒜[1]者，惟刮臂用。有用铜钱者。凡刮，或蘸清水，或盐水，或香油。余见刮瘟疫者，则用小枣蘸烧酒刮之，刮[2]出紫疙瘩如熟椹，随用针斜挑破，摄出血，再另刮出疙瘩挑之，刮毕挑止。原其用枣蘸酒之意，取其以火攻火固已，不知易以蓖麻油蘸刮，如无，用麻汁捣蓖麻仁稍加水，取浓汁。更捷。余见刮挑者，往往待瘟邪入里，现谵狂等症方用之，初感即用此当更善也。至于瘟疫，或有咽喉诸症则刺少商穴。刺法穴道并见下虾蟆瘟。或体厥脉厥等症则刺少商穴，并十指上薄肉靠指甲边一韭叶宽处。当中刺之血出，如血不出，可摄出之皆效。刮针穴道，颈项后当中，刮一道；两旁左右大筋上，各刮一道；左右两肩软肉处，靠肩井。各刮一道；两肩下脊背上软肉处，各刮一道；脊骨两旁，竖刮自脖下至腰。各两道；脊后胁间肋缝中软肉处，左右各刮数道；前侠旁软肉处，斜刮各一道；前胁间肋缝中软肉处，左右各刮数道。每处如刮出紫疙瘩，随[3]用针挑破，摄血。

【注释】

［1］蒜：据文义，疑为"茼"字之误。

［2］刮：原作"瘩"，据敦厚堂本、九皇宫本改。

［3］随：原缺，据敦厚堂本、九皇宫本补。

【提要】总结针刮法在瘟疫病中的运用。

【精解】针刮法在书中所列的杂疫治疗中最为多见，针法有二，针直直刺入肉中为刺，针尖斜刺入皮肤向上一拨，随之摄出恶血称为挑。刮法有四，可用蛤壳、瓷盅、麻蒜（仅在刮臂时用）、铜钱，可蘸清水、盐水、香油等以润滑辅之。原文以小枣蘸烧酒刮瘟疫者举例，指出将烧酒改为蓖麻油更为有效。

文中指出刮挑法多见于瘟邪入里之重症，而初感瘟疫即用更为妥当。《痧症全书》："痧阻于气分宜刮，壅于血分宜放。"初见瘟疫热证时，可即用刮法挑法泄热外出，防瘟邪迅而入里。若有咽喉疼痛等症可点刺少商穴放血、若见体厥脉厥等急症可刺少商穴及十指靠指甲边一韭叶宽处，使其出血，皆可取效。

刮法也多与刮痧一并而论，在具体操作上，郭志邃在《痧胀玉衡》中就记载有："刮痧法，背脊颈骨上下，又胸前胁肋面背肩，臂痧，用铜钱蘸香油刮之或用刮舌抿子脚蘸香油刮之；头额，腿上痧用棉纱线或麻线蘸香油刮之。"文中对于刮法的操作更为具体，指出颈项后当中，刮一道；两旁左右大筋上，各刮一道；左右两肩软肉处（靠肩井）各刮一道；两肩下脊背上软肉处，各刮一道；脊骨两旁，竖刮（自脖下至腰）各两道；脊后胁间肋缝中软肉处，左右各刮数道；前侠旁软肉处，斜刮各一道；前胁间肋缝中软肉处，左右各刮数道。颈、肩、背、腰各处刮法论述详尽。随后将所刮出紫疙瘩，即出血点挑破放血。

根据经验，背部在刮法中占有重要地位，《景岳全书》言："五脏之系咸附于背。"从经络上看，后背还为六腑腧穴所系，且原文中"颈项后当中，刮一道……脊骨两旁，竖刮（自脖下至腰）各两道"正是督脉与太阳经所过。张景岳指出："虽近有两臂刮痧之法亦能治痛，然毒深病急者，非治背不可也。"刮而后用针挑出恶血，可令瘟邪火毒随恶血而出，因刮刺法操作简便又有捷效，故在虾蟆瘟、大头瘟、绞肠瘟等杂疫中治疗多见。

涌吐

【原文】吐法近今多不讲，而抑知实有奇效也。吴又可止言邪在胸膈，欲吐不吐者方用此方，而抑知瘟疫不论日数，忽得大吐，甚是吉兆，将欲汗解也。吴太史德庵宿病胃痛，痛极则吐，偶感瘟症，十余日，正危急间，又犯宿疾，胃口大痛，移时继以呕吐，困顿不止。从皆惶遽莫措，求余诊视，余曰：无妨，可勿药，有喜，不久当汗解矣。众以余言始定。至夜，果大汗而愈。盖吐中即有发散之意，彼触动沉疴而吐者，尚能发瘟疫之汗，则涌吐之功又安可没也耶！

仙传吐法

治一切瘟疫、伤寒、伤风、伤酒、伤食，饮百沸汤半碗，以手探肚，再饮再探，直至腹无所容，用鸡翎探吐，吐后煎葱汤饮之，覆衣取汗，甚捷。初得病用之更宜。

萝卜子汤吐法

凡邪实上焦，或痰食气逆不通等症，皆可吐。可代瓜蒂、三圣散。萝卜子捣碎，温汤和搅，徐饮之，少顷则吐，或吐不尽，必从下行。

又法：食盐少许，炒红，入滚水，宁稍淡勿过咸，取半碗，渐次加增饮，自然发吐，以祛病为度。治食伤痞闷、膈痛、手足逆冷、尺脉全无，兼治冷气、鬼气、蛊毒。

又法：烧盐对热童便，三饮而三吐之，治干霍乱。

又法：治积食胸闷，不宜汗下者，淡豉、食盐，水煎服。取吐。

【提要】总结涌吐法在瘟疫病中的运用。

【精解】原文提出涌吐法对于瘟疫仍有奇效。涌吐法，吴又可用于疫邪留于胸膈，患者欲吐而不能，或者虽吐而不彻底之时，而松峰认为不论患瘟疫多久，忽然大吐就是疾病将解的好兆头。文中举例说明涌吐之法含有发散之意，吐后俟其自然汗出，瘟邪随之散矣。

文中列涌吐多方以治疗瘟疫、伤寒、伤风、伤酒、伤食、膈痛、手足逆冷等，皆在于针对其实邪而设，涌吐之法根本在于祛邪，多有实邪积于中上焦，有《内经》"其高者，因而越之"之意。而后若自汗出，乃邪去身自和之义。吐法确有奇效，但在临床使用中应视其病情酌情使用，气血两虚者、短气或因虚致喘者、反胃或噎膈属极虚者、病势危笃欲绝者等皆慎用、禁用涌吐法。

罨熨

【原文】《景岳全书》中有罨法，止治伤寒结胸一证。而抑知此法不第治结胸为然。凡瘟疫用药后，弗即汗解，俟六七日，应汗不汗，觉心腹中稍有闷痛等症，用罨熨之法，往往大汗而愈，是亦一瘟疫取汗之良方也。盖内通而外未有不解者。且不特此也，举凡瘟疫伤寒，诸结胸痞气，支结脏结，其有中气虚弱不任用药攻击者，以此法治之，则滞行邪散，其效如神。并治杂症。不论寒热，胸胁心腹鞭[1]痛、版[2]闷皆效。

罨熨法

生葱　生姜　生萝卜 如无，以子代之

锦按：原方云葱姜各数两，萝卜倍之。愚意不如随证加减更妙。如有表邪或气滞者，生葱为君；寒多者，生姜为君；痰食滞者，萝卜为君。泛用各等份，或葱多些亦可。

上用各数两，共捣微烂，过烂则成水难包。入锅炒热住火，用布包出一半，熨患处。冷则将锅中热者再包出熨之，轮流更换，觉透为度，无不开通，汗出而愈。

【注释】

［1］鞭：敦厚堂本作"疼"。

［2］版：敦厚堂本作"痞"。

【提要】总结罨熨法在瘟疫病中的运用。

【精解】文中提出罨熨法不止能治伤寒结胸一证，更是瘟疫取汗之良方也。罨熨之法，能够促邪排毒，助汗以开门。特别是针对瘟疫中气虚弱不任用药攻击的患者，用罨熨法治之，可使内通而外解，滞行邪散，其效如神。罨法不论寒热，胸胁心腹硬痛皆能奏效。

罨熨法用生葱、生姜、生萝卜数两，至于其量多少，应视其不同症状辨证而定，如有表邪或气滞者，生葱为君；寒多者，生姜为君；痰食滞者，萝卜为君。共捣微烂入锅炒热，用布包裹，熨患处，觉透为度，汗出而愈。其操作简便，实用性强。

助汗

【原文】古有汗、吐、下三法，而汗居其首者，以邪之中人，非汗莫解也。吐虽有散意，尚待汗以成厥功。下之有急时，因难汗而始用。此是不论伤寒、瘟疫，而汗之之功，为甚巨矣。瘟疫虽不宜强发其汗，但有时伏邪中溃，欲作汗解，或其人秉赋充盛，阳气冲激，不能顿开者，得取汗之方以接济之，则汗易出，而邪易散矣。兹谨择和平无碍数方以备用。倘瘟疫之轻者，初觉即取而试之，又安知不一汗而解乎！

姜梨饮 [1]

治久汗不出。

大梨一个　生姜一块

同捣汁入童便一盏，重汤 [2] 顿服。

取汗方

用新青布一块，冷水或黄连水浸过，略挤干，置胸上良久，布热即易之，须臾，当汗出，或作战汗而解。夏月极热用此法，他时斟酌用之。凡瘟疫，热在上中焦皆可用之，清热解毒，邪解而汗出，非能发汗也。

又取汗方：苍术、羌活、白矾等份，生姜汁为丸，弹子大。每用一丸，男左女右，紧攥，对前阴处。再吃葱汤取汗。

点眼取汗方

冰片一分　枯矾一钱　粉草钱半[3]

共为细末，蘸无根水点眼角，先饮百沸水一二碗，点后，两手紧搬两肩，屈膝片时即汗。二三次，汗透即愈。

塞鼻手握出汗方

谵语，循衣摸床，形如醉人，且如猴像，呃逆目赤。俗云猴症，实阳毒也。

麝香　黄连　朱砂各三分　斑蝥一分

共为细末，枣肉为丸。银朱三分为衣，作两丸，用绢包，一塞鼻内男左女右。一握手中，出汗即愈。

松峰按：此即俗云猴药也。然此名不见经传，细参其方，亦未可厚非，故亦能取效。麝香以开窍，黄连以清热，朱砂以逐邪，用斑蝥之毒以攻疫毒，枣以和营卫，银朱以发散，颇有至理存焉。

葱头粳米粥

治时瘟取汗。

白粳米一碗　葱头连须，二十根

加水煮粥，煮一滚，滚服取汗。曾出汗者不用。

洋糖百解饮

治瘟疫并伤寒。

白糖五钱

阴证，葱汤下。阳证，百沸汤下。暑证并中热、中暍，暍，暑热也。太阳中热为暍，其症汗出恶寒，身热而作渴。新汲水下。虚证，米汤下。实证，陈皮汤下。伤食，山楂汤下。结胸，淡盐汤下。蛔厥，乌梅花椒汤下。紧沙腹痛，新汲水下。血崩，锅脐煤汤下。

掌中金

治伤寒、瘟疫，不论阴阳，已传经与未传经。

苍术　姜瘟病用生者，伤寒用干者　白矾飞　银朱原方无此，新增入

等份为末。先饮热绿豆浓汤，次将药末五分五分可疑。男左女右，摊于心内，搊紧，夹腿腕侧卧，盖被取汗。

瘟疫初觉，葱白数根生捣，能饮者用黄酒，不饮者滚水冲服。

丹矾取汗方

治瘟疫。

黄丹　胡椒　白矾各一两　马蜂窝五钱

为末。葱捣成膏，手捏，男左女右，对小便处，取汗效。

桃枝浴法

治瘟疫初感，发热恶寒、无汗者。取东南桃枝煎汤，趁热浴之。

发汗散

治一切瘟疫伤寒。

雄黄四分　辰砂二钱　火硝四分　麝香一分　金箔五张

共研极细末，收瓷瓶内，无令出气。遇时疫，男左女右点大眼角，盖被即出汗。

普救五瘟丹

专点伤寒、瘟疫。用水蘸药点两眼角一次，不汗再点，必汗出。

冰片六分　牛黄一钱　麻黄二钱四[4]厘　琥珀一钱五厘　生甘草三钱五分

共为细末，瓷瓶收贮。

又发汗方：瘟疫始得一二日，头痛，壮热，脉盛。朱砂一钱，水三盅，煎一盅，去砂饮之，盖被取汗。忌生血物。

又方：朱砂末，酒调，遍身涂之，向火坐，得汗即愈。

又方：头痛、壮热、脉盛，干艾叶水煎服。

又方：生牛蒡根汁，空腹服讫，取桑叶一把，炙，水煎服。无叶用枝。

又方：头痛壮热，生葛根汁一盅，豉三钱，水一盅，共煎一盅服。如心烦热，加栀子一二钱。

又方：头痛、烦热，皂角烧、研，新汲水一盅，姜汁、蜜各少许，共和皂角末二钱服。先以热水浴淋，次服药取汗。

止汗法

瘟病如大汗不止，将发入水盆中，足露于外，宜少盖。用炒麸、糯米粉，龙骨、牡蛎煅，共为细末。和匀，周身扑之，汗自止，免致亡阳之患。

疗瘟神应丹

发瘟汗最速。

壮年人身汗泥，丸绿豆大七粒，姜一片，黄蒿心七个，水一碗煎送。

一说男病用女，女病用男。一说纯用男人。存参。

【注释】

[1] 姜梨饮：出自《医钞类编》卷十五，"治瘟疫久汗不出"。清代翁藻编。

[2]重汤：即将锅内盛水，复又将一盛满水的杯子放入锅中，置火上烧开，此俗谓重汤。

　　[3]半：原缺，据敦厚堂本补。

　　[4]四：九皇宫本、千顷堂本作"五"。

【提要】总结助汗法在瘟疫病中的运用。

【精解】文中指出汗法在瘟疫病中的作用"为甚巨矣"，吴又可的《温疫论》中将"汗、吐、下"作为瘟疫逐邪治法，文中认为汗法在三法中作用居于首位，邪中于人，非汗法不能解。戴天章的《广瘟疫论》认为汗法是治时疫一大法。文中提出不论伤寒还是瘟疫的治疗，汗法功用显著。

　　文中强调瘟疫虽不能强发其汗，但可选用和平无碍之方，"汗易出，而邪易散"，尤宜瘟疫初发之轻症。前有涌吐法与罨熨法皆为助汗之先驱。

　　文中共载有19种取汗方法，有传统汤液内服方法，如梨、生姜捣汁入童便的姜梨饮治久汗不出，白粳米和连须葱头加水煮粥的葱头粳米粥治时瘟取汗，以及洋糖百解饮等。亦有点眼取汗、塞鼻取汗、沐浴等外用法，如用冰片、枯矾、粉草共为细末，点眼角取汗；用麝香、黄连、朱砂、斑蝥共为细末的塞鼻手握出汗，以及桃枝浴法等。

除秽

【原文】凡瘟疫之流行，皆有秽恶之气，以鼓铸其间。试观入瘟疫之乡，是处动有青蝇，千百为群。夫青蝇乃喜秽之物，且其鼻最灵，人所不闻，而蝇先闻之，故人粪一抛，而青蝇顿集，以是知青蝇所聚之处，皆疫邪秽气之所钟也。更兼人之秽气，又有与之相济而行者。凡凶年饥岁，僵尸遍野，臭气腾空，人受其熏触，已莫能堪，又兼之扶持病疾，俭埋道殣，则其气之秽，又洋洋而莫可御矣。夫人而日与此二气相习，又焉得不病者乎！使不思所以除之，纵服药亦不灵，即灵矣，幸愈此一二人，而秽气之弥沦布濩[1]者，且方兴而未有艾也，可不大畏乎！兹定数方，开列于下，倘瘟疫之乡，果能焚烧佩带，则不觉，秽气之潜消，而沉疴之顿起矣。

除秽靖瘟丹自定新方

将药末装入绛囊，约二三钱，毋太少，阖家分带，时时闻臭，已病易愈，未病不染。

苍术　降真香　川芎　大黄各二钱　虎头骨　细辛　斧头木系斧柄入斧头之木　鬼箭羽　桃枭小桃干在树者　白檀香　羊踯躅　羌活　甘草　草乌　藁

本 白芷 荆芥 干葛 猬皮 山甲 羚羊角 红枣 干姜 桂枝 附子 锻灶灰 川椒 三[2]奈 甘松 排草 桂皮各一钱, 共为粗末 明雄二钱 朱砂二钱 乳香一钱 没药一钱, 四味另研, 共和

苍降反魂香自定

苍术 降真香各等份

共末, 揉入艾叶内, 绵纸卷筒, 烧之, 除秽祛疫。

【注释】

[1] 弥沦布濩: 广而繁密之貌。

[2] 三: 当作"山", 音讹故。

【提要】总结除秽法在瘟疫病中的运用。

【精解】文章指出瘟疫之流行, 其病因在于环境中的邪秽之气与人的秽气, 重视"凶年饥岁"等社会因素与气候环境对疫情的影响, 瘟疫流行, 皆疫邪秽气鼓铸。其主张熏烧、佩戴芳香化浊药物以预防和治疗瘟疫。

全文共有17首熏烧方用来预防瘟疫, 熏烧所用药物主要有苍术、降香、艾叶、乳香、细辛、川芎等芳香化浊药物。除秽靖瘟丹中将苍术、降真香、川芎、白芷、荆芥等35味药物研末装入绛囊, 阖家分带, 时时闻嗅, 可使已病者易愈, 未病者不染。

后文可见松峰注意到祛邪药物易伤人正气, 故采用焚烧佩带药物的方法, 可以减少药物对正气的损伤。此法简单实用且佩戴美观, 又可预防及治疗疫病, 在现代依然具有现实意义, 在2019年末爆发的新型冠状病毒肺炎疫情阻击战中也发挥了较大作用。

宜忌

【原文】治瘟疫, 虽以用药为尚, 而宜忌尤不可以不讲也。不知所宜, 不能以速愈; 不知所忌, 更足以益疾。兹特取所宜所忌者若干条, 开列于下, 俾病家医者有所持循遵守, 庶投剂有灵而养病无弊矣。

房中不可烧诸香, 只宜焚降真。诸香燥烈, 降香除邪。不宜见日光, 太阳真火。不宜见灯光。总以火故。卧须就地, 南方即在地塘版上布席卧。亦就阴远热之意。衣被不可太暖, 宁可稍薄, 唯足宜常暖。不必戴[1]帽。风有应避、不应避。风能解热清凉, 有漆疫之功, 正疫家对症妙药, 不必垂帘密室, 病者言不欲见风, 避之可也。不可恼怒, 病时病后俱宜戒。食莫过饱, 病时病后皆宜戒。尤忌鱼肉, 病时病后。忌房事, 病后。忌劳心力, 病后。涤舌散火, 蜜润刮之。愈后半月, 不可食韭。食即发。忌饮烧

酒，陆路不可坐车。震动之，病增剧，不救。当宜静，不宜动。愈后浴冷水，损心包。

【注释】

[1]戴：原作"带"，据文义改。

【提要】总结瘟疫病中治法宜忌。

【精解】文章指出瘟疫病中虽以治疗药物为要，但病中宜忌同样不可偏废，应注意疫病后期调养，提出"不知所宜，不能以速愈；不知所忌，更足以益疾。"并举例说明病中应当遵循的注意事项。衣被不可太暖，宁可稍薄；风应当有所避，但房屋室内不应密闭，应保持通风；不可恼怒；不可饱食以防"脾胃之病成"；忌鱼肉等发物；忌房事，以防止"积损成劳，尪羸损寿"；忌浴冷水等。以上在现代仍然具有参考价值。

符咒

【原文】盖闻河洛开灵符之源，诅祝寄神咒之意，载在经典，炳若日星。至于释氏仙翁，则更以符咒为宗要，神而明之，可以飞升，况以之却病乎！兹取试之有效者，敬录数则，以佐药饵所不及。皆出自佛经道藏，并非邪说之可同日而语也。

赤灵符式

赤灵符

抱朴子曰：五^[1]日，朱书赤灵符，着心前，祛瘟祛百病。正月元日佩

避瘟神咒

唵嘛呃吽音烘叐音畔叱

遇疫疠盛行时，用朱书黄纸上，带在身边，再不时颂此神咒，可避邪疫。患瘟疫者，汗后如见鬼神，妄言不寐，用朱书此咒，佩之神效。

御瘟符咒

《太上净明御瘟经略》曰：天地无私，陶铸万物，本无善恶，世人自私。故生灾祸，饮食不忌，服炼不时，善既无闻，过则可述。司罚之神，得而窥测，布此毒气。一及成疾，不悟愆尤，不能保护，反怨道咎师，其疾愈甚。大凡四时调养，务在得中，服药吐纳，以生正气，我有神符，使其佩服，合免斯难，兼有秘咒。每日能斋而诵之，神将日夜护卫，瘟毒百神皆知其为太上弟子，畏而敬之。诵至百遍，百鬼头破脑裂而散。咒曰：唵苟音纳暮秖混哱音马嚽音吕钋音歆

九天高明大使神功妙济真君驱瘟遣瘟消灾真符 二十字作一句读

书符以朱书黄素，左手五雷诀，右手举笔，呪曰：洞天赤文，丹灵耀虚，驱瘟摄毒，奉命天书，金录玉简，觝鬼悉驱，太上有勒，元君安居，急急如太虚紫清律令勒。

送瘟疫时灾吉凶诗

甲子送神神便去，乙丑若送损人凶。

丙寅宜向南方送，送瘟之后主兴隆。

丁卯戊辰送必凶，己巳南方千里通。

庚午辛未伤人命，壬申癸酉不回踪。

甲戌须教大难当，乙亥丙子送西方。

丁丑戊寅千里外，己卯直去不回房。

庚辰辛巳送大吉，壬午癸未送西安。

甲申乙酉与丙戌，送瘟[2]去后不回还。

丁亥送神仍旧病，戊子己丑宜西行。

庚寅辛卯壬辰日，送瘟[2]反见不安宁。

癸巳送神病不愈，甲午损人不须详。

乙未丙申并丁酉，此三日送仍还乡。

戊戌己亥主半去，庚子辛丑西不归。

壬寅送神神不去，癸卯亦吉永无危。

甲辰乙巳三口亏，丙午丁未南行利。

戊申送神神又转，己酉庚戌去无疑。

辛亥壬子并癸丑，甲寅乙卯病依旧。

丙辰丁巳不回还，戊午送来病相守。

己未送瘟损人口，莫用庚申并辛酉。

壬戌癸亥总不宜，仙人口诀当遵守。

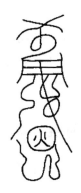

避瘟符式

凡感瘟疫之家，按花甲宜送之日，有方向者，照方向用香楮送之。无方向者，随便送之大吉。

【注释】

[1]五：此上《抱朴子内篇·杂应》有"五月"二字。

[2]瘟：九皇宫本、千顷堂本作"疫"。

【提要】 总结符咒法在瘟疫病中的运用。

【精解】 此治法中涉及封建迷信，此处不予评述。

善后

【原文】瘟疫愈后，调养之方，往往不讲，而抑知此乃后一段工夫，所关甚巨也。即如过饱者曰食复，脑怒者曰气复，疲于筋力者曰劳复，伤于色欲者曰女劳复，载在经书，世皆知之，尚有时而触犯。此外，人所最易忽者，犹有三焉，不在诸复之条者也。虽已愈多日，而气血苟不充足，犯之随有酿成终身之患者焉。一曰淫欲，凡人房事，必撮周身之精华以泄，气血未充，七日未能来复，欲事频数，势必积损成劳，尪羸损寿；一曰劳顿，或远行或作苦，疲弊筋力，当时不觉，将来肢体解㑊《素问》中尺脉缓涩谓之㑊；解㑊指困倦无力、不欲言、抑郁不欢等症，未老先衰，其苦有莫可名言者；一曰忍饥，愈后凡有觉饿，必得稍食，万毋强耐，过时反不欲食，强食亦不能化，是饥时既伤于前，强食又伤于后，中州败而肺金损，则劳嗽、脾胃之病成矣。三者人多忽之，故不可不谨。

【提要】总结瘟疫病的善后。

【精解】文章提出瘟疫愈后调理之法"所关甚巨也"。瘟疫愈后，正气未复，气血不足，要防其食复、气复、劳复、女劳复等。要注意一是忌淫欲，房事有度，否则"势必积损成劳，尪羸损寿"；二是要忌过度劳累以防"肢休解㑊，未老先衰"；三是要忌忍饥与强食以避免"脾胃之病成矣"。

瘟疫六经治法

太阳经

【原文】

头痛热渴

太阳以寒水主令，手太阳以丙火而化气于寒水，阴胜则壬水司气而化寒，阳胜则丙火违令而化热，故太阳以寒水之经，而易于病热。冬不藏精，相火升泄，伤其寒水闭蛰之气，火旺水亏已久，及春夏感病，卫闭营郁，寒水愈亏，故受病即发热作渴而不恶寒也。太阳在六经之表，是以感则先病。其经自头下项，行身之背，故头项痛而腰脊强。肺主卫，肝主营，而总统于太阳。太阳之经，在皮毛之部，营卫者，皆皮毛之所统辖。瘟病卫闭而营郁，法当清营热而泄卫闭。治宜凉金补水而开皮毛，元霜丹主之。

元霜丹[1]

治太阳头项痛，腰脊强，发热作渴。

浮萍三钱　麦冬二钱,去心　元参二钱　丹皮二钱,酒洗　芍药一钱　甘草一钱　生姜三钱,切　大枣二枚,劈

水煎，热服，覆衣取少汗。一方去元参、麦冬，治同。

【注释】

[1] 元霜丹：出自清代黄元御《四圣悬枢》。

【提要】总结瘟疫病邪在太阳经及头痛热渴的证治。

【精解】文章在张仲景六经辨证的基础上，结合临床经验，独创瘟疫六经治法，且全篇皆先谈五运六气学说，次言病机，继而讨论辨治，最后附上方药，针对瘟疫在三阴三阳经传变的病机、症状表现、治法及方药进行了详细论述。

文中指出太阳以寒水主令，太阳经易于病热。《四圣心源》："寒者，太阳水气之所化也。在天为寒，在地为水，在人为膀胱。太阳以寒水主令，太阳膀胱，水也，手太阳小肠，火也，火水异气，而以寒水统之，缘水位于下而生于上。离中之阴，水之根也。离阴降而下交坎位而化水，水降于火，是以丙火化年于壬水。火化而为水，则热从寒化，故太阳之气，水火并统，而独以寒水名也。"

瘟疫病初起，卫闭而营郁，太阳经在皮毛之部，营卫皆为皮毛所统辖。故治法应清解营热，开泄卫闭，"凉金补水而开皮毛"，方用元霜丹。方中浮萍、生姜以开表，丹皮、芍药泄热和营，元参、麦冬以止燥渴，全方共奏清营热开卫闭之效。太阳经邪得解，则头项痛解；复其寒水闭蛰之气，则发热作渴亦随之可解。

【原文】

身痛脉紧烦躁无汗

瘟疫在太阳，脉浮、头痛、发热、汗出，以风强而气不能闭也。若脉浮而紧，发热恶寒，身痛腰疼，烦躁无汗而喘促者，是寒束而邪不能泄也。盖瘟疫有汗，寒疫无汗，以风性疏泄，而寒性闭藏，卫阳过闭，邪不能泄，营郁莫达，则烦躁喘促。与伤寒同治，宜以浮萍、黄芩，清散经络之热也。

浮萍黄芩汤

浮萍三钱　黄芩一钱　杏仁二钱,泡去皮、尖　甘草二钱,炙　生姜三钱　大枣二枚,劈

流水煎大半杯，温服，覆衣。

【提要】总结瘟疫病邪在太阳经身痛脉紧烦躁无汗的证治。

【精解】文章指出瘟疫邪在太阳，证如伤寒六经邪在太阳，症见发热、汗出、恶风、脉浮。若脉浮紧伴见身疼、腰痛、无汗而喘，是为伤寒，乃寒气束表，卫闭营遏，应与伤寒同治，方用浮萍黄芩汤，既解表邪又可清散经络之热，配伍杏仁宣降肺气以平喘。

【原文】

烦热燥渴

烦热燥渴与前发热作渴不同。故用白虎而不用元霜矣。

病在太阳经，未入阳明之腑，不至遽生烦渴。若阳明燥盛之人，经热外遏，燥气内应，则见烦渴。阳明从燥金化气，腑燥发作，故有燥热便难之症。今腑燥未作，胸燥先动，是以烦渴生焉。其太阳表证未解，宜浮萍石膏汤清金而解表，绝其燥热入腑之源。表证已解，第以白虎加元麦汤清燥生津。气虚者加人参以益气，因表解而阳虚，恐燥去而阳亡也。

白虎加元麦汤[1]

治太阳经罢，烦热燥渴。

石膏三钱，煅　知母一钱　甘草一钱　粳米一撮[2]　元参二钱　麦冬三钱，去心

流水煎至米熟，取大半杯，热服。

人参白虎加元麦汤[3]

治太阳经罢，气虚烦渴。

石膏三钱，煅　知母钱半，酒炒　炙草一钱　粳米一撮　人参一钱　元参二钱　麦冬三[4]钱，去心

流水煎至米熟，取大半杯，热服。

【注释】

[1]白虎加元麦汤：出自清代黄元御《四圣悬枢》。

[2]撮：千顷堂本作"钱"。

[3]人参白虎加元麦汤：出自清代黄元御《四圣悬枢》。

[4]三：九皇宫本、千顷堂本作"二"。

【提要】总结瘟疫病邪在太阳经烦热燥渴的证治。

【精解】邪入阳明腑，则可见胃腑积热、腹满燥实之证，症见烦渴、大便难。现未见燥屎，故知病仍在太阳，又见烦渴燥热，故宜用浮萍石膏汤以清金解表。因其燥烦积于胸，故后应用白虎加元麦汤清燥除烦生津，阻其邪传阳明

腑，若气虚者，宜加人参益气。上两方以《伤寒论》白虎汤及人参白虎汤加元参、麦冬而成。

【医案举隅】

白虎汤出自《伤寒论》，具有清热生津的功效，可治阳明经证、气分热盛证。现代常用于感染性疾病，如大叶性肺炎、流行性乙型脑炎、流行性出血热、牙龈炎以及小儿夏季热、糖尿病、风湿性关节炎等。人参白虎汤，系白虎汤加人参所得，又称白虎加人参汤，亦出自《伤寒论》，主治气分热盛，气阴两伤证。

（一）气分热盛证案

三角街梅寄里屠人吴某之室，病起四五日，脉大身热，大汗，不谵语，不头痛，惟口中大渴。时方初夏，思食西瓜，家人不敢以应，乃延予诊。予曰：此白虎汤证也。随书方如下：生石膏（一两），肥知母（八钱），生甘草（三钱），洋参（一钱），粳米（一小杯），服后，渴稍解。知药不误，明日再服原方。至第三日，仍如是，惟较初诊时略安，本拟用犀角地黄汤，以其家寒，仍以白虎原剂，增石膏至二两，加赤芍一两、丹皮一两、生地一两、大小蓟五钱，并令买西瓜与食，二剂略安，五剂全愈。

曹颖甫，姜佐景. 经方实验录［M］. 北京：中国科学技术出版社，2021：41.

按语：该患者身大热、汗大出、口大渴，乃典型阳明经证，本案原方为白虎加人参汤，石膏清阳明热，人参养阴生津，清热以养阴，养阴以清热。《经方实验录》云："非若白虎加桂枝汤，桂枝加大黄汤之兼有表里者，故今姑一并及之。后人于白虎汤中加元参生地麦冬之属，即是人参之变味，不足异也。"

（二）消渴病案

友人郁祖安君之女公子，方三龄，患消渴病。每夜须大饮十余次，每饮且二大杯，勿与之，则吵闹不休，小便之多亦如之，大便不行，脉数，别无所苦。时方炎夏，尝受治于某保险公司之西医，盖友人也。逐日用灌肠法，大便方下，否则不下。医诫勿与多饮，此乃事实上所绝不可能者。累治多日，迄无一效。余诊之，曰：是白虎汤证也。方与：生石膏（四钱），知母（二钱），生草（钱半），粳米（一撮），加其他生津止渴之品，如洋参、花粉、茅根之属，五剂而病痊。顾余热未楚，孩又不肯服药，遂止服。越五日，旧恙复发，仍与原方加减，连服十五日，方告全愈，口不渴，而二便如常。先后计服石膏达半斤之谱。

曹颖甫，姜佐景. 经方实验录［M］. 北京：中国科学技术出版社，2021：45.

按语：本案乃白虎汤治消渴，此患者夜间烦渴引饮，小便多，大便不行，乃阳明胃热津伤所致，以清热生津法最宜，故以白虎汤加其他生津止渴之品治之，热清津复病乃解。

阳明经

【原文】

目痛鼻干

阳明以燥金主令，足阳明以戊土而化气于燥金，太阴胜则阳明化气而为湿，阳明胜则太阴化气而为燥，故阳明之经易于病燥。冬水失藏，相火升，胃津槁，脾精亦亡。太阴之湿，久化阳明之燥，春夏感病，卫阳遏闭，营热郁发，土焦金燔，燥气愈盛，其经挟鼻络目，行身之前，故目痛鼻干而身热不卧。阳莫胜于阳明，燥热在经，不得泄越，迟则胃腑积热，脏阴渐枯，便伏异日危机。于其腑热未动之时，凉泄经络，以清其热，则后患绝矣。素雪丹主之。

素雪丹[1]

治阳明身热目痛，鼻干不卧，胸烦口渴。

浮萍三钱　石膏三[2]钱，研　麦冬二钱，去心　元参二钱　葛根二钱　丹皮二钱，酒洗　白芍一钱　生姜三钱　甘草一钱

流水三杯，粳米一撮，煎大半杯，去渣，热服，覆衣取少汗。呕者，加制半夏二钱。

瘟病方传阳明之经，腑热未作，法宜清热而发表。热甚者，必伤肺气，当用人参白虎汤清金泄热，益气生津，乃为妙善。人参白虎汤见前。

【注释】

［1］素雪丹：出自《四圣悬枢》卷一。

［2］三：近文堂本作"二"。

【提要】总结瘟疫病邪在阳明经及烦热燥渴的证治。

【精解】文章指出阳明以燥金主令，阳明经易于病燥。《四圣心源》："燥者，阳明金气之所化也。在天为燥，在地为金，在人为大肠。阳明以燥金主令，胃土从令而化燥；太阴以湿土主令，肺金从令而化湿。胃土之燥，子气而非本气，子气不敌本气之旺，故阴盛之家，胃土恒湿；肺金之湿，母气而非本气，母气不敌本气之旺，故阳盛之家，肺金恒燥。"

阳明经病多感于春夏，阳明经表卫闭阳遏，营热内郁，循经可见目痛鼻

干，身热不得卧。燥热在经，未及阳明腑，则应凉泄经热，阻其传于阳明胃腑，"迟则胃腑积热，脏阴渐枯，便伏异日危机"。方用素雪丹，浮萍解表，石膏、葛根、麦冬、丹皮、元参等药清热生津，全方共奏解表开闭、清热生津之效。热甚者宜用人参白虎汤，益气生津，清金泄热。

【原文】

目痛鼻干呕吐泄利

三阳之经，阳明为盛。足阳明从燥金化气，太阳表邪不解，经热内传，火性就燥，必入阳明。阴盛于里，而阳盛于表，腑燥未作，经燥先动，胆木逆行而贼胃土，胃气壅遏，不能容受，故呕吐而泄利。缘经邪郁迫其腑气故也。

浮萍葛根汤

治阳明经证，目痛鼻干，烦渴不卧。

浮萍三钱　葛根二钱　石膏二钱,煅　元参二钱　甘草一钱　生姜三钱

流水煎大半杯，热服。

浮萍葛根芍药汤

治阳明经泄泻。

浮萍三钱　葛根三钱　石膏一钱,煅　元参二钱　甘草一钱　芍药二钱

流水煎大半杯，热服。

浮萍葛根半夏汤

治阳明经呕吐。

浮萍三钱　葛根二钱　石膏二钱　元参一钱　芍药一钱　生姜三[1]钱　半夏二钱,制　甘草五分

流水煎大半杯，热服。

【注释】

［1］三：九皇宫本、千顷堂本作"二"。

【提要】总结瘟疫病邪在阳明经目痛鼻干呕吐泄利的证治。

【精解】文中指出太阳经表邪不解，循经内传，火性就燥，三阳经中阳明经为盛，故必传入阳明。《四圣悬枢》："阳明主降，戊土右降，则金水收藏，相火归根，故上焦清空而善容。阳明不降，金水失其收藏，胆木逆行，相火上炎，肺金被克，故目痛而鼻干，胆木逆行，而贼胃土，胃气壅遏，不能容受，故呕吐而泄利，缘经邪郁迫其腑气故也。"方用浮萍葛根汤清金泄热、润燥生津，泄泻加芍药，呕吐加半夏。

阳明腑证：汗出潮热谵语腹满便秘

病传阳明经，不得汗解，腑阳素旺之人，以经热郁蒸，而腑热内作。开其皮毛，则见大汗淋漓，第汗愈泄而土愈焦，燥愈增而热愈盛。每申酉之交，应时发热，如潮汐不爽，是谓潮热。燥土消烁心液，故谵语。燥矢壅遏腑气，故满痛。迟则脏阴耗亡，营气郁陷，生死攸关，不可不急下也。泄以大小承气，而加养阴凉血之味，脏阴续复，营郁外达矣。

调胃承气加芍药地黄汤

大黄二钱　甘草一钱　芒硝一钱　芍药二钱　生地五钱

流水煎一杯，去渣，入芒硝，火化温服。

小承气加芍药地黄汤

大黄二钱　厚朴钱半，炒　枳实一钱，炒　芍药二钱　生地六钱

流水煎一杯，温服。

大承气加芍药地黄汤

大黄二钱　芒硝一钱　厚朴钱半，炒　枳实一钱，麸炒　芍药二[1]钱　生地六钱

流水煎一杯，去渣，入芒硝，火化，温服。不下，再服。

【注释】

[1] 二：九皇宫本、千顷堂本作"一"。

【提要】总结瘟疫病邪在阳明腑证的证治。

【精解】太阳经表不解传入阳明，若在阳明经表可解，则不传入阳明腑，若阳明经表不解，腑阳素旺，则经热郁蒸可传入阳明腑，腑热内作，则可见大热、大汗、日晡所发潮热；燥土消烁心液，热扰心神可见谵语；腑气壅遏，燥屎内结，可见腹满硬痛。"迟则脏阴耗亡，营气郁陷，生死攸关，不可不急下也。"故宜用大小承气汤急下其腑实，加凉血养阴之生地、芍药，滋润阴血，使脾阴续复，使火土燥热之营郁得以外达。

【医案举隅】

一、调胃承气加芍药地黄汤

调胃承气加芍药地黄汤出自《四圣悬枢》，是在《伤寒论》调胃承气汤基础上进行加减所化。现代研究显示，调胃承气汤具有抗菌、解热、解毒、调节胃肠功能及肠道菌群、清洁肠道、利胆、利尿、增强免疫功能等作用，用于治疗消化、循环、呼吸、内分泌、免疫等多系统疾病。

（一）阳明腑实证下后调治案

沈宝宝上巳日，病延四十余日，大便不通，口燥渴，此即阳明主中土，无

所复传之明证。前日经用泻叶下后，大便先硬后溏，稍稍安睡，此即病之转机。下后，腹中尚痛，余滞未清，脉仍滑数，宜调胃承气汤小和之。生川军（二钱，后入），生甘草（三钱），芒硝（一钱，冲）。

曹颖甫，姜佐景. 经方实验录［M］. 北京：中国科学技术出版社，2021：74.

按语： 本案为阳明腑实证，应用下法后"痞、满、燥、实"得解，但余邪未尽，腹仍痛，脉仍滑数。此时阳明腑实证情轻缓，腑气不利，以调胃承气汤微微承顺腑气，可取良效。

（二）咽炎案

患者，女，35 岁。2014 年 7 月 21 日初诊。

［病史］诉咽干、咽痛反复发作 2 个月余。自服罗红霉素等消炎药后效果不显，时好时坏。刻下：双侧扁桃体肿大，咽部吞咽不适，咽干、咽痛，有异物感，大便秘结，3~4 日一行，小便黄。舌红，苔薄黄，脉数。既往体健，平素喜食辛辣。

［诊断］西医诊断：慢性咽炎；中医诊断：梅核气，脾胃郁热。

［治法］清热和胃，利咽通便。

［方药］麦冬 20 克，玄参 12 克，生地 12 克，牛蒡子 10 克，瓜蒌皮 10 克，生大黄（后下）10 克，元明粉（冲服）6 克，生甘草 6 克。水煎服，5 剂后告愈。

王润春，潘琳琳，刘欢，等. 张志远运用四承气汤经验［J］. 世界中西医结合杂志，2016，11（07）：917-919+982.

按语： 本案患者平素过食辛辣，导致热蕴脾胃，脾胃火热，循经上炎，灼于咽喉，故见咽干咽痛、扁桃体肿大、大便秘结。投以调胃承气汤通腑泄热，釜底抽薪。因热病伤津，导致咽干、咽痛，故又加入麦冬、玄参、生地养阴生津以降胃火，牛蒡子、瓜蒌皮利咽止痛，取得良效。

（三）头痛案

患者，女，26 岁。2007 年 6 月 10 日初诊。

［病史］患者 5~6 年前开始出现头痛，头昏沉，记忆力下降。开始症状轻，后逐渐加重。曾做过头颅 CT 未见明显异常，经西医对症处理和中医平肝潜阳、养血祛风等治疗都未有明显疗效。现症：头痛，以前额部为主，头昏沉，整日头目不爽，记忆力下降，口渴，纳食可，平素饮食偏于肉类，小便略黄，大便偏干，常 2~4 天一行，成羊屎状，无腹胀，睡眠稍差，梦多，月经大致正常。舌红，舌苔薄黄、中后部略厚，脉沉滑有力。

［诊断］西医诊断：头痛；中医诊断：头痛，阳明头痛。

［治法］缓下热结。

［方药］生大黄（后入）10克，芒硝（冲）10克，炙甘草6克，葛根10克，黄连10克，山楂20克，石斛15克，5剂。并嘱其忌食辛辣，肉类在全部饮食中不得超过1/4，多吃蔬菜、水果，服药期间尽量少食鱼肉。

二诊（2007年6月15日）：自诉精神较前清爽，头痛明显减轻，大便通畅，睡眠香。此阳明浊气渐去，原法续进。生大黄15克，炙甘草6克，葛根10克，黄连10克，山楂20克，莱菔子15克，石斛15克，麦冬12克，6剂。痊愈，未见复发。

林士毅. 经方治验三则［J］. 江西中医药，2008，（11）：51-52.

按语：本案患者头痛在阳明经所主前额部位，辨为阳明头痛。因其素喜肉食，致阳明浊气蓄积，上熏头目，上扰心神，伤及津液，以调胃承气汤泻热通便，降腑之浊气，正中病机。

二、小承气加芍药地黄汤

小承气加芍药地黄汤出自《四圣悬枢》，是在《伤寒论》小承气汤基础上进行加减所化。现代研究显示，小承气汤可促进肠蠕动、刺激平滑肌收缩，从而有消除腹痛或腹胀、通便等作用，用于肠梗阻、外科手术后患者胃肠功能异常、胆道蛔虫病、慢性肺源性肝病、急性病毒性肝炎、胃切除术后排空延迟症、食管癌等疾病的治疗。

（一）胃痛案

患者，男，年逾六十。

［病史］素患心胃痛，泛酸呃逆，时轻时重。因囊中乏金，服药一曝十寒，痛减便中断其治。近又疼痛七日，夜间尤甚，且胀满难耐，不得俯仰，蜷卧于床。口干口苦，水谷不思，大便干秘，二三日始一行。望其面色萎黄，舌质带青。触之心下拒压，腹不胀满。切知脉象沉弦。

［诊断］心胃痛，有九种。分别辨识，本例当属血瘀为患。书谓：久痛入络，久病宿瘀。

［治法］仲圣云：腹不满，但自称满者，血瘀也。治当宽中行气，逐瘀导滞。

［方药］拟小承气汤加味：枳实10克，川朴6克，川军6克，桃仁10克，赤芍10克，郁金10克，二剂。

二诊：服后痛益剧，随之大便黑粪甚多，解后痛减乃至消失，胃纳大增。自谓方药价廉功宏，遂信步来诊。思胃为水谷之海。脾乃生化之脏，今瘀滞已尽，则宜健脾强胃，中土得健，坤德厚载，病从何来？拟参苓白术散加三棱、莪术善后。

闫云科. 临证实验录［M］. 2版. 北京：中国中医药出版社，2012，51-52.

按语：本案患者胃痛，痛位固定不移且夜间尤甚，拒按，舌暗，乃久痛入络。以小承气汤加桃仁、赤芍、郁金活血化瘀之品，逐瘀导滞，清上腹宿瘀得愈。

（二）急性胰腺炎合并肠梗阻案

患者，男，32岁。2016年12月20日初诊。

［病史］诉上腹部剧烈疼痛6个小时。患者昨日夜间食用烧烤、啤酒后出现上腹部剧烈疼痛，疼痛呈持续性，连及后背，无反酸烧心，无嗳气，无排便排气，无恶寒发热。舌红，少苔，脉沉实。患者有胆囊炎、胆囊结石病史，于我院急诊查全腹CT示：急性胰腺炎，伴胰腺周围大量渗出，肠道大量积粪，不完全性肠梗阻。血淀粉酶及脂肪酶均高出10倍以上。

［诊断］西医诊断：急性胰腺炎，不完全性肠梗阻；中医诊断：腹痛，阳明腑实。

［治法］通便导滞，行气除满。

［方药］大黄20克，厚朴20克，枳实20克。3剂，浓煎鼻饲。并加用原方3剂灌肠。

二诊：患者腹胀较前缓解，但仍然肠道积气明显，每日均有排气，予原方减量，以兹巩固。3剂，浓煎鼻饲、灌肠。并加用玄明粉500克敷腹部。

三诊：患者稍感腹胀，腹痛明显改善，复查腹部B超提示：胰腺周围少量液体渗出。淀粉酶指标均明显下降。原方继用，半月后，患者康复出院。

许波. 叶柏教授治疗消化病医案3则［J］. 光明中医，2018，33（04）：569-570.

按语：本案患者为急腹症，进食肥甘厚味后出现腹痛、腹胀、便秘，但未见谵语、潮热、脉沉实有力的症状，属腑气不通，气滞显著，里虽实满而尚未燥坚。以小承气汤通便导滞，行气除满可效。

三、大承气加芍药地黄汤

大承气加芍药地黄汤出自《医学摘粹》，是在《伤寒论》大承气汤基础上进行加减所化。现代研究显示，大承气汤具有泻下、调节胃肠激素分泌、促进胃肠运动、抗炎、抗感染、解热、抑制血清内毒素、降低炎性细胞因子、提高机体免疫力等作用，用于急性胰腺炎、腹膜炎、发热、有机磷中毒、脑卒中、肺水肿等疾病的治疗。

（一）阳明腑实案

予尝诊江阴街肉庄吴姓妇人，病起已六七日，壮热，头汗出，脉大，便闭，七日未行，身不发黄，胸不结，腹不胀满，惟满头剧痛，不言语，眼张，瞳神不能瞬，人过其前，亦不能辨，症颇危重。余曰：目中不了了，睛不和，燥热上冲，此《阳明篇》三急下证之第一证也。不速治，病不可为矣。于是遂书大承气汤方与之。大黄（四钱），枳实（三钱），川朴（一钱），芒硝（三钱）。并嘱其家人速煎服之，竟一剂而愈。盖阳明燥气上冲巅顶，故头汗出，满头剧痛，神识不清，目不辨人，其势危在顷刻。今一剂而下，亦如釜底抽薪，泄去胃热，胃热一平，则上冲燥气因下无所继，随之俱下，故头目清明，病遂霍然。非若有宿食积滞，腹胀而痛，壮热谵语，必经数剂方能奏效，此缓急之所由分。是故无形之气与有形之积，宜加辨别，方不至临诊茫然也。

曹颖甫，姜佐景. 经方实验录［M］. 北京：中国科学技术出版社，2021：66-67.

按语：本案患者痞、满、燥、实俱全，属阳明腑实重症。以大承气汤攻下腑实，急下存阴可效验。

（二）下利案

陈姓少年住无锡路矮屋，年十六，幼龄丧父，惟母是依，终岁勤劳，尚难一饱。适值新年，贩卖花爆，冀博微利。饮食失时，饥餐冷饭，更受风寒，遂病腹痛拒按，时时下利，色纯黑，身不热，脉滑大而口渴。家清寒，无力延医。经十余日，始来求诊。察其症状，知为积滞下利，遂疏大承气汤方，怜其贫也，并去厚朴。计大黄四钱，枳实四钱，芒硝三钱。书竟，谓其母曰：倘服后暴下更甚于前，厥疾可瘳。其母异曰：不止其利，反速其利，何也？余曰：服后自知。果一剂后，大下三次，均黑粪，干湿相杂，利止而愈。此《金匮》所谓宿食下利，当有所去，下之乃愈，宜大承气汤之例也。

曹颖甫，姜佐景. 经方实验录［M］. 北京：中国科学技术出版社，2021：68-69.

按语：本案患者内热壅盛，大便闭结，致热结旁流。以大承气汤速下其结粪，则利止病愈。

少阳经

【原文】

胁痛耳聋

少阳经以相火主令，足少阳以甲木而化气于相火，须则下蛰而温肾水，逆则上炎而刑肺金，故少阳经最易病火。瘟病寒水失藏，相火炎蒸，已旺于衰废之时。春夏感病，卫闭营郁，热盛火发，势当得令之候，愈极重赫。彼少阳伤寒，二阳在表，三阴在里，阳盛则热，阴盛则寒，少阳居表里之半，是以往来寒热。至于瘟病，三阴经气从阳化热，故但热而无寒也。其经自头下项，络耳循胁，行身之侧，故胸胁痛而耳聋。火曰炎上，炎上作苦，故咽干而口苦。相火内郁，则刑肺金。甲木内郁，则克胃土。外无泄路，势必焦土流金而入阳明。当以清凉和解之法，散其炎烈。红雨丹主之。

红雨丹

治少阳胸胁疼，耳聋，口苦咽干。

柴胡二钱　黄芩一钱　芍药一钱　甘草一钱　丹皮一钱　元参钱半　生姜二钱

流水煎大半杯，热服，覆衣取微汗。

三阳经络皆受其病，而未入于腑者，法应汗之，但瘟病与伤寒、伤风，寒暄异气，不宜麻桂辛温，滋以清润之剂，凉泄经络燥热，方是瘟病汗法。其伤在卫气，而病在营血，营郁发热，故用丹皮、芍药，泄热而凉营也。

【提要】总结瘟疫病邪在少阳经及胁痛耳聋的证治。

【精解】文中指出少阳经以相火主令，少阳经最易病火，瘟疫病在寒水失藏，相火逆而上蒸，且并于春夏时令，热盛火发，故少阳之病，"愈极重赫"。伤寒少阳病见半表半里证，至于瘟疫病在少阳经，则见但热无寒，火热循少阳经可见胸胁痛而耳聋、口苦咽干等症，相火内郁则上邪肺金，中克胃土。郁热无处宣泄则"焦土流金而入阳明"，故应以清凉和解之治法，清其郁热，散其炎烈以和解少阳。方用红雨丹，即小柴胡汤加减，因其邪在于营血分郁而发热，故可加丹皮、芍药以清营凉血。

瘟疫汗法与伤寒汗法不同，不宜用麻桂等辛温之剂强行发汗。应视其瘟邪温燥之性予以清润之剂，凉泄经络燥热。同时松峰多以浮萍代麻黄以发汗解表，认为"能发瘟疫之汗者，莫过于浮萍"。

目眩耳聋口苦咽干胸痛胁痞呕吐泄利

瘟疫阳明经热不解，则入少阳之经，少阳在二阳之里，三阴之表，阴盛则传太阴之脏，阳盛则传阳明之腑。少阳者，入腑入脏之门户，瘟疫营郁热盛，火旺木枯，故但传胃腑，而鲜入脾脏。传胃则木邪逼土，腑气郁遏而生吐利，是宜清散经邪，杜其入腑之路也。

小柴胡加花粉芍药汤

治少阳经目眩耳聋，口苦咽干，胸痛。

柴胡三钱　黄芩二钱　半夏钱半, 制　甘草一钱　生姜二钱　芍药二[1]钱　天花粉二钱

流水煎大半杯，热服，覆衣取微汗。

大柴胡加元参地黄汤

治少阳经传阳明胃腑，呕吐泄利。

柴胡三钱　黄芩一钱　半夏二钱, 制　芍药二[2]钱　枳实一钱, 麸炒　大黄二钱　生姜二钱　大枣二枚, 劈　元参一钱　生地二钱

流水煎大半杯，温服。

【注释】

［1］二：近文堂本作"三"。

［2］二：三让堂本、敦厚堂本作"一"。

【提要】总结瘟疫病邪在少阳经目眩耳聋口苦咽干胸痛胁痞呕吐泄利的证治。

【精解】瘟疫病邪在少阳之经，若阴盛则入阴脏，传入太阴脾脏；若阳盛则入阳腑，传入阳明胃腑。然瘟疫病多营郁热盛，邪多传入胃腑而少入脾脏。邪入胃腑，腑气壅滞，胃气升降失常，则见呕吐泄利，故治宜清解少阳经邪，"杜其入腑之路"。若症见目眩耳聋、口苦咽干、胸痛，则用小柴胡加花粉芍药汤；若症见呕吐泄利，则用大柴胡加元参地黄汤清热泄下，使郁热得外泄、腑气得通而病止。

【医案举隅】

小柴胡汤出自《伤寒论》，具有和解少阳的功效，可治伤寒少阳证，热入血室证，黄疸、疟疾以及内伤杂病而见少阳证者。现代常用于治疗感冒、流行性感冒、疟疾、慢性肝炎、肝硬化、急慢性胆囊炎、胆结石、急性胰腺炎、胸膜炎、中耳炎、产褥热、急性乳腺炎、睾丸炎、胆汁反流性胃炎、胃溃疡等疾病。

（一）呕吐案

患者，男，62岁。2018年12月2日初诊。

[病史]诉恶心呕吐半月余，加重1周。患者半月前无明显诱因出现恶心呕吐，伴咽痛及左侧头痛，就诊于黄梅县人民医院，查头颅CT平扫未见异常，电子鼻咽喉镜检查示下咽部溃疡，胃及十二指肠镜检查示慢性浅表性萎缩性胃炎。当地医院对症支持治疗后（具体不详），患者咽痛及头痛改善，但恶心呕吐症状未见好转，并于近1周加重。患者曾于2018年9月车祸后后脑部外伤，行手术缝合。现症：呃逆，食则吐，饮水亦吐，数日未进食，不吐酸水，口干不苦，大便数日未行。舌质红，苔白略厚，脉沉。

[诊断]西医诊断：慢性浅表性萎缩性胃炎；中医诊断：呕吐，肝胃不和。

[治法]和解少阳，疏肝和胃，温中降逆。

[方药]北柴胡12克，黄芩12克，姜半夏15克，人参10克，炙甘草10克，茯苓15克，白及3克，赭石20克，高良姜8克，姜厚朴12克。三九配方颗粒，3剂，水冲服。

二诊（2018年12月7日）：患者未再恶心呕吐，食欲大增，轻微头痛。守上方加麸炒白术12克、川芎12克。再3剂后，患者无明显不适出院。1个月后随访，患者状况良好。

王定坤，任妍林，陆付耳. 小柴胡汤临证应用举隅 [C] //. 中国中西医结合学会第八届虚证与老年医学专业委员会、中国老年学和老年医学学会中西医结合分会、江苏省中医药学会老年医学专业委员会2019年学术年会论文集，2019：370-372.

按语：呕吐为胃气上逆，叶天士谓"脾宜升则健，胃宜降则和"，和胃降逆止呕治其标。然脾胃为升降枢机，由少阳肝胆调节，则和解少阳止呕治其本。患者口干、呕吐、默默不欲食，少阳证具，以小柴胡汤疏肝和胃，和解少阳，重用姜半夏和胃降逆。然脉沉、苔白，因此佐以赭石、高良姜、姜厚朴温中降逆，茯苓健脾化湿，脾胃运化恢复正常则呕吐止。

（二）两耳廓肿痛案

患者，男，70岁。2012年8月1日初诊。

[病史]诉两耳廓肿痛3个月，曾在某二级医院行抗感染及理疗等治疗，未见好转，遂来门诊求治。患者两耳廓肿痛而硬、色不红。

[诊断]西医诊断：外耳道炎；中医诊断：耳痛，少阳枢机不利。

[治法]和解少阳，消肿止痛。

[方药]柴胡10克，黄芩15克，半夏10克，茯苓15克，厚朴15克，薏

苡仁 30 克，麦芽 30 克，金银花 15 克，连翘 15 克，赤芍 15 克，牡丹皮 20 克，生甘草 5 克，生姜 3 片，红枣 5 枚。5 剂，水煎服，1 剂 / 天。

二诊（2012 年 8 月 6 日）：患者诉左耳廓肿痛明显好转，右耳廓略肿。续服上方加防风 10 克、党参 15 克、怀牛膝 15 克，5 剂后痊愈。

莫宁，贯平. 小柴胡汤临床应用举隅［J］. 内蒙古中医药，2016，35（02）：67-68.

按语：两耳廓肿痛，辨经辨病，两耳乃少阳经循行之处，可从少阳经病论治，用小柴胡汤。柴胡辛开苦降、调畅气机的同时可以视为引经药，金银花、连翘、赤芍、牡丹皮、薏苡仁凉血消肿，茯苓、厚朴、麦芽、甘草加强脾胃运化之力而助邪外出。

【原文】

三阳传胃

瘟病经热不解，外泄无路，断无但在经络，不传胃腑之理。此自然之层次，则宜用攻泄。盖胃土燥热，必烁脏阴，其肺脾肝肾精液，久为相火煎熬，益以燥热燔蒸，脏阴必至枯竭。是当滋其脏阴，泄其腑热，勿令阳亢而阴亡也。白英丹主之。

白英丹[1]

治阳明腑病，谵语腹满，潮热作渴。

大黄三钱　芒硝一钱　炙草一钱　枳实一钱，炒　厚朴钱半，姜汁炒　元参二钱　麦冬四钱，去心　丹皮二钱　芍药二钱　生地三钱

流水煎大半杯，热服。

阳明戊土，位居三阳之长，阳盛之极，必皆归宿阳明而入胃腑。瘟疫三阴脏病，悉以胃热为之根本，虽曰五脏六腑皆受病，而阳明胃腑实其纲领也。其里热发作，不拘在何脏腑，总以泄胃为主，而兼清本部。但肠胃未至燥结，则第滋脏阴，不须承气。即燥结未甚，亦当俟之经尽之后，腑邪内实，始用泄热滋阴之法，一下而清矣。若燥热隆盛，则不拘日数，俱可泄下，是当用伤寒急下之法，不可循伤寒缓攻之条，以其内热郁伏，原与伤寒不同也。

三阳传胃发斑

瘟疫三阳经病，营郁热盛，势必内传胃腑，胃阳素旺，燥热感发，经腑同气，表里俱病，腑热内逼，而脏阴消烁，过经不解则危。瘟疫所最忌者，营热不能外泄。盖以卫盛而营衰，脾阴虚而胃阳旺也。若脾阴不

衰，胃阳不旺，六经既遍，邪欲内传，而脏气扞格，外御经邪，热无内陷之隙，则蒸泄皮毛，发为斑点，而病轻矣。若一入胃腑，腑阳日盛，则脏阴日枯，不得不用泄法，缓则泄于经尽之后，急则泄于经尽之前。腑热一清，则经热外达而红斑发矣。

【注释】

[1] 白英丹：出自《四圣悬枢》，有滋脏阴、泄腑热之效，主治温病肺脾津液、肝肾精血为相火煎熬，燥热烦蒸，脏阴枯竭；阳明腑病，谵语腹满，潮热作渴。

【提要】 总结瘟疫病三阳传胃及发斑的证治。

【精解】 阳明经为三阳之长，阳盛之极，瘟疫三阳经病必内传阳明胃腑，瘟疫三阴脏病，也悉以胃热为根本。故瘟疫其营热内郁，不拘在何脏腑，总以泄胃为主，而兼清本部。若腑实未成，则不宜用承气汤类攻下，若腑邪内实则可用泄热滋阴之法，既泄胃腑郁热又滋其脏阴，使脾阴续复，使火土燥热之营郁得以外达"勿令阳亢而阴亡也"，方用白英丹。因其内热郁伏营分，与伤寒不同，故其攻下之法当急攻下，不可循伤寒缓攻之条。

瘟疫三阳经之病，营热内遏，若无脾阴不衰、胃阳不旺，郁热无内陷阳明腑之隙，则向外蒸泄皮毛，于体表发为斑点。瘟疫发斑可知其病尚轻，郁热尚有外达之机，若郁热一入阳明胃腑，则知腑阳较盛，脏阴已衰，病情较重，当急用泄热滋阴之法。见皮毛发斑点，可知胃腑郁热已清，经热有外达之机。

太阴经

【原文】

腹满嗌干

太阴以湿土主令，手太阴以辛金而化气于湿土，阳明盛则太阴化气而为燥，太阴盛则阳明化气而为湿，故百病之在太阴皆是湿，而惟温病之在太阴则化湿为燥。以其冬水失藏，相火泄而脾阴烁，春夏感病，营郁热旺，湿气自当愈耗。其经自足走胸，行身之前，布胃络嗌，故病传太阴，则腹满而嗌干。太阴之湿夺于阳明之燥，燥亢湿枯必死。是宜清散皮毛，泄阳明之燥，而滋太阴之湿也。黄酥丹主之。

黄酥丹[1]

治太阴腹满嗌干，发热作渴。

浮萍三钱　生地四钱　炙草一钱　丹皮二钱，酒洗　芍药二钱　生姜三钱

流水煎大半杯，热服。一方去芍药加枣，名浮萍地黄汤。治同。

【注释】

［1］黄酥丹：出自《四圣悬枢》，主治四日太阴温病，腹满嗌干，发热作渴。

【提要】总结瘟疫病邪在太阴经腹满嗌干的证治。

【精解】文章提出太阴以湿土主令，百病之在太阴皆是湿，而唯有瘟疫病邪在太阴经则化湿为燥，其脾阴衰，营郁热遏，合于春夏感病，则"湿气自当愈耗"，故多见温燥之证。邪传太阴经则见腹满而嗌干，治宜清泄燥邪而滋太阴之湿，方用黄酥丹，方中用浮萍以解表，丹皮、生地以清热凉血，芍药、甘草酸甘化阴以滋太阴。

少阴经

【原文】

干燥发渴

少阴以君火主令，足少阴以癸水而化气于君火，阳盛则丁火司权而化热，阴盛则癸水违令而生寒，故百病之在少阴多是寒，而惟温病之在少阴则化寒为热。以其冬不藏精，水亏火泄，春夏感病，更值火旺水虚之候。其经贯肾络肺而系舌本，故口燥舌干而渴。肾者主水，人身水火对列，水枯而火亢，则人亡矣。是宜清[1]散皮毛，泄君火之亢而益肾水之枯也。紫玉丹主之。

紫玉丹[2]

治少阴口燥舌干，发热作渴。

浮萍三钱　生地四钱　知母二钱，酒洗　元参三钱　炙草一钱　天冬二钱，去心　生姜三钱

流水煎大半杯，热服，覆衣。一方加丹皮、花粉，去知母、甘草名浮萍天冬汤。治同。

【注释】

［1］清：原作"消"，据三让堂本、九皇宫本改。

［2］紫玉丹：出自《四圣悬枢》，主治五日少阴温病，口燥舌干，发热作渴。

【提要】总结瘟疫病邪在少阴经干燥发渴的证治。

【精解】文中指出少阴以君火主令，故百病之在少阴多是寒，而瘟疫病以其冬不藏精，水亏火泄，合于春夏感病，则见火旺水虚，故瘟疫病在少阴则化寒为热。邪热循经可见口燥舌干而渴，治当泄君火之亢而滋肾水之枯。方用紫玉丹，药用浮萍以解表，生地、知母、元参以清热养阴。

厥阴经

【原文】

烦满囊缩

厥阴以风木主令，手厥阴以相火而化气于风木，治则木达而化温，病则火郁而生热。以厥阴乙木原胎丁火，故厥阴之经，最易病热，瘟病卫闭而遏营血，营郁是以发热。而营藏于肝，方隆冬火泄，营血已伤腾沸，春夏感病，卫闭营遏，血热更剧。其经自足走胸，行身之侧，循阴器而络于肝，故烦满而囊缩。手厥阴之火，扇以足厥阴之风，风烈火炎，煎迫营血，枯槁命殒，是宜清散皮毛，泄相火之炎，而滋风木之燥也。苍霖丹主之。

苍霖丹[1]

治厥阴烦满囊缩，发热作渴。

浮萍二钱　生地四钱　芍药二钱　当归二钱,酒洗　丹皮二钱　甘草钱五　生姜二钱

流水煎大半杯，热服，覆衣取汗。

【注释】

[1] 苍霖丹：出自《四圣悬枢》，主治六日厥阴温病，烦满囊缩，发热作渴。

【提要】总结瘟疫病邪在厥阴经烦满囊缩的证治。

【精解】文中指出厥阴以风木主令，厥阴之经，最易病热。瘟疫病中卫闭而热遏于营血，邪在厥阴经则血热更甚。厥阴经自足走胸，行身之侧，循阴器而络于肝，故见烦满而囊缩。治宜清散皮毛之邪，清泄相火之炎，滋风木之燥也。方用苍霖丹，其以浮萍清散表邪，生地、丹皮、芍药、当归泄热凉血滋阴。

【原文】

厥阴发斑

瘟病传至厥阴，邪热斯甚，若木荣血畅，经脏润泽，营热不能内传，

六经既遍，别无出路，则郁极外发而见红斑。若营虚不能透发，过时斑见而色带紫黑，营血败伤，多至不救。是宜解表凉血，使其营热发达，亦苍霖丹主之。

吴又可用达原饮治瘟疫，善矣。但瘟之愈，终由汗解，往往有下后，而仍自解以汗者，是瘟疫之需汗也，恐急矣。因思能发瘟疫之汗者，莫过于浮萍，其性凉散，入肺经，达皮肤，发汗甚于麻黄，本草载之详矣。间尝以之治瘟疫，辄效。后又质诸北海老医黄玉楸，颇与余意合。用之数年，历有成效，始敢笔之于书。并添三阴经治法，以补又可之所未及。第医者，意也。兹不过规矩焉已耳。但有是方，未必有是病[1]。神而明之，则又在存乎其人矣。

【注释】

［1］未必有是病：敦厚堂本作"不无有是兆"。

【提要】总结瘟疫病邪在厥阴经厥阴发斑的证治。

【精解】文中指出瘟疫病传入厥阴经则郁热盛极，若木荣血畅，且六经既遍，营分郁热无以传，别无出路，则郁极而外发，见红斑外发，此尚为顺；若营虚不能透发，则见斑点色带紫黑，此多为逆，预后不良，当急投凉血解表滋阴之剂，方用苍霖丹。

文中认为瘟疫之愈，仍应由汗而解。但瘟疫之汗法应与伤寒之汗法不同，可用浮萍代麻黄，"能发瘟疫之汗者，莫过于浮萍"，文中多经治法都用浮萍以解表邪。文中对于瘟疫的六经证治，强调其病邪的性质多为温燥，认为瘟疫病多为营热郁遏，症状多见燥渴、烦热，故治法除用浮萍解表外，还多用清热泄下法，其中清热药常选用清营凉血之品。

瘟症杂症治略

【原文】盖闻粗举其凡曰略。瘟疫中杂症亦复不少，而略之可乎？是盖有说焉。吴又可《温疫论》中已言者不载，伤寒杂症门中治法，可以裁取通融者不载，未曾经验与剿[1]袭他人者不载。除此四者，虽欲不略而不能矣。盖未敢师心也，无庸多赘也，若讳言略而详之，是为画蛇添足。

衄血

衄血证治多端，伤寒书中亦详哉其言之矣。瘟疫衄血治法，凡可以取用伤寒门者，皆不采入。兹第论汗散一条。仲景治太阳风寒在表而致衄者，用麻桂[2]以汗之。然又论曰，衄家[3]不可发汗。二者似乎相反，而海藏解之，则谓衄家不可发汗者，盖为脉微也。若脉不微而浮紧、浮缓者，又当发散之矣。盖衄家之发散，散其经中之邪，使不得壅盛于经，迫而妄行。是麻、桂原非止衄之药，而其邪得散，则不治衄，而衄自止矣。至于瘟邪在表，而致衄者，不唯麻、桂不可服，即苏、芷、防风，亦无所可用。羌、柴性升，衄时似亦不宜。惟服绿糖饮，见前。往往取效。或加鲜姜数片，红枣数枚去核。更妙。盖绿豆清凉而非苦寒之品。洋糖发散而无升举之虞。再加姜、枣以调和营卫，而表岂有不解者哉！且散而不升，而亦岂有稍防于衄者哉！或服不即汗，于煮豆时，再加浮萍二三钱。

【注释】

[1] 劋：取也。抄通之意。

[2] 麻桂：即麻黄汤、桂枝汤。

[3] 衄家：即常流鼻血的患者。

【提要】论述瘟疫杂症衄血治疗时是否应用汗法。

【精解】关于衄者发汗，《伤寒论》云："伤寒脉浮紧，不发汗，因致衄者，麻黄汤主之。"又云："伤寒，不大便六七日，头痛，有热者，与承气汤。其小便清者，知不在里，仍在表也，当须发汗；若头痛者，必衄，宜桂枝汤。"太阳伤寒脉浮紧，太阳中风脉浮缓，此皆邪气在表，故当发汗。若不发汗，则邪无出路，壅于经络，迫血妄行，以致头痛、衄血。因此，宜用麻黄汤、桂枝汤发其汗，以助邪气出表，促进患者病情恢复。待邪气得散，其衄血之症自止也。

关于衄家不可发汗，《伤寒论》云："衄家不可发汗，汗出必额上陷，脉急紧，直视不能眴，不得眠。"衄为上焦失血，血本上溢，若再发其汗，必使上焦津液枯涸，筋脉失于荣养，阳盛阴虚，阴不涵阳，导致额角两侧凹陷、脉急紧弦劲、眼睛直视而不能灵活转动、失眠等症状的发生。此种患者，其脉必微，可凭此与脉浮紧、浮缓者相鉴别，决定是否应该以麻桂剂发汗。

【原文】

吐血

衄出于肺，行清道。吐出于胃，行浊道。衄血之热在经主表，吐血之热在腑主里。血之存于胃中者，为守营之血，守而不走。诸阳受热，当汗不汗，热毒深入于中，其血为火所逼而上逆，随从肺窍出于咽而为吐矣。亦有蓄血上焦而吐者，瘟疫患此，始终一于为热。实者，犀角地黄汤，稍虚者，黄芩芍药[1]等汤加减出入，便可奏效。仲景治坏病篇麻黄升麻汤，虽治阴阳错杂之唾血，但不善用之，反致害事。至《金匮》之升麻鳖甲汤，虽李彣云此方治疫病时症，但亦用升麻，似非吐血者所宜。愚意，凡吐衄等症，药性之升者，总在所禁也。

【注释】

［1］黄芩芍药：黄芩芍药汤出自《名方类证医书大全方书》。组成：黄芩、白芍药、甘草、黄芪。用法：各等份，每服三钱，水一盏，姜三片，煎，温服。主治：虚家不能饮食，衄血、吐血、呕血。

【提要】鉴别瘟疫杂症吐血与衄血。

【精解】吐血应与衄血相鉴别：衄血若为火热所致，其热在经主表，病位较浅，血由肺来，行清道（呼吸道），血色多为鲜红，衄血之前多有喉痒、鼻塞等肺表症状，大便一般不呈黑色，热势一般不重；吐血若为火热所致，其热在腑主里，病位较深，血由胃来，经呕吐而出，行浊道（消化道），血色紫暗，常夹有食物残渣，吐血之前多有胃脘不适或胃痛、恶心等症状，大便多呈黑色，多属热毒深重所致。二者当详加区分。

无论吐血、衄血，皆为火热迫血上逆所致，因此治疗时应特别注意，勿用升麻等药性升浮上行的药物，一方面以免更助火热之邪，另一方面防止离经止血上浮为害，加重病情。

【医案举隅】

犀角地黄汤出自《备急千金要方》。现代研究显示，本方具有清除内毒素、改善炎症微环境、调节免疫功能、护肝等作用。用于过敏性及自身免疫性疾病、肝脏疾病、心血管疾病、皮肤及发热性疾病等的治疗。

（一）咯血案

患者，男，28岁。2005年9月17日初诊。

［病史］诉4天前突感全身不适，发热、咳嗽明显加重。经县人民医院化验及X线片检查，属肺结核复发扩散。经用大量青霉素、头孢曲松钠及抗痨治疗效果不好，第2天下午开始出现神志不清、高热，咯血量250~300ml，色泽鲜红，由口鼻大量涌出。用解热药及物理降温处理，体温反复波动，甚至持续不退。第3~4天反复多次出现大咯血。有肺结核史，诊见身体羸瘦，遍身灼热汗出。舌质红绛，苔黄燥。

［诊断］西医诊断：肺结核；中医诊断：肺痨，热入营血。

［治法］清热解毒，凉血散瘀。

［方药］犀角3片（约2克），生地30克，丹皮20克，赤芍15克，人参

30 克，贝母 20 克。水煎急服，每 1 小时 1 次。

服后约 0.5 小时后吐出瘀血及痰涎少许，并在持续物理降温下，体温徐徐下降，再无反复，咯血停止。后按结核病方案正规治疗 1 年，经 X 线片检查证实痊愈，至今未见复发。

宋天诚. 犀角地黄汤临床应用举隅［J］. 实用中医药杂志，2008，（04）：252-253.

按语： 本案患者属热入营血，迫血妄行所致咯血。以犀角地黄汤凉血散血，加人参固护元气，防止气随血脱，贝母清化痰涎，共奏退热止血之效。

（二）紫癜（肌衄）案

患者，女，12 岁。2005 年 3 月 12 日初诊。

［病史］诉四肢内侧反复出现皮下瘀点、瘀斑，红紫相间，压之不褪色，并伴有皮肤瘙痒、腹痛，黑便数次，在他处诊治 10 余天 （诊断用药不详）无效。诊时精神痿靡，面色潮热，口干咽燥。舌质红绛，苔黄少津，脉象细数。四肢内侧可见皮下瘀点、瘀斑，红紫相间，压之不褪色，四肢大关节肿胀疼痛，行走不便，曾呕吐咖啡样物，黑便数次，小便黄。

［诊断］西医诊断：过敏性紫癜；中医诊断：紫斑，热毒入营。

［治法］清热解毒，凉血消斑。

［方药］水牛角 60 克（先煎），生地 20 克，赤芍 10 克，玄参 12 克，大青叶 20 克，甘草 30 克，白术 15 克，银花 15 克，砂仁 10 克。每日 1 剂，水煎服。

服药 10 天后再未出现呕吐、腹泻及黑便，四肢斑逐渐消退，未出现新的皮下瘀点、瘀斑。为巩固疗效，原方加黄芪再服 1 个月痊愈，未见复发。

宋天诚. 犀角地黄汤临床应用举隅［J］. 实用中医药杂志，2008，（04）：252-253.

按语： 本案患者因热毒炽盛，深入营血，灼伤脉络，致离经之血外溢肌肤，发为本病。以犀角地黄汤加黄连、银花，清热凉血，凉血消斑；白术、黄芪扶助正气；砂仁、甘草和中止呕，故获良效。

（三）白癜风案

患者，女，58 岁。2017 年 11 月 4 日初诊。

［病史］诉半年前口唇周围皮肤出现 1 片白斑，日渐扩大至两侧面颊及颈部皮肤，白斑常有泛红，周围有明显的色素沉着。平日烦躁易怒，偶有潮热，口苦，面色萎黄，二便调。舌红，苔黄，脉弦数。

［诊断］西医诊断：白癜风；中医诊断：白驳风，肝郁化热。

［治法］清热凉血，祛风除斑。

［方药］蜈蚣2条，蝉蜕3克，黄连6克，乌梢蛇6克，防风10克，当归10克，焦栀子10克，知母12克，黄柏12克，地骨皮12克，生地12克，丹皮12克，赤芍12克，黄芩12克，僵蚕12克，水牛角15克，丹参15克。14剂。水煎服。

二诊：颈部及两颊白斑明显消褪，仍有潮热、口苦，舌脉同前。前方加秦艽9克，荆芥10克，制何首乌12克，去丹参、焦栀子、地骨皮。14剂。水煎服。

三诊：颈部及两颊白斑已消褪，右侧口唇周边白斑缩小，潮热口苦明显好转。舌红，苔薄白，脉弦。前方加川芎12克，丹参15克，去秦艽、制何首乌。后随访患者予当地复方1个月余，脸面部白斑基本消褪。

章源．陈意应用犀角地黄汤治疗皮肤病验案三则［J］．浙江中医杂志，2019，54（09）：691.

按语：本案患者因感受风热之邪，邪气伏留于肌肤，加之肝气郁结，日久化热，引起气血失和，肌肤失养而致本病。以犀角地黄汤加减化裁，尤其是配伍赤芍、丹皮，凉血的同时活血散瘀，奏"血行风自灭"之效，效果显著。

【原文】

蓄血

血证应分为三等，衄、唾、吐、呕为上部，血结胸为中部，蓄血下焦为下部。夫血何以能蓄也？吴氏曰：病在太阳，当汗不汗，则瘀血在里，必血结也。《活人》云：失汗而热蓄在里，热化为血[1]，其人善忘而如狂，血上逆则善忘，血下蓄则内急[2]。吴又可曰：瘟疫失下，邪热久羁不泄，血为热搏，留于经络，败为紫血，溢于肠胃，腐为黑血，便色如漆，大便反易，合此三说，而蓄血之义始尽。盖病在太阳失汗，热蕴于中，血为热所搏，始流经络，继溢肠胃，则当下矣。斯时又失于下，邪热久羁不泄，瘀于下焦，故少腹硬满急胀，皮见青紫筋，则蓄血之证成矣。其见症则有喜忘，如狂发狂，小便自利，大便色黑，谵妄燥渴，脉沉实结，皆蓄血之候。医者诊视，便当揣其少腹硬满而痛，则问其小便。若小便不利，是津液留结，可利小便。此层倍。若小便自利者，即是蓄血矣。若太阳病，有热结膀胱太阳本经而如狂者，症之轻者也，宜桃仁承气汤。此层又倍。若阳明病，有蓄血而喜忘者，病之甚者也。抵当汤难用，可代以承气之类，加桃仁、红花、归尾等破血之物，或兼虚者，以玉烛散之类下之，则蓄血去而病瘥矣。

上所言者，道其常也。余有一孙，名河，方十四五岁。感瘟疫二十余日不解，诊其脉，空虚而弱，不任寻按，亦并无喜忘如狂等症，但终日昏睡不清醒，按其腹，虽觉微痛，亦无硬满急胀等候，医有议补者，余力持其不可，伊时余方料理儿病，未暇及孙，亦未服药，静候数日，突欲大便，随下紫血数斗，顿然清醒，此时方知其为蓄血。若当时一用补剂，则立毙矣。足见治瘟疫者，只知其常，而不知其变，犹作文看书之死于句下也。可不慎哉！笔之以俟高明者。

【注释】

[1] 热化为血：南瑛曰："化为血未妥。"

[2] 内急：指少腹不适，拘急、疼痛等症状。

【提要】论述瘟疫杂症蓄血证的病因、症状及治疗。

【精解】太阳蓄血证因太阳表证应汗未汗，表证不得解，在表之邪入里化热，热与血结于下焦膀胱而形成。血分郁热循经上扰心神，故出现发狂等神志失常的症状；下焦气血凝滞，故少腹拘急、硬满、胀痛；病在血分，未影响膀胱气化功能，故小便自利；瘀血下行，随大便而出，故大便色黑如漆；瘀热阻滞，脉气不利，故脉沉涩或沉结。

太阳蓄血证应与太阳蓄水证相鉴别：二者皆为太阳表邪不解，循经入里所致，病位均在下焦少腹，均有少腹急结的症状。不同点在于，太阳蓄水证病在膀胱气分，膀胱气化失常，故必小便不利，但神志如常；太阳蓄血证病在下焦血分，未影响膀胱气化功能，故小便自利，血分郁热扰心，故神志异常。故二者鉴别要点在于小便利与不利，以及神志正常与否。诊断治疗时，切不可将二者混淆，以免贻误病情。

太阳蓄血证的治疗：当患者临床表现为少腹急结、小便自利、如狂，或发热，午后或夜间为甚、舌红苔黄或有瘀斑、脉沉涩时，属蓄血轻证，病机为血热初结，热重于瘀，治宜先解表后攻里，泄热逐瘀，方选桃核承气汤。当患者少腹转为硬满、黄疸、脉象沉涩或沉结、舌质紫暗时，此为蓄血重证，病势较急，病机为热瘀互结，急当治其里，破血逐瘀，方选抵当汤。当患者仅见少腹满，无少腹急结、硬痛之象，也无神志异常，则病势较缓，此为蓄血缓证，治宜攻逐瘀热，峻药缓图，方选抵当丸。

阳明蓄血证：见于外感病热盛期，病邪由气分入血分，可以是疾病发展而来，亦可因原有瘀血病证，邪热与之相合而成。临床症状为身热、喜忘，或谵语、出血，柏油样便，或阴道出血。其神志改变、出血症状及病变中心部位的局部症状等表现与太阳蓄血证有相同处，治疗亦同太阳蓄血证，以祛邪为主，破血逐瘀、通下瘀热，方选抵当汤。对于热入血室的治疗还可针刺期门穴，疏肝泄热；亦可用小柴胡汤。热入血分早期，病情不重时，首先应疏气、泄热，不宜过早用逐瘀通下法。

【医案举隅】

桃核承气汤是治疗下焦蓄血的经典常用方，症见少腹急结、小便自利、大便色黑、其人如狂、至夜发热等。方用桃仁（去皮尖）五十个（12克），大黄四两（12克），桂枝（去皮）二两（6克），甘草炙二两（12克），芒硝二两（6克），具有破血、泄热、逐瘀之效。现临床多用于治疗急性盆腔炎、胎盘滞留、附件炎、肠梗阻、子宫内膜异位症、急性脑出血等属瘀热互结下焦者。

（一）帕金森病视幻觉案

患者，男，84岁。2017年3月22日初诊。

［病史］诉夜间视幻觉、谵语2周。其人帕金森病史10年余，肢体震颤，尤以静止时明显，手指搓丸状，白日神志尚可，入夜则烦躁，眠差，幻觉，对着空气喃喃自语。镜面舌，小便不畅，大便干结，脉沉实。查体：肌张力略高，轻度齿轮样改变，共济运动笨拙，昂白征（＋）。目前口服多巴丝肼片、盐酸普拉克索及司来吉兰控制病情。

［诊断］西医诊断：帕金森病；中医诊断：颤证，热入血室。

［治法］活血化瘀，泻下瘀热。

［方药］桃仁15克，大黄15克，桂枝10克，炙甘草10克，芒硝10克。水煎服，日1剂。

3剂服罢，夜间睡眠可，视幻觉、夜间烦躁、谵语情况明显减少，小便顺畅，大便软。再予7剂，大便微溏，未再出现视幻觉、烦躁及谵语情况。随访半年，未再出现上述症状。

张婷婷，王蕾，董宁，等. 王蕾运用桃核承气汤临证经验［J］. 中医药通报，2018，17（03）：12-14.

按语： 本案患者"白日神志尚可，入夜则烦躁，眠差，幻觉，对着空气喃喃自语"，查其病因症状，可知其病因在于热入血室，故治疗上予桃核承气汤泻热逐瘀，其病乃平。

（二）不孕案

患者，女，29岁。2011年6月初诊。

［病史］诉结婚5年不孕。月经2个月一行，量时少时多，色暗，行经前2天烦躁。脉浮有力，尺部略沉，淡红舌，薄白苔，面色胀红如怒状。夫妻二人均为教师，两人常因小事吵架，患者精神易紧张。

［诊断］西医诊断：不孕；中医诊断：不孕，瘀热内结。

［治法］活血化瘀，通阳行血。

［方药］桃仁15克，大黄10克，桂枝6克，甘草6克，芒硝（冲服）6克。共6剂。

二诊（1周后）：自觉心情畅，余症如前，续用上方加益母草15克，共6剂。

三诊（2周后）：月经来时烦躁少，量尚可，色稍红，余如上。

四诊（2011年7月）：月经未来，做尿化验已怀孕40天。

2019年9月反馈：患者有一子现已7岁，患者本人一切正常。

乔萌，袁卫玲，乔宏双. 学习乔宏双桃核承气汤临床治验体悟［J］. 光明中医，2021，36（03）：462-465.

按语：本案患者月经2个月一行，色暗，为下焦胞宫瘀血结聚。患者常因小事吵架，有精神紧张、烦躁等情志问题。治疗以桃核承气汤原方活血化瘀，通阳行血，效如桴鼓。

（三）过敏性紫癜案

患者，男，7岁。2017年1月11日初诊。

［病史］诉双下肢紫色斑点反复发作1年余。皮疹高出皮面，压之不褪色，呈对称分布，经激素治疗效果欠佳。现体型较瘦，双下肢成片对称性皮疹，色暗红，扁桃体肿大、疼痛，口干，无口苦，纳差，眠可，二便调。舌淡，苔白腻，脉细弦。

［诊断］西医诊断：过敏性紫癜；中医诊断：紫斑，瘀血内结。

［治法］活血化瘀，温经通络。

［方药］桃仁10克，桂枝10克，大黄3克，芒硝3克，益母草30克，炙甘草6克，姜枣。7剂。每剂药煎2次，500ml浓缩至200ml，日2次。

二诊（2017年1月19日）：皮疹大部分消失，扁桃体缩小，疼痛明显减轻，无特殊不适。舌淡苔薄，脉弦细。效不更方，继服14剂。

三诊（2017年2月5日）：皮疹全部消失，遗留色素沉着，扁桃体无疼痛，余症状无特殊不适，上方继服7剂。

经随证加减治疗2个月余，患儿无新皮疹出现，无特殊不适，继续服药巩固治疗。

孙月蒙，樊树芳，刘凤智，等. 徐书教授运用桃核承气汤治疗过敏性紫癜临床经验［J］. 四川中医，2020，38（03）：62-64.

按语：过敏性紫癜与瘀血有关，瘀血阻络，血不归经，溢于肌肤，属离经之血。本案患者瘀血内结，阻滞经络而生紫癜，宜用桃核承气汤温经化瘀，药到病除。

【原文】

斑疹

以斑名。点与皮平，绝不高起。其曰蚊迹者，状红斑之成点者也。曰锦纹者，状红斑之成片者也。疹则其形高出皮肤之上，大者若北方之高粱米，小者若小米，亦有红紫二色，而黑者殊少，较之发斑稍轻。又有白疹[1]发于卫分，形如觅种，色白，破之，中有清水。凡发此者，最吉，是邪从疹散也。斑疹形色已尽于斯。先以斑论，总因邪毒不解，留于血分所致。如当汗不汗，则表邪不解；当下不下，则里邪不解。下之早，则邪陷不解；当清不清，则火盛不解。当补不补，则无力不解。瘟疫少见。或阳证而误温补，则阳亢不解。阴证而误寒凉，则阴凝不解。瘟疫无此。不解则直入阴分，郁而成热，以致液涸血枯而发，乃营卫俱剧之证。凡汗下温清俱不解，及足冷、耳聋、烦闷、咳呕者，便是发斑之候。鲜红者，吉；紫者，五死一生；黑则十死一生。并忌稠密成片。凡斑既出，脉洪数有力，身温足暖者，易治。脉沉小，足冷，元气弱者，难治。凡已出未出时，切忌妄投寒剂，并忌饮冷，恐伤胃气作呕吐。又忌香臭熏触，又不可妄发汗、妄攻下，虚其表里之气，其害尤甚。若脉弱者，或先有房事，要在审问之。凡治瘟斑，必细审人之虚实，证之表里，脉之有神无神为要。吴又可发斑条，只有下之一法，奚足以尽其变哉！成氏言发斑者戒发汗，而张景岳则以邪自外入者，仍自内出。凡脉数无汗，表证俱在者，必须仍从汗解，以犀角地黄汤为治斑要药，而以成氏不可汗之说为非。愚意成氏之所谓不可汗者，指麻、桂、紫苏而言，非指犀角地黄汤也。

【注释】

[1]白疹：似为白㾦，为湿热之邪郁蒸于气分，外透肌表而成。说明湿热邪气有外泄之机，为正邪皆盛之象。治宜清热化湿，宣畅气机，疏解卫气，方选薏苡竹叶散。

【提要】论述瘟疫杂症斑疹的特点、病因病机、治疗及预后。

【精解】斑疹是温病中常见的体征之一，在温病诊断上占有很重要的地位。斑疹透发标志着温热之邪有外出之机，故宜见，若不见则为热邪内闭严重、热毒深重的表现。此外，通过辨斑疹的色泽、形态、分布及疏密等情况，可以诊断病情的轻重、邪正之盛衰，同时可以估计疾病的预后，从而提供治疗依据。

从形态、分布来看，斑平铺于皮肤，抚之不碍手，压之不褪色，斑出无一定顺序，以胸腹四肢为多见；疹形如粟米，高出皮肤，抚之碍手，压之多褪色，疹出有一定顺序，疹退脱皮。从病机来看，斑由外感温热，阳明受病，内迫于血，灼伤血脉，迫血妄行，发于肌肉所致；疹由外感风热，太阴受病，内迫于营，血络瘀阻，外发皮肤所致，即所谓"斑从肌肉而出属胃，疹从血络而出属肺""斑为阳明热毒，疹为太阴风热"。

治疗时，斑宜清化，不宜提透；疹宜透发，不宜补气。斑疹并见，以化斑为主，兼以透疹。治斑宜清气凉血化斑，如化斑汤之类；治疹宜凉营透疹，如银翘散之类。可酌情加用清热解毒、养阴生津之品，热郁不宣者可用升降散疏化之。忌辛温，以免助热伤阴，致昏迷、吐衄；忌壅补，以免壅塞气机，助热增火，使热毒内陷；忌升提，以免煽动气血，致阴液下竭，神明逆乱，咳呛、吐血；忌早用凉泄，以免中伤阳气，使邪气易内陷；忌过用苦寒，以免苦燥伤阴，凉遏病邪。

斑疹分布的稀疏与稠密可以反映邪毒的轻重，稀疏朗润表示热毒轻浅，为顺证；稠密色深、融合成片，表示热毒深重，为逆证。斑疹的色泽也可提示病情预后，红活荣润表示邪气不盛，正气不衰，为顺证；色红不深为热毒轻浅，深红紫赤为热毒盛，色黑则热毒极盛，即"红轻，紫重，黑危"。光亮为血气未衰，晦暗是气血衰败，预后不良。松浮无根，如洒于皮面者，为邪毒外泄，为顺证；紧束有根，如履透针、如矢贯的，为热毒深重，预后不良。斑疹透发之后，顺证为脉静身凉，神清热退，身有微汗，外解里畅，阴阳调和。逆证若为高热不退，属邪气太盛，里热不清，阴津亏损，水火不济；若为神昏肢厥，属正不胜邪，邪热内陷心包；若为脉不静而躁急，属里热尤盛，邪迫营血；若为出面不透，大便干结，属阳明热毒壅滞；若为疹出腹泄不止，属热毒太盛，下迫大肠；若为疹没体温骤降，属于正气衰败。

【原文】

发黄

瘟疫发黄，惟阳明与太阴两经有之。黄者，土之正色。二经俱属土，故发黄。盖外不能汗，内不得小便，脾胃之土为热所蒸，如合曲然，故发外为黄。若小便利，则热不内蓄，故不能变黄。其有别经发黄者，亦由脾胃之土受邪也，但黄色不一。寒湿之黄，身如熏黄，色暗而不明。热盛之黄，如橘色、黄柏而明，汗出染衣，此其辨也。而其致黄之由亦不一。有蓄血在下焦发黄者，有湿热郁积于内发黄者，有因寒湿发黄者，有因下之太过变成阴黄者，有不因下而太阴经中去声湿之阴黄者。惟瘟疫之黄止湿热、蓄血两条。瘀热发黄，脉浮滑坚数，其症则头汗际颈而还，腹微满，小便不利而渴者是也。瘀血发黄，脉微而沉或结，其人如狂，小腹急结硬满，小便自利，大便黑者是也。至于发黄而体如熏，直视摇头，鼻出冷气，环口黧黑，皆不治[1]。

【注释】

[1] 皆不治：指发黄预后不良的症状。如《伤寒论》云："脉浮而洪，身汗如油，喘而不休，水浆不下，体形不仁，乍静乍乱，此为命绝也。又未知何脏先受其灾，若汗出发润，喘不休者，此为肺先绝也。阳反独留，形体如烟熏，直视摇头，此心绝也。唇吻反青，四肢习者，此为肝绝也。环口黧黑，柔汗发黄者，此为脾绝也。溲便遗失、狂言、目反直视者，此为肾绝也。"

【提要】 论述瘟疫发黄机制及预后。

【精解】 人身脾胃居中土，脾土体阴用阳，胃土体阳用阴，两者和同，则不刚不柔，胃纳谷食。脾行谷气，通调水道，灌注百脉，相得益彰。因各种原因导致脾胃之阴阳不相协和，胃偏于阳，无脾阴以和之；或脾偏于阴，无胃阳以和之；或相互虚实转化，均可导致发黄。脾与胃一阴一阳、一脏一腑、一升一降、一运一纳、一湿一燥的生理特点，又决定着病理特性。加上体质因素，阳旺之人，多从热化而归于阳明，阴盛之体，多从湿化留于太阴。后世提出"实则阳明，虚则太阴"的理论，以说明阳明发黄，瘀热在里，其本在胃；太阴发黄，以其脏有寒，其本在脾。

发黄的病因包括但不限于：火劫伤阴可致发黄，火劫伤阴导致人体津液耗竭，轻者因热伤血分而皮肤微发黄色，重则土虚木贼，色如火熏一样的青黄。蓄血可致发黄，太阳经瘀热在里，邪热深入下焦与血相结，肤色暗黄而目珠及小便不黄。阳明瘀热在里可致发黄，阳明病无汗、小便不利，邪热郁滞在里或伤寒表邪不解，热不外泄，湿热熏蒸而发黄。太阴寒湿可致发黄，当胃阳虚弱，涉及太阴脾不运湿时，出现脉迟无力、水谷不化、小便难，影响肝胆疏泄功能而发黄。

	阳明发黄	太阴发黄	蓄血发黄
病因病机	阳明病无汗、小便不利，邪热郁滞在里或伤寒表邪不解，热不外泄，湿热熏蒸	太阴病小便不利，湿郁气滞；或伤寒误下，损伤脾阳；或阳黄日久，失治误治，致寒湿阻止，肝胆失疏，胆汁不循常道	太阳经瘀热在里，邪热深入下焦与血相结

（续表）

	阳明发黄	太阴发黄	蓄血发黄
色泽	黄而鲜明、光亮	黄而晦暗如烟熏	肤色暗黄而目珠及小便不黄
兼症	发热，头汗出，小便短赤，大便秘结，腹满，渴引水浆等一派热象	不发热，身重畏寒，肢冷，小便不利，大便溏泄等脾阳不足之象	少腹硬满，小便自利，大便色黑神志错乱
舌脉	舌红苔黄腻，脉弦数或弦滑数	舌淡苔白，脉迟缓或弦细无力	脉沉涩或沉结
治法	清热利湿	温阳健脾，祛湿退黄	破血逐瘀
方药	茵陈蒿汤	茵陈术附汤	抵当汤

【原文】

斑黄并发

凡伤寒、瘟疫变现诸证，相兼者多，惟斑黄二证少见同时而发者。从兄秉钦，病发黄，旋即发斑。余往诊视，甚觉骇异。以其素虚，随用托里举斑汤、茵陈五苓散，二方中采择加减服之，斑黄并治，冀可奏效。服一剂，次早战汗[1]，发斑黄并退，其病豁然，随名其方曰斑黄双解散。兹录于下，以备采择，因扩而充之。或斑甚而黄轻者，则以治斑为重，而以治黄为轻；或黄甚而斑轻者，则以治黄为重，而以治斑为轻。又或有先斑而后黄者，有先黄而后斑者，有发黄而兼发疹者。斑黄之证不一，巧妙之治各殊。参伍以尽其变，错综以尽其神，左右逢源，是在业医者因时以制宜耳。

斑黄双解散[2] 自定新方

茵陈　猪苓　茯苓　泽泻盐水洗，焙　炒栀　生地　甘草　白芍　当归酒洗

【注释】

[1] 战汗：即战栗而后汗出的症状，是热病过程中正邪相争的一种表现。若正能胜邪，则病随汗而解，待汗出热退，脉搏和缓，是邪去正安之象。

[2] 斑黄双解散：为托里举斑汤、茵陈五苓散二方加减化裁而来，主治伤寒、瘟疫，斑、黄并发。

【提要】论述瘟疫杂症斑黄并发。

【精解】瘟疫少见斑黄并发，若见此证，则应根据发斑与发黄孰轻孰重、孰主孰次、孰先孰后等灵活施治。如斑重黄轻者，治斑为重，治黄为轻；黄重斑轻者，治黄为重，治斑为轻；发黄而兼发斑者，治黄为主，治斑为辅；发斑而兼发黄者，治斑为主，治黄为辅等。其余可参看上述斑疹、发黄二节。

【原文】

善怒

凡病人恒多焦躁，此其常也。惟瘟疫之怒与凡病之焦躁不同。其症或因人语言之稍有拂逆，或细事之偶然不谐，在平时可以嬉笑处之，而兹则入耳便怒不可解，心中暗恼不休，至昏瞆时，返将所怒之事，从谵语说出而弗自觉也。又或有靡所触忤，偶忆往事可恼者，亦时时发怒，能令心腹郁闷胀塞，与懊侬相似而实不同。盖懊侬[1]，方书中解之谓郁郁然不舒，愤愤然无奈，比之烦闷而甚者是也。系下后之症，且无所忤[2]而自生者。兹善怒，则不论曾否汗下，日日如斯，甚有瘟病已愈，而此症仍在者，必俟[3]能起坐如平时方止。将谓此证不由肝胆，而肝胆实司怒之经，将谓其怒尽由肝胆，而肝胆不任其疚，何者？肝胆之瘟邪退，而其怒仍在也，惟投以理气之剂，而郁闷稍舒，然虽舒，或有所触而其病复发矣。有似于阳厥而又非也。书言阳厥怒病发狂者，因阳气暴折而难决，故善怒，病名阳厥。盖阳气暴折，故郁而多怒，治以铁落饮加辰砂少许，取金能生水之意。且铁性沉重，最能坠热开结云云。夫曰阳厥者，必有四肢厥逆之症，方可以厥名。曰怒病发狂者，是狂而不仅于怒矣。而兹则不厥不狂，心中暗恼，而不自禁也，因名之曰善怒。虽心腹郁结难支，然未见有以此殒命者。惟专治其瘟，瘟愈而怒自已矣。或投以铁落饮，视其兼症，而加减出入之，庶可奏效也。

【注释】

[1] 懊侬：忧闷意。

[2] 忤：抵触，不顺从。

[3] 俟（sì 四）：等待。

【提要】论述瘟疫杂症善怒的病因病机及治疗。

【精解】一般而言，患病之人多有焦躁情绪，此乃情理之中。但瘟疫患者之善怒，不可与普通疾病患者相提并论。此种善怒，或因他人言语稍有违逆，或因琐碎之事稍有不顺，未患病时尚可一笑而过，此时却恼怒不已，甚至于昏瞆之时将恼怒之事通过谵语言出，却浑然不自知。但不致发狂，更不会四肢厥逆。

治疗阳厥，需以生铁落饮加辰砂，取金能生水之意。而治疗瘟疫杂症善怒，不必过于忧心。因其虽为心绪郁结难解，但其病势却并不危急，预后良好。治疗可以生铁落饮加减投之，但不可只重疏肝理气，更应重视瘟疫本病的治疗，待瘟疫病愈，此善怒之症自止。

【医案举隅】

生铁落饮，功效镇心坠痰，宁神定志，多用于治疗痰火上扰的癫狂症，常见神志错乱，狂躁不安，舌红苔黄腻，脉弦数或滑数。现代常用于治疗狂躁型精神分裂症、癫痫等。

（一）不寐案

患者，男，36岁。初诊。

［病史］诉失眠10余年，加重1年。因过量饮酒失眠，口服治失眠药物（具体不详）效差，难以入睡，每天仅能入睡2~3小时，心烦焦躁，胃热，纳可，二便调。舌红，苔薄黄，脉滑数。

［诊断］西医诊断：失眠症；中医诊断：不寐，心肝火旺。

［治法］镇心安神，清火涤痰。

［方药］磁石15克，天冬12克，麦冬12克，茯苓15克，茯神12克，胆南星12克，橘红12克，远志12克，石菖蒲12克，连翘12克，钩藤12克，浙贝母15克，琥珀3克，半夏15克，五味子12克，刺五加15克，神曲12克。7剂，水煎服，日2剂，于晚6点、9点分服。

二诊：服药后失眠稍改善，上方加减继服2周，加右佐匹克隆片3mg口服，日1次，每日可眠4~5小时，改用酸枣仁汤加减巩固治疗。

吴雪菡，魏陵博. 生铁落饮治失眠经验［J］. 世界最新医学信息文摘，2019，19（59）：277.

按语：本案患者虽病属不寐，察其证型在于心肝火旺，用生铁落饮清热镇心安神。心烦消失后可用柏子养心丸、酸枣仁汤等安神养心，巩固疗效。

（二）失眠狂躁案

患者，男，40岁。1988年4月12日初诊。

［病史］家属代诉：10日前夫妇因琐事争吵彻夜失眠，叹气，时哭骂，继则不认亲疏，登高而歌，弃衣而走，西医用镇静安眠药无效而邀余诊治。现症：面怒不语，答非所问，言语错乱。两脉沉弦而滑，舌苔黄腻。

［诊断］西医诊断：精神分裂症，躁狂抑郁症；中医诊断：癫狂，痰火热盛。

［治法］疏肝解郁，化痰镇静泄火。

［方药］生铁落 30 克（先煎），天门冬 15 克，麦门冬 15 克，川贝母 10 克，胆南 10 克，陈皮 10 克，石菖蒲 10 克，炒远志 10 克，钩藤 10 克，丹参 15 克，熟地黄 60 克，姜半夏 10 克，茯苓 30 克，炒酸枣仁 30 克，天竺 10 克，朱砂（另包冲服）6 克。6 剂，日 1 剂，水煎服。

服药 3 剂后，泻下大量泡沫黏条状物，病情有所好转。

二诊（1988 年 4 月 18 日）：面有笑容，回答问题正常。两脉沉弦，舌苔红绛。继用上方 6 剂。15 日后随访，诸症消失。

李留常. 狂证治验 1 则［J］. 河北中医，2003，（02）：90.

按语： 本案患者神志失常，不认亲疏，登高而歌，弃衣而走，诊断为狂证，脉沉弦而滑，舌苔黄腻，辨其证型为痰火热盛型。治以生铁落饮，清热化痰，镇心安神，则诸症消失。

【原文】

发狂

狂之为病有三，而阴证不与焉。经曰：重阳则狂。又曰：邪入于阳[1]则狂。诸经之狂，总阳盛也。一曰发狂，盖阳明多气多血，阳邪入胃腑，热结不解，因而发狂。其症则妄[2]起行，妄笑语，登高而歌，弃衣而走，逾垣上屋，呼号骂詈，不避亲疏，数日不食，皆因阳明邪热上乘心肺，故令神志昏乱，如此是为邪热已极，非峻逐火邪不能自已。故但察其面赤咽痛，潮热噫气，五心烦热，唇肿口哕，发黄脉实，形如醉人，大便硬结或腹满而坚。有可攻等症，则宜以大承气、六一顺气等汤，凉膈散，消息出入下之。再甚则为阳毒，斟酌施治。如无胀、满、实、坚等症，而惟胃火致然，则但以白虎汤、抽薪饮等，泄去火邪自愈。一曰如狂，或当汗不汗，或覆盖不周而不汗。太阳之邪，无从而出，故随经入腑，小腹硬满，小便自利，下焦蓄血，经所谓热结膀胱，其人如狂。是特如狂而未至于狂耳，宜桃仁承气下之则愈。一曰火邪惊狂，其或熏熨迫汗，灼艾烧针等治不如法，令人烦躁起卧不安是也。此伤寒中事，瘟疫门原无熏灼治法，故无此变症。至于狂乱而兼小便自遗直视，汗出辄复热，不能食，舌卷囊缩，皆难治。

抽薪饮

黄芩　石斛　木通　炒栀　黄柏　枳壳_{麸炒}　泽泻_{盐水炒}　甘草
水煎冷服。热在经络者，加连翘、花粉；在血分、大小肠者，加槐花、黄连。在阳明头面，或烦躁便实者，加石膏。在下焦，加胆草、车前。在阴分，津液少者，加二冬、生地、白芍。便结，加硝、黄。

【注释】

［1］阳：原作"阴"。据《素问·宣明五气篇》改。

［2］妄：胡乱，荒诞不合理。

【提要】论述三种狂病：发狂、如狂、惊狂。

【精解】

	发狂	阳毒	如狂	惊狂
病因病机	阳明邪热亢盛，上扰心神	热邪亢盛至极，扰乱神志（为发狂重症）	太阳表证应汗未汗，表证不解，表邪入里化热，与血结于下焦膀胱，血分郁热循经上扰心神	火法致使汗泄过度，亡失阳经之荣气，邪风火热之邪乘虚而入，气血逆乱，阴阳相倾，伤及心神阳魄
症状	妄起行、笑语，登高而歌，弃衣而走，呼号骂詈不避亲疏，数日不食，面赤咽痛，潮热噎气，五心烦热，唇肿口哕，发黄脉实，大便硬结或腹坚满	面赤发躁，狂走妄言，发斑如锦纹，咽喉疼痛，涕唾脓血，或下利黄赤，脉洪实滑促	唇燥，但欲嗽水不欲入咽，身黄，少腹硬满，小便自利，大便色黑，神志错乱，脉沉涩或沉结	烦躁，起卧不安
治法	峻下热邪	泻火解毒	泄热逐瘀	祛邪调卫，安神定魄
方药	大承气汤、六一顺气汤、凉膈散	白虎汤、抽薪饮	桃核承气汤	桂枝去芍药加蜀漆牡蛎龙骨救逆汤

【医案举隅】

抽薪饮，出自《景岳全书》卷五十一，方用黄芩、石斛、木通、栀子（炒）、黄柏各一二钱（3～6克），枳壳一钱半（4.5克），泽泻一钱半（4.5克），细甘草三分（0.9克），具有清胃泻火之功效，主治火热炽盛、瘟疫发狂及孕妇外感发热。现代常用于治疗急性胆囊炎、急性黄疸型肝炎、尿路感染、便血等病症。

（一）肾盂肾炎案

患者，女，51岁。1993年6月1日初诊。

［病史］诉小便热痛急数2天。5月30日起出现小便热痛急数，次日在某

医院检查，诊断为"急性肾盂肾炎"。现症见：小便热痛急数，尿色茶红，小腹肿痛，大便秘结。舌红，苔黄白稍腻，脉滑数。

［诊断］西医诊断：急性肾盂肾炎；中医诊断：热淋，湿热下注。

［治法］清热解毒，利湿通淋。

［方药］萆薢12克，侧柏叶10克，川楝子12克，草决明10克，厚朴10克，甘草梢1.5克，海金沙10克。

1剂尽，尿痛大减。再进6剂，诸症消失，小便转黄。再予原方出入5剂以巩固疗效。随访3个月，病未再发。

杨维华，周慎，欧阳剑虹. 欧阳锜治疗肾病经验［J］. 湖南中医杂志，1997，（06）：17–48.

按语：本案患者热在下焦，小便痛涩，大便秘结，证属湿热下注，宜用抽薪饮化裁，加海金沙、厚朴等清利湿热，通利二便。

（二）癃闭案

患者，男，68岁。2000年6月初诊。

［病史］前列腺肥大史8年。1个月来出现尿闭，已导尿数次。刻诊：少腹胀急，窘迫难忍，烦躁不安，大便秘结。舌苔黄燥，脉滑数。

［诊断］西医诊断：前列腺肥大，尿潴留；中医诊断：癃闭，膀胱湿热。

［治法］清利湿热，通利小便。

［方药］生熟大黄各10克，黄芩10克，黄柏10克，黑山栀10克，泽泻10克，制甘遂5克，桔梗5克，木通5克，枳壳5克，石斛20克，生甘草3克。3剂。另以鲜益母草250克煮汤一面盆倾倒便盆内，令患者坐其上熏蒸，不期尿出，腹胀缓解。

三诊后，改用代抵当丸法。后随访，尿潴留未作，仅有尿频、尿无力。

范淑平. 癃闭证治例析［J］. 中医药学刊，2005，（05）：883.

按语：本案患者出现尿闭伴见烦躁不安，大便秘结，其舌苔黄燥，脉滑数。此为湿热盘踞之癃闭重症，以抽薪饮加甘遂、桔梗等治疗，清热泻火，利湿通便。

（三）热蒸自汗案

患者，男，42岁。1977年5月7日初诊。

［病史］患者形体壮实。每次就餐时，头部冒汗，汗出如洗，饭后如常，伴口臭已3年。舌质红，出汗时脉洪数。

［诊断］西医诊断：多汗症；中医诊断：自汗，热郁于内。

［治法］清热泻火，固表止汗。

［方药］黄芩 12 克，黄柏 12 克，栀子 10 克，石斛 12 克，木通 15 克，泽泻 12 克，枳壳 10 克，甘草 6 克，浮小麦 15 克，牡蛎 15 克。5 剂，并嘱少食鱼肉荤品，多食新鲜蔬菜。

服上方后，餐时头汗明显减少，再进五剂，头汗逐止。

杨灿. 自汗治验三则［J］. 湖南中医学院学报，1985，（04）：36.

按语：本案患者形体壮实，头部冒汗，汗出如洗，其舌质红，出汗时脉洪数。此属胃有实热，熏蒸于上。方以抽薪饮加浮小麦、牡蛎等，清胃泻火，固表止汗。

【原文】

循衣摸床[1]

瘟疫而至循摸，势亦危矣，而治之得法，亦有生者。其一由阳明里热之极者。盖阳明胃也，肝有邪热，而移于胃，故现此症。胃主四肢，而风木乃动摇之象，是循摸乃肝与胃腑邪热所致也。脉滑[2]者生，涩者死。如有下症，宜用承气等汤。其一由用火劫汗而然者，小便利者生，不利者死。利则肺气犹降，膀胱犹能化气，而肾水未枯也。余曾见一人患瘟疫，不时循摸，询之，谓曾用火罐将胃口乱拔，冀其作汗，变现此症。遂用寒凉和解之药而愈。盖未现下症，第因火劫所致，清之即愈。亦有不因火劫，不因吐下后而有是症者，总宜清凉和解。伤寒书中，亦有指循摸为虚极，而用微补峻补者，瘟疫未曾经过。

【注释】

［1］循衣摸床：指患者神昏时，双手不自主地抚摸衣被或床缘的动作。多属病情危重的表现。

［2］滑：原作"清"。据《伤寒论·辨阳明病脉症并治》改。

【提要】论述循衣摸床的病因病机、治疗及预后。

【精解】循衣摸床一症，于伤寒门中多属邪盛正虚或元气将脱的极虚危症，需以独参汤等大补之剂固护元阳，方有一线生机。瘟疫门中的循衣摸床与之不同，一因阳明里热亢盛至极所致。脉滑者，邪热虽盛，但正气不衰，尚能抗邪，故预后较好；脉涩者，正气已衰，不堪抗邪而难治。若有可下之症，且正气尚盛者，可以承气汤之类下之，以祛除热邪，扭转病情。二因太阳病误用火法，劫耗汗液，阳盛伤阴所致。阴若未竭，则小便利，多预后良好；阴若已竭，则小便难，多预后不良。但总以清凉和解，治之得法，虽为危症亦可有生存之机。

【原文】

谵语讄语

伤寒谵语、讄[1]语，解者纷纷。考其字义，谵语者，不论寤寐，乱言独语，如见鬼状。因胃热上乘于心，心为热冒，则神识昏乱，错妄如此，俗谓之说胡话者是也，热之轻者也。甚则狂语不休，骂詈喊叫，昏不识人，而热则深矣。讄语者，乃合目自言，寤[2]而自止，较之谵语则更轻矣。此谵讄二字之分也。谵语向入阳明门，以余之所阅历，三阳皆有，而阳明居多耳。亦有初得病而即谵语者，更兼昏不识人及不能食，其病必重。若无此症，或睡则讄语，而寤则清醒，或寤时偶为讄语，而有时止歇，其病则轻矣。谵讄之由，又自不同。有邪在表者，有邪入里者，有邪在半表半里者，有表虚里实者，有汗后者，有下后者，有蓄血者，有燥屎者，有邪入心经者，有合病[3]并病[4]者，有过经者，有亡阳者，当察其兼症与脉、与色、与声、与人之虚实，始得其病情也。此专讲邪热之证，亦间有汗下后用补者，而阴寒不在此例也。脉和易愈，短则死。身微热，脉浮大洪者生。逆冷，脉沉微弱细急者死。或气上逆而喘满，或气下夺而自利，皆为逆候。

【注释】

［1］讄（zhán）：说梦话；患者呓语。

［2］寤：睡醒。

［3］合病：指两经或两经以上同时发病。

［4］并病：指一经的证候未罢，又出现另一经的证候。

【提要】论述瘟疫杂症谵语和讄语的异同、治疗及预后。

【精解】谵语和讄语虽都会表现出神志异常的症状，但二者略有不同。谵语多由阳明邪热上扰心神而发，其特点是，不论睡梦还是清醒，均有神志不清的症状。邪热尚轻，病情亦轻者，仅仅是胡言乱语、说胡话；邪热深重，病情亦重者，则狂语不休、骂詈呼号、昏不识人。讄语较之谵语则病情更轻，其神志不清的症状时作时止，或仅在睡梦中出现，醒后自止。

治疗谵语和讄语时，应明确其邪在表在里，抑或是半表半里；证属表虚，还是里实，抑或是表虚里实；汗后而成，还是下后而成，抑或是蓄血、燥屎而成；邪气侵袭哪一经，合病还是并病，过经与否，亡阳与否等，并仔细审查患者兼症、舌脉、形色、声音、体质等，方可准确施治。

治疗后，若脉象转为平和，是为正胜邪退，预后良好；若脉短而不及本位，则提示阳气虚衰，运血无力，或邪气阻滞，阳不接续，气血运行失常，不能充盈脉道，预后不良。若身微热，脉浮大洪，是为邪气虽盛但正气不衰，尚能与邪气抗争，故预后较好；若手足逆冷，脉沉微弱细、躁急，或气逆喘满，或二便失禁，则提示阳气空亡，元气离散，精气将绝，病情危重，预后不良。

【原文】

二便不通

二便虽出于二肠，莫非皆肾之开窍也。有因热结大小肠，以致津液不行，热无以泄者，由此而谵妄发狂，发黄发斑等症随焉，宜苦寒下之。有因过汗亡阴，热耗津液，以致小便秘涩，而大便燥结者，宜润剂通之。若止小便闭者，行大便则小便通，徒利小便无益。再者，瘟疫利小水[1]，冀邪热由之而泄，但利之太过，反致大便燥结者有之，不可不知。

【注释】[1] 利小水：即利小便。

【提要】论述瘟疫杂症二便不通的治疗。

【精解】当瘟疫患者出现大小便不通的症状时，应根据其病因病机，辨证论治。若因实热之邪结聚于大小肠，影响津液输布所致，症见谵妄、发狂、发黄、发斑等，应以苦寒攻下之剂急下热邪，如大承气汤，热邪得泄，津液输布自然能够恢复如常，则二便自通；若因发汗太过，阴液亡失，兼之热邪耗伤阴液所致，应以润肠通便之剂补养所耗之阴津，以济二便，如增液汤；若大便正常，仅有小便不通，则不可只通小便，此时宜通大便，大便通则小便自通也。

通利小便可以使瘟疫之温热邪气泄而出之，故可视为治疗瘟疫的有效方法。但须知小便通利太过，势必损耗阴津，可能导致肠道失于润泽而大便秘结。故用此法时应小心谨慎，中病即止，切勿过伤阴液，不利于病情恢复。

【原文】

休息泻

自古痢以休息名，罕闻泻而休息者也。有之，自余阅历始，此则不系之以瘟，而系之以疫矣，盖因发时无少长皆同也。其病自长夏至秋皆有，且有自夏徂[1]秋而不愈者，始终并无瘟疫表里等证。有兼胀者，有不胀者，食则不减，而最恶饮水，意其为湿也。而其时甚旱，经岁不雨，不知湿从何来。泻时日数十行，不治终不遽[2]止。长夏炎热，烁石流金[3]，投以健脾温补之药始痊。阅数日而复作矣，间或痊可，再阅数日而又作矣。缠绵不已，有至数月者。询其复作之由，半因吃生冷与饱食所致。戒以只食七八分饱，服药月余，则不复作。患此绝少不起者，然病体支离，莫可当矣。

【注释】

[1] 徂：及也。

[2] 遽：立刻；马上。

[3] 烁石流金：指温度极高，能将金石熔化。形容酷热。

【提要】 论述瘟疫杂症休息泻的症状特点及治疗。

【精解】 临床常提及休息痢，却甚少关注休息泻，但休息泻确有之。其好发于长夏至秋季，症状特点表现为泄泻时作时止，不欲饮水，缠绵难愈，且无论男女老幼，症状相似。盖因长夏至秋季，阴雨连绵，湿邪极盛，困阻脾脏，加之天气炎热，贪凉饮冷，中伤脾阳，导致脾运不健，无法正常运化水湿，故"湿盛则濡泄"。

治疗多投温中健脾、利湿化浊之品，以恢复脾阳，帮助中土运化水湿，促进病情向愈。需要注意的是，患者服药时切忌贪凉饮冷、过饥过饱，以免摧残脾胃功能，导致病情难愈甚至是复发。

【原文】

下利 即泄泻

瘟疫而见下利，病亦不轻矣。大抵属寒者三，热者七，湿则其仅见者也。而吴又可《温疫论》中协热下利等说，单以热论，不亦偏乎？第瘟病下利之属寒者轻浅，自不得与冬月感寒，与真中阴经者同日而语也。其属寒者有三。一则感原无大热之瘟病，而过用凉药，因致瘟不除，而泻又作，此时宜舍病治药，只得先温其里，里温泻止。而瘟病不除也，再解其表。瘟病原无汗法，斯时，仍用和解疏利，视其邪在某经，细心施治。治之而邪仍不解，必其先此下利时，有伤元气，阴亏营枯，不能作汗，此时又宜平补滋阴。用熟地、当归、白芍、炙草，再佐以白术、山药、莲肉，气滞者加陈皮，有寒者加煨姜，不寐者加制半夏、茯神，呕恶者加藿香，调理施治，则自然汗解而愈矣。或见其大便不实，恐下利复作，于前药中再重用茯苓、制首乌、白扁豆等药，消息施治，无不获效。一则因大下后而泄泻者，亦因元气亏损，气血伤败，或宜健脾，或宜补肾，或宜补气血，或宜淡渗，或宜固涩，视其病之轻重，人之虚实，而调治之；一则有不因服凉药与攻下，而自利者，或因岁气之偏，时气之戾，司天在泉之殊，致饥馑旱涝之触忤，感而成病，初觉亦头痛身痛，身热发热，自汗微恶寒，继则突然泄泻，却无谵语郑声昏冒，舌苔燥渴斑黄等症。其脉既不洪数，亦不细微，投以达原饮，而利益甚。投以元霜、素雪等丹，而利不除。此症原无大热，乃瘟疫中之变局，问其渴，则恶饮水，视其舌，并无黄苔，知其非热利无疑，总以健脾补肾为主，而以利水佐之。此之补肾却不用熟地，又恐其滑肠，尤忌当归，惟用大首乌、菟丝[1]、山药、茯苓、白术、苍术、白扁豆、人参、陈皮、炙草等药，消息施治。此时反以下利为本，而瘟疫为标。盖泄泻不止，则元气日亏，表邪益不能解。若下利止，纵有表邪，再于补药中带和解施治，况经此大泄，瘟邪亦不能逗留矣。再者，下利虽有表证，不可发汗，恐走津液，而胃益虚，必成胀满，当先治利，利止内实，正气复，邪自解，得微汗而愈。盖下利为内虚，若发其汗，则内外皆虚，变证出矣。仲景《伤寒论》三阳合病，皆能自利，有发表、和解、攻里之殊。瘟病原无发表之说，至于攻里则用凉药。夫凉所以除热也。则试言下利之属热者。热下利必有兼症，或有口苦咽干，唇焦舌燥，谵语烦渴，尿赤目赤，潮热等症。则或用寒凉，或用攻下，通因通用，在所必施。总之，下利不过寒热两端，视其兼症，皎若列眉。其因于寒者，口无燥渴，甚则恶饮水，恶寒，小便清白，脐下多寒，身虽热，手足逆冷，<small>此症寒热皆有。</small>粪色白或淡黄，完谷不化，有如鹜溏，澄澈清冷，腥臭，脉不洪硬，且无力。至于蜷卧闭目，向壁卧，引衣自盖，出言微细，不欲见明，面如刀刮等症，则系冬月严寒直中阴经之候。瘟疫下利虽寒，亦无此矣。其因于热者，发热烦躁，欲饮水，口燥渴，小便黄赤，<small>寒证亦有。</small>更兼涩而不利，<small>寒证则无。</small>脐下热，泄出作声，所下如垢腻奇臭，其色青黄赤，酱色，黑色，后重，得凉药则止，得热药则增。其脉则洪数浮滑弦大盛强，以此辨寒热，万不失一。治各不同，医者宜审。

【注释】

[1] 菟丝：敦厚堂本作"黄芪"。

【提要】论述瘟疫下利寒证、热证的症状及其治疗。

【精解】瘟疫下利属寒证者，多兼有恶寒、小便清长、小腹寒冷、手足逆冷、大便色白或淡黄、完谷不化、澄澈清冷、腥臭、脉虚无力等症，其成因有三：一为瘟疫热势不甚，反过用大剂寒凉药物，不仅凉遏瘟邪，导致瘟疫不愈，亦会损伤脾胃阳气，导致泄泻不已。此时，因泄泻不止，恐患亡阳，当先以温里药温其里，待泄泻停止，再以和解之法，疏利瘟邪，治疗瘟疫。若治疗后，瘟邪仍不解除，盖因泄泻损伤元气及阴津，故作汗乏源，难以透解邪气。此时则需以熟地、当归、白芍等药物，滋养阴液，恢复化汗之源，促进汗解病愈。二为大肆攻下，使元气亏损，气血衰败所致。此时需根据病情轻重、患者体质虚实及具体症状施治，脾虚者健脾，肾虚者补肾，气血虚弱者补益气血，湿盛者渗利，脱证者固涩，辨证施治，方能收良效。三为气候等自然环境因素所致，或因时行疠气，或因岁气偏颇，或因五运六气之殊，或因饥馑旱涝等，导致患者触冒秽气而发。此种病因致病，患者症状多表现为初觉头身疼痛、身热汗出、微恶风寒、渴不欲饮，继则暴泄，但无神志异常、发斑发黄、口舌干燥、苔黄脉数等热象。治疗总以健脾补肾为主，利水渗湿为辅。但要注意，慎用熟地、当归等柔润滑肠之品，以免泄泻更甚。总之，此种瘟疫兼寒证泄泻，当先以治利为先，因利下不止，元气日亏，反不利于解瘟疫之邪。此外，亦不可因有表邪而发汗，恐更伤津液及胃气，致内外皆虚，变证叠出。

瘟疫下利属热证者，多兼有口苦咽干、唇焦舌燥、谵语烦渴、渴欲饮水、潮热目赤、小腹燥热、小便短赤、大便垢腻臭秽、里急后重、脉洪数浮滑弦大盛强，乃至阳郁厥逆等一派热象。此时应以寒凉或攻下之品，清解、攻逐热邪，通因通用。

【原文】

头汗

头汗总为邪热上壅，而阳气内脱者间或有之。头为诸阳之会，三阴经不上头，故无头汗，所以头汗属阳经。凡遍身有汗，谓之热越[1]，若热不得越，而上蒸阳分，阳气上冲，津液上凑，故但头汗出也。其兼症如太阳之热结在里，阳明之被火劫，与邪在半表半里之往来寒热，及热入血室，与虚烦水结胸，发黄蓄血等症，俱是热不得越。治法，或散或和解，或清或下，除其邪而病自愈。至气脱头汗，则多以妄下伤阴，或克伐太过，或泄泻不止，以致阴竭于下，阳脱于上，小水不通，而上见头汗，则大危矣。《活人》以头汗出者慎下，而张景岳治头汗条，有用承气者，始阅之，疑其相背，细看始知其皆是也。《活人》之慎下，指五脏干枯，胞中空虚，津液少者而言。景岳则以便结腹胀痛，而头汗者，宜承气以下之也。视头汗之兼症，而下与否殊施耳。至于有表邪，脉紧数，而头汗当散者，宜小柴胡及诸柴胡饮。见《景岳全书》新方散阵中。有火邪，脉洪滑，内多烦热，而头汗当清者，宜白虎汤、益元散之类，此治头汗之大概也。

【注释】

[1] 热越：指里热外发。出自《伤寒论·辨阳明病脉证并治》："阳明病，发热汗出者，此为热越，不能发黄也。"

【提要】 论述瘟疫杂症头汗的治疗。

【精解】 头汗一症，有实有虚。若因太阳病热结在里，或阳明病误用火攻，或热入血室，或结胸、蓄血等，致里热怫郁，不得外发，上逆于头面，熏蒸津液而成者，属实，即张景岳所言；若因误下，或攻伐太过，或久泻不止，致阴竭于下，阳脱于上，虚阳上越，液随气脱而成者，属虚，即《活人》所言。

治疗时，实证根据病因病机及症状，可发散，可和解，可清里，可攻下，方选大承气汤、白虎汤、大陷胸汤、茵陈蒿汤、柴胡桂枝干姜汤等，待解除怫郁之热邪，头汗之症即愈。虚证应慎用攻下，急当以茯苓四逆汤回阳救阴。

【医案举隅】

益元散出自《宣明论方》，组成：滑石、甘草、朱砂，为六一散加朱砂所化，功能清暑利湿安神，主治感受暑湿，身热心烦，口渴喜饮，小便短赤。

霍乱案

患者，女，32岁。

[病史] 去年7~8月间患病初愈后得霍乱。次日来约诊治。症见：患者昏卧床上，不省人事，身瘦如柴，吐泻皆在床上，四肢厥冷，手冷过肘，足冷过膝。六脉皆无，惟尺脉似有而亦无力。据患者家属云，病已月余，治愈未久，昨被姊妹等邀至姑母处祝寿，席上食冷肉一块，立即腹痛难忍，随即席更衣，连泻数次，终不能止。姑命车返家，请某医诊治，用以香薷、扁豆，佐以厚朴、山楂等类，服药后泻未止又增呕吐。复请前医来诊，不见脉象，病势过重，再三恳求，不肯立方。家属不忍坐视，因此坚请余无论如何代为设方。

[方药] 余细加思索，病至危极重，病恐不胜，因立以益元散30克，开水冲，俟冷频频服之。至夜半一时许，患者身上似觉有汗，手足亦渐温暖，略有转机。

次日复诊，诊见脉出，知已脱离危险，因以清暑益气等药，服后病即痊愈，静养数月，已复元矣。

王现图. 医案丛刊·杂病论治 [M]. 郑州：河南科学技术出版社，1987：226-227.

按语： 本案患者病愈后，又因感受暑湿，邪阻中焦，饮食不洁，秽浊扰乱胃肠而患霍乱。以益元散清暑益气，用药合度，故能取效。

【原文】

盗汗[1]

睡则卫气行于里，内有伏热，其在表之阳气不密，故津液得泄，热蒸于外，腠理开而盗汗出。醒则气行于表，而盗汗止矣。杂病盗汗，责在阴虚。瘟疫盗汗，总邪在三阳所致。三阳经俱有盗汗，而邪在半表半里者居多，故总以和解为治。观仲景论三阳合病之盗汗，而归重于但欲眠睡，热在胆经可知矣，小柴胡汤主之。

【注释】

[1]盗汗：指睡则汗出，醒则汗止的症状。

【提要】论述瘟疫杂症盗汗的病因病机及治疗。

【精解】关于盗汗的病机，多为阴虚。阴虚内热，入睡则卫阳由表入里，肌表不固，与内热相合，使热势加重，蒸津外泄而汗出；醒后卫阳由里出表，内热减轻而肌表得以固密，故汗止。但张介宾曾言："自汗盗汗，亦各有阴阳之证，不得谓自汗必属阳虚，盗汗必属阴虚也。"当阳明邪热不能蒸腾透达于外，而郁遏壅闭于内，寐则卫气行于里，两阳相搏，逼液外泄时，亦可产生盗汗的症状。正如吴又可所言："凡人目张，则卫气行于阳，目瞑，则卫气行于阴，行阳谓升发于表，行阴谓敛降于内。今内有伏热，而又遇卫气，两阳相搏，热蒸于外则腠理开而盗汗出矣。"由此可见，盗汗一症并非皆属阴虚里热，邪在三阳亦可导致盗汗。

观仲景所论三阳合病之盗汗，治从少阳，多以小柴胡汤和解之。盖因少阳枢机通畅，则表证可解，里热可清，盗汗可止。因此，临证时切忌一见盗汗便漫投养阴滋腻之品，必须参合四诊，综合分析，方能正确施治，避免片面。

【医案举隅】

小柴胡汤出自《伤寒论》，功能和解少阳，主治伤寒少阳证、热入血室证、黄疸、疟疾以及内伤杂病而见少阳证者。现代研究显示本方具有调节免疫、解热、抗炎、抗肝纤维化、抗肿瘤及调节内分泌等作用，临床可用来治疗呼吸系统、消化系统、免疫系统、泌尿生殖系统及内分泌系统等的疾病。

（一）自汗案

患者，男，38岁。2019年3月23日初诊。

[病史]诉入睡前自汗出半年余，无其他明显不适。陆续在多家医院诊治，三大常规、血糖、肿瘤标志物、甲状腺功能、头颅核磁及神经系统等检查均未见明显异常，未明确诊断，给予药物治疗（具体不详）后效果不显，遂来就诊。现症见：神清，精神可，入睡前自汗，无口干、口苦，纳寐可，二便可。

舌淡，苔薄黄，脉弦。

[诊断] 西医诊断：多汗症；中医诊断：自汗，阴阳失和。

[治法] 和解少阳，调和阴阳。

[方药] 柴胡24克，黄芩10克，姜半夏10克，党参10克，炙甘草10克，生姜3片，大枣4枚。7剂，每日1剂，分3次温服。

二诊（2019年3月25日）：患者自述入睡前汗出症状明显缓解，精神状态也有好转，纳寐可，二便可。舌淡，苔薄稍黄，脉稍弦。继用上方原方。

后患者每周就诊1次，共治疗1个月余，已无入睡前自汗症状。随访1个月，未再出现上述症状。

张文文，代博，范军. 小柴胡汤治疗自汗、盗汗验案分析 [J]. 环球中医药，2020，13（09）：1600-1601.

按语： 本案患者少阳枢机不利，阳气不能顺利入阴，门户开合不利，故入睡前出现自汗的症状。谴方小柴胡汤以和解少阳，调和阴阳。柴胡升散配黄芩苦泄，使少阳气机调达，加强阴阳之气运行，阴阳协调，阳气得以入阴，睡前自汗自止。

（二）盗汗案

患者，女，43岁。2013年8月13日初诊。

[病史] 诉夜寐盗汗反复发作一年。患者既往体健，于一年前无明显诱因出现晚上盗汗，在多家省级医院做相关检查无异常，迭经中、西医治疗无效，故前来江西省中医院杂病科求诊。诊时症见：夜寐盗汗，甚则湿透衣被，脸部易过敏长红疹，怕冷，关节吹风则痛，口干、口苦，饮食稍有不慎则腹泻，纳食尚可，夜寐差，小便晚上次数多，每晚需起夜3~4次，大便干结，1次/天，排出尚畅。白带如水样，颜色偏黄，有异味。舌淡红，苔薄白，脉细弱微弦。

[诊断] 中医诊断：盗汗，少阳郁热。

[治法] 和解少阳，调和营卫，利湿止带。

[方药] 柴胡10克，黄芩10克，法半夏10克，党参15克，生姜3片，大枣3枚，炙甘草6克，茯苓15克，猪苓12克，泽泻10克，桂枝6克，白术10克，白芍10克。7剂，水煎服，1剂/天。

二诊（2013年8月20日）：患者诉服上方7剂药后夜寐盗汗症状减轻，只有少许汗出，关节疼痛缓解，纳可，夜寐安，二便平，白带量减少无异味。舌淡红苔薄白，脉细弱。效不更方，以上方再进7剂，水煎服，1剂/天。

三诊（2013年8月27日）：患者诉服完上方两剂药后，盗汗已除，继续服完剩余 5 剂药，病无反复，稍有关节不适，余无他症。舌质淡苔薄白，脉细弱。嘱患者再服用归脾丸成药 1 周，以巩固疗效。

李明凤，冯唐彬，刘爱平，等. 李明方运用小柴胡汤治疗汗证验案举隅[J]. 中医临床研究，2014，6（19）：91-92.

按语：本案患者少阳郁热，营卫不和，湿郁下焦。夜寐之时，阳气入阴，与郁热相合，内扰阴分，逼津于外，故而盗汗。治以小柴胡汤和解少阳以泄热，调和营卫；五苓散利湿止带，加用白芍敛阴止汗，配桂枝加强调和营卫之功。辨证准确，用药精当，故而取效甚捷，久病得愈。

（三）慢性胃炎案

患者，女，53 岁。2017 年 11 月 5 日初诊。

[病史]患者胃胀，反酸、烧心多年，口干、口苦，五心烦热，情绪焦虑抑郁。舌常，脉弦。B 超显示：慢性浅表性胃炎伴胆汁反流。既往乳腺癌术后，子宫切除后肠粘连。

[诊断]西医诊断：慢性胃炎；中医诊断：胃脘痛，肝胃不和。

[治法]清肝泻火，疏肝解郁，行气和胃。

[方药]柴胡 10 克，炒黄芩 10 克，法半夏 15 克，党参 15 克，炙甘草 15 克，黄连 15 克，干姜 15 克，煅龙骨 15 克，煅牡蛎 15 克，王不留行 10 克，橘叶 10 克，茯苓 30 克，熟地黄 30 克，制附片（先煎）9 克，黄精 20 克，柏子仁 30 克，14 剂，水煎服，每日 1 剂，分温日二服。

二诊（2017 年 11 月 19 日）：胃胀反酸的症状已明显减轻，其余诸症均有缓解。前方稍作改动，继服 14 剂。

刘姝伶，程发峰，马重阳，等. 王庆国教授运用小柴胡汤加减治疗消化系统疾病验案三则[J]. 环球中医药，2019，12（11）：1710-1712.

按语：本案患者肝郁化火，横逆犯胃，导致肝胃不和，以小柴胡汤加减，清肝泻热，调畅气机，疏肝和胃，药证相合，运用效如桴鼓。

【原文】

自汗

卫气护卫皮毛，禁固津液，不得妄泄。邪气干之，则不能固卫于外，由是津液妄泄，而自汗出焉[1]。瘟疫之自汗[2]，与他症异，多有感而即患自汗者，则自汗竟属瘟疫中常事，较之头汗[3]、盗汗[4]等反轻矣。当专治瘟邪，邪退而汗自止。但亦有表里虚实之异。有邪在经而汗在皮毛者，非真汗也。有汗后邪虽稍减，犹未尽瘥者，又未可因汗而谓其必无表邪也。须因脉症而详察之。其在表者，当于达原饮中，加三阳经表药以疏利、和解之。在里者，下之、泻之、清之。至于杂症，亦多有自汗者，各有本门，兹不赘。汗下后虚极，表邪尽去而自汗者，方可用补，稍有表邪，辄误补，则大害。

【注释】

［1］卫气护卫皮毛……而自汗出焉：出自《伤寒明理论·自汗篇》。

［2］自汗：指由于阴阳失调、腠理不固，而致汗液外泄失常的病症。其中白昼汗出，动辄尤甚者，称为自汗。

［3］头汗：头面局部多汗，多因邪热内郁，热蒸于上。

［4］盗汗：入睡后汗出异常，醒后汗泄即止为特征的一种病症。

【提要】 论述瘟疫杂症自汗病因病机及治疗。

【精解】 卫气具有护卫肌表、抗御外邪、开阖汗孔等功能，一旦邪袭卫表，卫气失于固摄则自汗。自汗之于瘟疫属常事，且较头汗、盗汗为轻。治疗时，除祛除瘟邪外，还应分清表里虚实，详察其脉症，辨证论治。偏于表者于达原饮中加疏利、和解之三阳经表药；偏于里者宜下之、泻之、清之；杂症则各有其法。发汗解表或泻下清里后体虚，须待表邪尽后方可行补法，若稍有表邪而误用补法则大害矣。

【医案举隅】

达原饮出自吴又可《温疫论》，功能开达膜原，辟秽化浊，主治瘟疫或疟疾，邪伏膜原证。现代研究显示本方主要有抗病毒、保肝、解热、抗炎等药理作用，对于肺损害亦有良好的修复作用。治疗范围囊括病毒引起的重症急性呼吸综合征（SARS）、新型冠状病毒肺炎（COVID-19）、肝炎以及诸多类型的发热等疾病。

（一）新冠肺炎案

患者，女，58岁。2020年1月31日初诊。

［病史］诉2020年1月26日首先出现发热恶寒，最高体温38.8℃，伴咳嗽、无痰，活动后气短、喘憋，午后加重，左侧胸痛，起初未重视。2020年1月29日在外院查肺CT提示病毒性肺炎不除外。血常规：白细胞 3.31×10^9 个/L，中性粒细胞68%，淋巴细胞25.9%，血小板 108×10^9 个/L，中性粒细胞绝对值 2.25×10^9 个/L。甲型流感病毒抗原呈阴性。先后给予口服莫西沙星及静脉滴注左氧氟沙星注射液、口服磷酸奥司他韦胶囊、口服复方甲氧那明胶囊等治疗，仍有反复发热伴喘憋症状，效果不明显。既往左侧乳腺癌术后，放化疗后2年。入院时患者发热，身热不甚，不恶寒，鼻塞，头痛，乏力，口干，胸

闷，脘腹胀满呕恶，轻咳无痰，咳后喘息，纳食不馨，大便不爽。血氧饱和度95%（未吸氧）。舌边暗红，舌体胖大边有齿痕，舌苔厚腻，脉数。

[诊断]西医诊断：新型冠状病毒肺炎（普通型）；中医诊断：湿毒疫，湿遏热伏，邪在膜原。

[治法]开达膜原，宣畅气机。

[方药]槟榔10克，厚朴15克，草果6克，陈皮10克，北柴胡15克，黄芩15克，知母15克，苦杏仁10克，赤芍15克，葶苈子15克。3剂，每日1剂，分2次饭后温服。

二诊（2020年2月1日）：汗出而热退，呕恶等消化道诸症减轻，头昏及鼻塞略轻，咳嗽加重，以干咳为主，活动后气短，大便干。舌暗红，苔白，脉弦滑。继服上方加苏黄止咳胶囊祛风解痉止咳。

三诊（2020年2月4日）：乏力明显，咳喘症状减轻，纳食少，大便溏。舌胖暗淡边有齿痕，苔白腻，脉数。故予健脾益气方善后，香砂六君子汤为主方。此后诸症显著改善，活动耐力增强。然因反复核酸检测呈阳性，故不能出院。

四诊（2020年2月16日）：先后2次SARS-COV-2核酸检测阴性，复查胸部CT示双肺病灶基本吸收，遗留少量纤维索条影，符合出院指征。出院后2周，电话随访，无特殊不适。

王冰，徐波，范艺龄，等. 结合验案从"分消走泄法"论治新型冠状病毒肺炎[J]. 中国实验方剂学杂志，2020，26（19）：53-59.

按语：本案患者证属邪热伏于膜原，以达原饮加减，开达膜原，宣上畅中导下，调畅气机，给湿疫毒之邪以出路，气机条畅后热自退，诸症缓解。

（二）低热案

患者，男，48岁。2005年9月23日初诊。

[病史]患者发热，恶寒8天，伴汗出。初起头痛、鼻塞、身困，曾用西药治疗1周无效，体温逐渐上升，高达39.3℃，一般波动在38.5℃左右，以每天夜间为主。症见发热恶寒，汗出，口苦咽干，头晕恶心，胸腹胀痛，大便干。脉弦滑，舌体胖大，苔厚腻呈黄褐色，舌质被苔掩盖。体温：38.6℃，脉搏：86次/分，呼吸：20次/分，血压：135/90mmHg。精神倦怠，面色暗黄无光泽。查血常规：白细胞8.3×10^9个/L，淋巴细胞23%，红细胞4×10^{12}个/L，血小板162×10^9个/L。肥达氏反应1∶40以下。胸片：心肺未见异常。血沉25mm/h。抗"O"及类风湿因子均为阴性，其余未发现阳性体征。

[诊断]西医诊断：发热（病毒感染）；中医诊断：湿温，湿重于热。

［治法］清热燥湿，开达膜原。

［方药］槟榔15克，柴胡15克，知母15克，厚朴12克，草果12克，黄芩12克，玄参12克，大黄10克（后下），甘草5克。水煎取汁500ml。

首次口服250ml，服后约3小时后排出干燥大便5枚。6小时后服2次，又排出大便，质软、量多、味臭，排后自觉胸闷腹胀减轻，体温下降至37.9℃，由多汗转为少汗，精神好转，口干口苦也随之减轻。上方去大黄续服2剂后，临床症状已消失。为了巩固疗效，又给三仁汤加减2剂，清除内蕴湿邪，后痊愈出院。

王丹妮，盖国忠. 达原饮加减治疗低热验案举隅［J］. 长春中医学院学报，2006，（01）：26.

按语： 本案患者长期使用寒凉药品，致反复低热，病位在膜原，治当达原饮加减，开达膜原，辟秽化浊，使邪气溃散，离开膜原，邪去则病解。

【原文】

无声

方书多将失音[1]与不能言，合为一症。岂知失音者，舌仍能转运，而喉中则寂然无声也。不能言者，或舌强不能转运，或喉中格格难出，而其声自在也。余以无声解之，自难与不能言者混呼矣。瘟病无声，十不救一，所谓热病喑哑不言，三四日不得汗出者死也。此症总由瘟邪入脏，热气冲塞燔灼所致。然析之，仍有数条。有因邪热冲心，心气耗损而然者，宜清心降火，用生地、麦冬、川贝、花粉、连翘、竹沥、天竹黄、竹叶、黄连、犀角之属。有因火烁肺金，不能宣布者，宜清肺降火，用黄芩、川贝、牛子、栀子、柿霜之属。有因热痰壅塞而气闭者，宜清痰降火，清痰则川贝、蒌仁、胆星之属，降火则诊视其火在何经，择用本经凉药，并加入本经化痰之品，而兼用枳壳、陈皮、橘红、佛手等理气之剂。□□□□□□□□□□□□□□□□□□□□□□□□□□□□□□□□□□□□有因失于解散，邪伏肺中者，当解散之。盖肺形如钟，悬而叩之则鸣，倘卧钟而实以泥土，断无鸣理，肺之窒塞亦犹是也。邪窒既散，则空灵而响发矣。宜前胡、防风、水萍、苏叶、桑白皮、陈皮、淡豉、生姜、葱白之属，此症系失音之轻者。

此皆失音之类也。至于不能言，亦有数条。有因风热壅盛，咳嗽声哑者，以消风降痰之剂治之，用前胡、防风、陈皮、兜铃、姜、葱之属，此症之最轻者。又有太阳发汗已，身犹灼热，名风温。脉寸尺俱浮，自汗身重，多眠鼻塞，语言难出，宜葳蕤汤。又有狐惑症[2]，唇上生疮，咽干声哑者。又有少阴证，咽中生疮者。又痉证口噤不能言者。当于伤寒与杂症门中求之，是皆不能言之类也。又经曰：人之卒有忧恚而言无音者，何道之故？曰会厌[3]者，音声之户也。会厌乃气喉之蔽，以掩饮食，使不错入气喉。寒气客于厌，则厌不能发，发不能下，至其开阖不致，故无音云云。此又以寒客经络而致不语者。热邪流入经络，亦或有此理，然不经见，姑笔之以俟高明者。

二沥汤[4]

竹沥　荆沥　梨汁

如无梨汁，即以西瓜汁代之。如无荆沥，止用竹沥亦可。等份和匀，病急不拘时服。此治瘥后失音者，未瘥前服之总效。

【注释】

［1］失音：又称"暴喑"，是指神清而声音嘶哑，甚至不能发出声音的症状。多由风寒或风热火毒等邪犯喉，肾阴虚、肺虚气弱，或神情失调、气机呆滞等所致。常见于喉喑、喉癣、气厥、喉息肉、白喉、子喑等病中。

［2］狐惑症：即西方医药学所称的白塞综合征。

［3］会厌：出自《难经·四十四难》，七冲门之一，又称吸门，由会厌软骨和黏膜组成的喉头上前部的树叶状的结构。

［4］二沥汤：出自《圣济总录》卷三十二，主治伤寒失音不语。

【提要】讨论瘟病无声和不能言的病因病机、治法方药。

【精解】失音者，舌能转运，而喉中无声。不能言者，舌强不能转运，而其声自在。对于失音和不能言二症要加以区分，切忌混为一谈。瘟病无声总病机为瘟邪入脏，热气冲塞燔灼。诊疗时当先察病辨证而后论治，若邪热耗损心气，宜清心降火，用生地、麦冬、川贝、花粉、连翘、竹沥、天竹黄、竹叶、黄连、犀角之属；若火烁肺金，肺失宣降，宜清肺降火，用黄芩、川贝、牛子、栀子、柿霜之属；若热痰壅塞而致气闭，宜清痰降火，清痰则川贝、蒌仁、胆星之属，降火择用本经凉药，而兼用枳壳、陈皮、橘红、佛手等理气之剂；若邪伏肺中，失于解散，宜前胡、防风、水萍、苏叶、桑白皮、陈皮、淡豉、生姜、葱白之属。

至于瘟病不能言者，若风热壅盛，咳嗽声哑，治以消风降痰之剂，用前胡、防风、陈皮、兜铃、姜、葱之属；若风温，自汗身重，多眠鼻塞，语言难出，宜葳蕤汤。若狐惑症，唇上生疮，咽干声哑，或少阴证，咽中生疮者，又或痉证口噤不能言者，上皆用伤寒与杂症门法。还有寒客经络、热邪流入经络而致不语者，其机制尚不明确。

【原文】

囊缩

囊缩[1]为足厥阴肝经受病，因热极筋枯，而燥缩也。再看其大小便结，发热引饮者，急用大承气下之。若无下症而脉浮者，宜汗，缓者宜和。六七日，脉微浮微缓，是有胃气，胃不受邪，将作寒热，则大汗解矣。阴证而囊缩者，不在此例。

【注释】

[1]囊缩：即指阴囊上缩，常与卵缩并见，为阴缩之发于男子的重要症状之一。

【提要】论述囊缩病机及治法。

【精解】阴囊上缩是足厥阴肝经病变，其病机为热极筋枯而致燥缩。当辨证论治，若二便不通，发热喜饮，用大承气汤急下。若二便无异常而出现脉浮者，宜用汗法；脉缓者，宜用和法。至六七日，脉微浮微缓，胃气渐复，邪随汗出。阴证囊缩者，不属此列。

【原文】

结胸

吴又可《温疫论》中，止有胸胁腹满一症，而抑知结胸[1]痞气，瘟疫中皆有之，且不因误下而成者更多也。《论》曰：太阳病表未解，医反下之，膈内拒痛，心下因硬，则为结胸。又曰：从心下至少腹硬满而痛不可近为结胸，皆大陷胸汤主之。夫曰膈内拒痛，是胸胁间事；曰心下硬，则兼胃之上脘而言也。曰从心下至少腹，则又兼满腹而言矣。盖表邪传里，必先胸以至心腹耳。第大结胸最重，小结胸次之，痞气则又其次也。经又曰：病发于阳而反下之，热入因作结胸，病发于阴而反下之，因作痞。而成氏释曰：发热恶寒，发于阳，无热恶寒，发于阴。夫无热恶[2]寒，似指寒邪直中阴经之症。随来陶张[3]二氏之驳，驳之诚是也，而阴阳二字，总未得真解，故有谓伤风属阳，而伤寒属阴者。有谓在表属阳，在里属阴者，纷纷聚讼，随成千古之疑团。愚意以为，何必尽推敲阴阳二字于间处错意。不论大小结胸，以及痞气支结，皆属于郁，郁而未有不结者，总以开郁为主，而痞结自散矣。又当审其兼证，诊其脉理。气郁者，顺之调之；血郁者，行之破之；痰郁者，化之吐之；表郁者，散之和之；里郁者，攻之下之；热郁者，清之；寒郁者，温之；_{瘟疫无寒，或过服寒凉}_{药，或汗下后。}食郁者，消之；水郁者，利之。而治痞结之能事尽矣。至于仲景用大陷胸汤，治误下之结胸，想古人所秉者厚，故误下而复用陷胸不至为害，至陶氏则心知其未稳，故有上焦乃清道至高之分，过下则伤元气之论。然尚未敢深驳。_{自伤寒本病句至所宜也句，作一气读。}惟张景岳则云：伤寒本病有不因误下，而实邪传里，心下硬满，痛连少腹而不可近者，此大陷胸汤所宜也。至于太阳、少阳表邪未解，因下早而成结胸者，若再用大陷胸，是既因误下而复下之，可乎？不若以痞满门诸法，酌轻重而从双解，或用葱熨法，以解散胸中实邪。此余屡用而屡效等语，虽大翻仲景之案，然明白洞达，有至理存焉，真长沙之功臣，结胸之宝筏，最稳最捷者也。且外熨法不特治结胸为然，遇瘟疫用药弗效，俟六七日，应汗不汗之期，觉心腹稍有痞闷疼痛，用葱熨法_{见前罨熨。}往往大汗而解。至于陷胸等汤，一概不录。

【注释】

［1］结胸：是指邪气结于胸中导致胸腹胀满疼痛的病症。症状有两类：一类为胸胁部有触痛，头项强硬，发热有汗，脉寸浮关沉等；一类为从心窝到少腹硬满而痛，拒按，大便秘结，口舌干燥而渴，午后稍有潮热，脉沉结等。

［2］恶：原作"无"。据文义改。

［3］陶张：此指陶节庵、张景岳。

【提要】论述结胸痞气之部位、病因病机、治则治法。

【精解】瘟疫病症中常有结胸痞气，《伤寒杂病论》言"太阳病表未解……则为结胸。"认为心下至少腹硬满而痛不可近为结胸，用大陷胸汤。膈内拒痛，病在胸胁；若心下硬，则痛兼胃之上脘；若心下至少腹硬满疼痛，则病兼满腹。表邪向里传变，从胸而渐至心腹。按病情严重程度排序则大结胸最重，小结胸次之，痞气则又次之。《内经》言："病发于阳而反下之……因作痞。"然而阴阳二字众说纷纭，成无己认为："发热恶寒，发于阳，无热恶寒，发于阴。"亦有谓伤风属阳，而伤寒属阴者；有谓在表属阳，在里属阴者。对于形成结胸、痞气的"阴阳"至今仍未有明确说法。

松峰认为不必过分纠结"阴阳"二字，不论大小结胸、痞气支结，皆归于郁，治法上总以开郁为主。但须注重兼证的治疗，针对痞结不同的病因病机，辨证施治。张景岳认为伤寒不因误下而成结胸者，宜大陷胸汤。但表未解因下早而成结胸者，则不可予大陷胸。可用治痞满诸法。外熨法并非特治结胸，但瘟疫用药（陷胸等汤）无效，用葱熨法（见前罨熨）往往大汗而解。

【原文】

呃逆

瘟疫呃逆[1]不止者，大是凶候。余在长安治贺水部莲友，患瘟发黄，而兼呃逆，用承气辈加茵陈与服，大便行而黄渐退，惟呃逆不止，更兼喘而痰壅，众皆谓不治，适得鲜花粉数枚，大如臂，捣烂少加水，滤汁数碗，外用前胡、枳壳、橘红、香圆、柿蒂，煎出，兑花粉汁频服，一昼夜服尽，呃逆稍止，瞬息复作，又令其仍将前药再作一剂，入碗内，用箸一双，十字加于碗上，令病者自持碗，于箸之四空处，每空吸药一口，圆转挨次吸之，持碗不得换手，一顺吸去。此泛常饮水治呃良方，以之服药，冀其获效。服后觉渐轻，然时作止，又迟二三日始愈。若谬之不治，不几误人性命乎！再者，瘟疫打呃皆热证，丁香四逆辈，断不可用。

【注释】

[1] 呃逆：即打嗝，指气从胃中上逆，喉间频频作声，声音急而短促。

【提要】 论述瘟疫呃逆不止为难治证。

【精解】 瘟疫呃逆不止是危重症。医案中患者患瘟发黄而兼呃逆，用承气辈加茵陈后，黄退而呃逆不止，甚是难治。松峰运用理气化痰药配合花粉汁令其频服，呃逆稍止，瞬息又复作，后再加用饮水治呃法，仍时作止，迟二三日始愈。又强调瘟疫呃逆为热证，禁用辛温之丁香四逆辈。

【原文】

摇头

头为诸阳之会，阳脉有乘，则头为之动摇。经曰：诸风掉眩，皆属肝木。多因风火上乘所致，风木动摇之象也。古人治此，有灸百会、风府等穴者，吾终不以为然，头之所以摇，以热极生风故耳。清其邪热，其摇自定，何必用火攻耶。又有心绝而摇头者，心绝则神去而阴竭，阳独无根，不能自主所以摇头。

【提要】 论述摇头病因病机及治法。

【精解】 头乃诸阳之会，阳乘阴则头动摇。《内经》指出摇头多为风火上乘所致，是风木动摇之征象。古人治此常灸百会、风府等穴。松峰认为热极生风而致头摇，法宜清热。另有心绝阴竭阳独不能自主摇头者，当辨之。

【原文】

瘈疭音炽纵。瘈与瘛字异。瘛音记，狂也。疯狗曰瘛狗。

筋急而缩为瘈。筋缓而伸为疭。或缩或伸而不止者，为瘈疭[1]，与小儿之发搐相似，亦有嘴眼歪邪，角弓反张，有类于发痉与中风者，皆瘈疭之类。此症多属于风，风主动摇也。而致此之由不一。有瘟病热极而生风者；有其人本虚，因汗下后血虚而然者；有因汗后，冒风而然者；有汗下后，因惊恼而然者；有风温被火而然者。此症绝少。大抵此症，热极生风只一条，而虚者有数端。虚者投以寒剂，立见危殆。若未经汗下，只因风火相扇者，当平肝木，降心火，佐以和血之药。盖心属火主脉，肝属木主筋，火为热，木生风故耳。药则用羌活、防风、全蝎、僵蚕、柴胡、天麻、生地、麦冬、白芍、丹皮、当归、川芎之类。如热甚，黄连、栀子、胆草、黄芩，俱可酌用。有痰者，加蒌仁、胆星、竹沥。若汗下后，稍涉虚弱，或冒风，或因惊因气恼而瘈疭者，断不可用寒剂，养血祛风汤主之。至于汗下后多日，传变而为瘈疭，以及出汗露风，汗出不透与被火劫等瘈疭，俱载伤寒门中，兹不赘。

养血祛风汤自定新方

熟地　当归酒洗　白芍酒炒　川芎酒洗　半夏制　僵蚕泡去涎，焙　天麻酒蒸

生姜、大枣为引。若虚甚者，加人参；有风者，酌加羌活、白芷、柴胡、防风。

【注释】

[1]瘈疭（chì zòng 炽纵）：解释为手脚痉挛、口斜眼歪的症状。

【提要】论述瘈疭症状、病因病机及治疗。

【精解】筋脉拘急而缩者为瘈，筋脉弛缓而伸者为疭，或缩或伸而不止者，即为瘈疭，症状表现为口眼歪邪，角弓反张。发痉、中风等皆属于瘈疭的范畴。此症多属于风，然致风之因各不相同。但不外乎热极生风以及虚者两端。虚者当禁投寒剂，若未经汗下之法，只风火相扇，当平肝木，降心火，佐以和血之药。热甚者，酌加黄连、栀子、胆草、黄芩。有痰者，加蒌仁、胆星、竹沥。若经汗下，而又稍涉虚弱而致瘈疭者，禁用寒凉之剂，养血祛风汤主之。至于汗下后多日，传变为瘈疭，以及出汗露风、汗出不透与被火劫等瘈疭，均载于伤寒门中。

【医案举隅】

养血祛风汤为刘松峰自定方剂，功能滋阴养血，祛风通络。

（一）震颤案

患者，女，72岁。1982年9月26日初诊。

［病史］泄泻2个月余，每日2~5次，经治泻止。惟纳差，失眠心悸，头晕耳鸣，久治不愈。三日前又突发四肢抖动，不能持物和行走，头摇动不止，说话声颤。曾服多种镇静剂及中药治疗无效。症见形体消瘦，面白无华，神疲体倦，气短懒言。舌质淡，有齿痕，脉沉细弱。

［诊断］西医诊断：震颤症；中医诊断：颤证，血虚生风。

［治法］养血，祛风，止痉。

［方药］当归15克，熟地15克，白芍30克，红参6克（另炖），天麻10克，钩藤15克，乌梢蛇15克，炙甘草10克。

服药3剂，头摇及四肢抖动稍轻，尚头晕耳鸣，睡眠欠安，苔脉同前。守方加远志、柏子仁、酸枣仁各12克。继服6剂，头摇及四肢抖动停止，头晕耳鸣已去，睡眠好，饮食增加。病已向愈，嘱服归芍地黄丸善后调理，随访1年未见复发。

张学安. 医案三则［J］. 黑龙江中医药，1988，（06）：32+39.

按语：本案患者因年老体弱，肾气不足，加之久泻，损耗真阴，气虚血衰，筋脉失于荣养而发病，以养血祛风汤加减，补益气血，同时祛风止痉，标本兼治。

（二）小儿摇头案

患者，女，6岁。2005年9月27日初诊。

［病史］其父代诉，患儿无明显诱因患摇头病已3年余，每天入睡前不自主地摇头约30~40分钟方能入睡。经神经科系统检查无异常所见，曾服多种中西药无效，亦经巫术治疗未效。舌红，脉弦细。

［诊断］西医诊断：特发性震颤；中医诊断：头摇，肝血不足。

［治法］养血祛风。

［方药］当归10克，川芎10克，生地9克，赤芍6克，丹参9克，鸡血藤9克，蝉衣6克，僵蚕9克，乌梢蛇9克。每日1剂，水煎，早晚各服150ml。

服14剂后其父告诉摇头症明显减轻。继服15剂后摇头隔2天发作1次，约10分钟。又嘱服30剂，告愈，家访至今再未复发。

左智杰. 自拟养血祛风汤的临床应用［J］. 北京中医，2006，（10）：616-617.

按语：本案患者久病体弱，肝血不足，筋脉失养而头摇不止。以养血祛风汤加减补养肝血，调和营卫，搜风剔邪，药证合拍。

【原文】

渴

瘟疫鲜有不渴者，故弗可以不讲也。邪在表则不渴，在里则渴。三阳虽亦有渴症，但不如三阴之甚也。故太阴腹满嗌干，少阴口燥舌干而渴，厥阴则消渴矣。饮水多，而小便少，热能消水故也。瘟病之渴，一于为热，初传则热微而渴微，传深则热甚而渴甚，但未有不见兼症而独渴者。施治当先问其所饮欲冷欲热，欲多欲寡。饮多饮冷属热。更须审其表里经脏，曾否汗下。于瘟疫初起及九[1]传与六经治法中，细寻症脉，斟酌用药。第治其瘟邪，而渴自除矣。倘不应，当于伤寒发渴条中采取施治。所最要者，饮水常使不足，毋令有余。不甚渴而多饮则悸动支结，喘咳、饻同噎。哕、肿满泄泻、小便不利诸症起矣。然又不可禁饮。凡瘟症有欲愈而思饮者，盖得水则能和胃气而汗解也。禁饮多致闷乱不救。

【注释】

[1] 九：原作"十"，据本书卷四"辨吴又可疫有九传治法中先里后表"之标题及《温疫论·统论疫有九传治法》改。

【提要】论述辨瘟疫之渴症。

【精解】瘟疫鲜少有不渴者，盖邪在表则不渴，在里则渴。三阴之渴症较三阳为重，太阴表现为腹部胀满和咽干，少阴口燥舌干而渴，厥阴则为消渴。瘟病之渴多责之于热，初传热微渴微，深入则热甚渴甚，且渴多伴其他兼症。治疗过程中应当细问其所饮，饮多饮冷者属热，饮少饮热者属寒，更须详审其表里脏腑，是否汗下。瘟邪除则渴自除，若无效果须参伤寒发渴条进行施治。需要强调的是，饮水不能过多，不甚渴者若多饮则出现一系列不良症状。但瘟病向愈而出现欲多饮者，则不可禁之，因水能和胃气而使邪从汗解。

【原文】

腹痛

瘟疫虽属热证，而腹痛则有寒热之殊，但热则其常，而寒则其变也。寒痛多有所因，或服凉药过多，或不宜用凉药而妄投，或恣意大食生冷物，或汗下后正气虚而感寒，皆能致痛。或因病中恼怒气滞，积食者亦有之，无故而痛者绝少。即有之亦必因腹素有积，因瘟病而触发之者也。凡腹痛，但将凉水与饮而试之，若饮水痛稍可者属热，痛剧者属寒。若绕脐硬痛，大便结实，烦满而渴，气粗噫气者，皆属燥屎与实热痛也，急用承气等下之。因食积痛者，更有恶食恶心，噫气腐臭等症，治亦同。若小腹硬痛，小水自利，大便黑，身目黄者，属蓄血，亦用寒剂加行血药，下尽黑物自愈。凡实热痛，必脉来沉实有力。若微弱者，仍当详审，从缓治之。若饮水愈痛，或时绵绵微痛，不甚亦不止，重按则愈，肠鸣泄利，澄澈清冷，口吐苦涎，此为寒痛，当用温药和之。和之不已，而或四肢厥冷，呕吐泻利者，急用热药救之，瘟病殊少此症。如有，必因过服凉药生冷，感寒。但须详脉之有力无力。如腹痛而兼身大发热，恶饮水，呕恶，肠鸣如流水声，此表热邪热。内寒也，先温其里，次解其表。

【提要】论述瘟疫腹痛病因病机及治疗。

【精解】瘟疫腹痛有寒热之别，其热者为常，寒者为变。导致寒证腹痛的因素较多，或过服凉药恣食生冷，或虚而感寒，或饮食积滞，但无明显诱因而出现腹痛者较为少见，常因瘟病诱发腹中素有积滞而致痛。腹痛者可用凉水试之，饮后痛减属热，痛剧为寒。若燥屎与肠中实热之邪相搏，出现脐周硬满疼痛，大便秘结，烦渴气喘，或食积腹痛者，可急用承气辈下之。若小便自利，大便色黑而小腹硬痛者，属蓄血证，常用寒凉之剂配伍活血化瘀药，方如桃核承气汤。实热腹痛热邪趋里脉当沉而有力，脉弱微者，宜从缓治。寒证腹痛当用温药和之，若症不解，出现四肢厥冷或呕吐泄泻，急用热药。腹痛身大热而不欲饮水者，属表热内寒，宜表里双解，先温其里，后解其表。

【原文】

短气

短气[1]者，气急短促，不能相续，似喘[2]非喘，似呻吟而无声也[3]。有实者，虚者，在表者，在里者，水停心下者，或失于汗下，或汗下后虚极，皆能令人短气。补泻误用，甚于操刃，当详察脉症而治之。又有素虚人，汗下后，失于调补，以致忽然似喘，出言微弱少气，脉仅二三至，沉细如发，甚至无脉，此虚极短气，非真喘也。急宜温补，缓则不救，作喘治必死。汗下后，过用刻消之剂而见此者，治亦同。总之，短气者，表里、虚实、寒热皆有，但虚者较多，当合脉与兼症而细参之。

【注释】

[1] 短气：出自《灵枢经·癫狂》篇："短气，息短不属，动作气索。"指呼吸短促，难以接续。

[2] 喘：原缺。据三让堂本、敦厚堂本补。

116

［3］短气者……似呻吟而无声也：疑摘自金·成无己《伤寒明理论》，原文作："短气者，气短而不能相续者是矣。似喘而非喘，若有气上冲，而实非气上冲也。"

【提要】论述短气病因及治疗。

【精解】短气指呼吸短促，难以接续的症状。短气有表里虚实之分，亦有水停心下，失于汗下或汗下后虚而致人短气者。当详察脉症辨证施治，短气者表里寒热虚实皆有，其中以虚为主，须脉症合参。

【原文】

瘟疫兼暑

瘟疫兼暑，最难分晰。盖暑病[1]之在表者，有头痛烦躁，肌体大热，脉浮气喘，口干面垢自汗，手足逆冷，名暑厥[2]，瘛瘲名暑风[3]，昏不知人为中暑。其症最易与瘟疫表证相混。暑病之在里者，有呕逆泄泻，心腹痞闷，或兼胀痛，又最易与瘟疫之在里者相混。惟少气、倦怠、大渴三症，辨其为暑。第瘟疫亦发渴，但瘟症在表，虽渴亦不甚，必至传里方甚。至暑证，不论表里皆渴，而在表时，其渴较瘟疫之表者更凶猛殊甚也。以此为辨，庶得其情。如果系瘟兼暑证，即当用解瘟却暑之剂，亦不必拘于日期，见表治表，见里治里，又宜先治其瘟，瘟解而暑热亦从而退矣。马卵麟以五瘟丹治瘟暑，但中无治暑之剂，不过凉散，方亦未尽可用。倘遇此症，仍当于达原饮中，将祛暑之药加减出入之。至于五瘟丹，每岁冬间，预先修和备用亦可。至祛暑等方，载在暑门，兹不赘。瘟症发热无休时，暑症发热有作止，以此为辨。若瘟与暑兼，亦难以此作准，仍当详参脉症。

【注释】

［1］暑病：古称中暍，出自《金匮要略·痉湿暍病脉证并治》。暑为六淫之一，是夏季的主气。凡夏天感受暑热邪气而发生的多种急性热病，统称为"暑病"。但狭义的暑病一般多是指暑温、中暑、感暑之类的病症。

［2］暑厥：中医病名，因夏月卒中暑热之邪，而陡发神昏肢厥的病候。

［3］暑风：暑温病，因热盛而出现昏迷抽搐症状的，称为"暑风"或"暑痉"。

【提要】鉴别瘟疫及暑病，论述瘟疫兼暑的治疗。

【精解】瘟疫若兼暑邪，则甚难分辨。暑病在表常表现为发热时作时止，头痛身软，烦躁口渴，脉浮气喘。手足逆冷者为暑厥，抽搐者名暑风，昏不知人则是中暑。暑病在里常表现为呕吐泄泻，心胸痞闷，腹部胀痛。然而不论在表在里，瘟疫之表、里证均分别与之相似。辨证为暑，只有从少气、倦怠、大渴三症入手。需要注意的是，瘟疫也存在口渴，不过其证在表为渴轻，在里为渴甚，而暑病则表里皆渴，尤其是在表之渴，其较瘟疫在表者更加严重。若确系瘟疫兼暑，当用解瘟却暑方，见表治表，见里治里，先治瘟疫，瘟疫解除则暑热自退。对于瘟疫兼暑五瘟丹可作备用方，因其只有凉散并无治暑，常用方为达原饮加减祛暑药。

【原文】

瘟疫兼湿

《活人》曰：其人伤湿，又中于暑，名曰湿温。两胫逆冷，腹满头目痛，妄言多汗，其脉阳浮[1]而弱，阴小而急，茯苓白术汤、白虎加苍术汤。切勿发汗，汗之名中暍，必死。而吴氏引《活人书》曰：宜术附汤加人参、香薷、扁豆主之。《金鉴》曰：温病复伤于湿，名曰湿温，其症两胫逆冷，妄言多汗，头痛身重胸满，宜白虎加苍术、茯苓，温湿两治。若脉大有力，自汗烦渴者，人参白虎汤加白术主之。轻者十味香薷饮、清暑益气汤增损用之。按古人治法不过如斯。但《金鉴》曰：温病复伤于湿曰湿温，而《活人》则曰伤湿而又中暑曰湿温。味其义意，当遵《金鉴》为是。盖伤湿而又伤暑，只可谓之伤暑湿，而不可谓之湿温也。夫曰湿温者，是湿而兼瘟也。或先瘟而中湿，或先湿而患瘟，与暑何涉焉。第瘟疫兼湿又最难辨。□□□□□□□□□□□□□□□□□□唯于一身尽痛，痛极且不能转侧，恶饮汤水，目中视物皆红黄，身目色微黄，而无谵妄等症者，辨之始得。而湿证之中，又有湿热、寒湿之分，总宜白术茯苓汤。湿热者，小便赤涩如马溺，混浊色白，且有烦热大便秘结诸症，宜人参白虎汤加白术主之，或四苓散、大小分清饮、茵陈饮之类，皆可择用。若天久阴雨，湿气过胜，其人脏腑虚，大便滑，小便清，乃是寒湿，宜术附汤。但瘟疫发在热时，且兼湿热者多，而兼寒湿者少，术附汤不可用。若服茯苓白术□□□□□□□□等汤不应，则用除湿达原饮，分治瘟与湿，诚一举而两得也。北方风高土燥，患此者少，惟南方水乡卑湿，天气炎热，患者恒多。春冬感者恒少，而夏秋患者恒多。所宜随其时地而变通之。至于前所引《活人》云：湿温切勿发汗，而《金匮要略》则云：湿家身烦痛，可与麻黄加白术汤，发其汗为宜。《景岳全书》又曰：凡湿从外入者，汗散之，将谓止中湿者宜汗，而兼温者不宜汗。何以《准绳》湿温门中，既引《活人》云不宜汗[2]，又引《金匮》曰宜汗，更引成氏云湿家发汗则愈。是湿温一门，前后又自相矛盾，殊不可解。愚意瘟疫始终不宜发汗，虽兼之中湿[3]，而尚有瘟疫作祟，是又当以瘟疫为重，而中湿为轻，自不宜发汗，当用和解疏利之法，先治其瘟，俟其自然汗出，则湿随其汗，而与瘟并解矣。或瘟解而湿仍在者，当于湿证门中求之，故治湿诸方俱不开列。

除湿达原饮 自定新方

槟榔二钱　草果仁五分，研　厚朴一钱，姜汁炒　白芍一钱　甘草一钱　栀子五分，研　黄柏五分，酒炒　茯苓三钱

如兼三阳经证，仍酌加柴、葛、羌活，瘟而兼湿，故去知母，而换黄柏，以燥湿且能救水而利膀胱；去黄芩换栀子，泻三焦火而下行利水。加茯苓利小便而兼益脾胃。三者备而湿热除矣。再加羌活等药，风药亦能胜湿，湿除温散，一举两得。此方分两不过大概，临证加减用之。

石草散

治湿瘟多汗，妄言烦渴。

石膏煅　炙草等份

共末，浆水调服二钱。

【注释】

[1] 浮：《类证活人书》卷六作"濡"。

[2] 汗：原缺。据三让堂本、敦厚堂本补。

[3] 湿：原缺。据三让堂本、敦厚堂本补

【提要】论述湿温辨证及治疗。

【精解】《南阳活人书》与《医宗金鉴》对湿温的病因论述各异。《金鉴》认为温病复伤于湿为湿温，而《活人书》则认为伤湿而又中暑为湿温，但伤暑湿并非是湿温。湿温是湿而兼温，或先温后湿，或先湿后温，与暑无关。瘟疫若兼湿邪，则甚难分辨。湿分为湿热和寒湿，总方宜白术茯苓汤通利小便，使邪从小便而去。湿热则小便短赤，大便秘结，用人参白虎汤加白术方，清热益气生津，燥湿利水健脾。或者用四苓散、大小分清饮、茵陈饮之类。寒湿则小便清长，大便溏泻，宜术附汤温阳散寒，祛湿止痛。瘟疫多热盛，易兼湿热，故术附汤少用。茯苓白术等效果不佳时，可使用除湿达原饮，燥湿清热，开达膜原，瘟湿同治。但治疗须因时、因地、因人制宜，随证变法，灵活变通。对于湿温应不应该使用发汗法，各家众说纷纭，意见不一。松峰认为瘟疫不宜发汗，即便兼有湿邪，也当以瘟疫为重，宜用和解疏利法，先治瘟疫，瘟除汗出湿自解。

【原文】

瘟疫兼痢

吴又可用槟芍汤，系治瘟疫之里证而兼痢者。若有外证，仍当解表，必如喻嘉言分三次治法[1]，始足以尽其变。至表里俱病者，又当表里分治，总宜活变，不可胶执。惟松花散治瘟毒热痢，颇著奇效，未可以易而忽之。又按：伤寒便脓血，有误发淋家[2]汗而然者，用猪苓汤。有病在少阴者，治以桃花汤。诸说于瘟痢总不宜用。盖痢由瘟而作者，始终一于为热也。惟杂疫中痢疾，原无瘟疫之头痛身热，发热自汗，以及心腹痞满不食，谵语等表里诸症。而沿门阖户止患痢疾者，则有虚实寒热之殊，其治法亦因之各异矣。凡痢身热脉大者难治，身热脉小者易治。

松花散

治瘟毒热痢。

松花二三钱

煎薄荷滚汤，入蜜调服，以愈为度，无不效者。取松花法：于四月初，看松梢所抽黄穗如麦穗者，趁硬摘取，摊在布被单上，晒干即有面落下如蒲黄。磁器收贮，伏天必晒，否则穿发[3]，取黄穗不可早，早则嫩而少黄面，又不可迟，迟则花蕊飞而穗成空壳矣。看其穗硬而带黄色，大如稻粒则取之。又，松花和入米粉中，入白糖可蒸糕食，甚香美，呼为松花饼。

大黄酒

便脓血，里急后重，腹痛，昼夜烦不止。

大黄五钱，好黄酒一两盏，浸一宿，次日温饮。

【注释】

[1]喻嘉言分三次治法："谓邪既入，急以逐秽为第一义。上焦如雾，升而逐之，兼以解毒。中焦如沤，疏而逐之，兼以解毒。下焦如渎，决而逐之，兼以解毒。"详见《尚论篇》卷首。

[2]淋家：出自《伤寒论·辨太阳病脉证并治》。指素患淋证者。淋，指小便淋漓不尽，尿频量少，尿道作痛之证。淋家，指久患淋病之人。

[3]穿发：败坏也。《公羊传·宣十二年》："古者杅不穿，皮不蠹。"注："穿，败也。"发亦败也。《汉书·高帝纪》："折木发屋。"

【提要】论述瘟疫兼痢辨证及治疗。

【精解】治疗瘟疫里证兼下痢，吴又可用槟榔芍药汤调和气血，清热解毒。若瘟疫表证，则遵喻嘉言分三次治法。若表里俱病，当表里分治。总宜灵活变

120

通，不可胶执。若瘟疫热毒，则治以松花散燥湿收敛，疗效颇佳；若伤寒便脓血，误发淋家之汗，则用猪苓汤利水、养阴、清热；若病在少阴，阴寒内盛，下利清谷，则治用桃花汤温中涩肠止痢。然上述诸法并不适合瘟痢使用，由瘟疫而导致下痢者，其病因多归结于热。杂疫中的痢疾，无瘟疫头痛身热、发热自汗，以及心腹痞满不食、谵语等症状。总而言之，患痢疾者，有虚实寒热之不同，其治法亦各不相同。凡下痢身热脉大为难治，身热脉小为易治。

【原文】

瘟疟

凡疟寒热如期而发，余时脉静身凉常也，以疟法治之。设传胃者，必现里证，_{应下之症}。名为瘟疟，以疟法治者死。当以瘟疫法治之。此症下后，里证除，寒热独存者，是瘟减疟在。疟邪未去者，宜疏，清脾饮。邪去而疟势在者，宜截，不二饮。势在挟虚者，宜补，四君子汤。三方见疟门，不附载。

丹蒿散

治瘟疟不止。

黄丹_{五钱，炒}　青蒿_{童便浸，晒干，二两，为末}

每剂服二钱，寒多酒服，热多茶服。

鹤龄枣

治瘟疫邪疟。取红枣一枚，咒曰：华表柱[1]。一气念七遍，望西北方取气一口，吹枣上，令病者吃之。

便蜜饮

瘰疬诸疟，无问新久。

童便_{一盏}　白蜜_{二匙}

共搅，去白沫，顿服取吐，碧绿痰出为妙，不然终不除。

【注释】

[1] 华表柱：饰于墓前之柱也。

【提要】 论述瘟疟辨证及治疗。

【精解】 疟疾寒热往来，发有定时，寒战和高热交替发作，发有规律，过后脉静身凉，用治疟法治疗。中医内科学将疟疾分为正疟、温疟、寒疟、瘴疟、劳疟、疟母六类，其治法各异。

正疟临床表现：寒战壮热，休作有时，先有呵欠乏力，继则寒栗鼓颌，寒罢则内外皆热；头痛面赤，口渴引饮，终则遍身汗出，热退身凉；舌红，苔薄白或黄腻，脉弦。治法：祛邪截疟，和解表里。

温疟临床表现：热多寒少，汗出不畅；头痛，骨节酸疼，口渴引饮，便秘尿赤；舌红，苔黄，脉弦数。治法：清热解表，和解祛邪。

寒疟临床表现：热少寒多，口不渴，神疲体倦，胸脘痞闷；苔白腻，脉弦。治法：和解表里，温阳达邪。

热瘴临床表现：热甚寒微，或壮热不寒，头痛，肢体烦疼，面红目赤，胸闷呕吐，烦渴饮冷，大便秘结，小便热赤，甚至神昏谵语；舌质红绛，苔黄腻或垢黑，脉洪数或弦数。治法：解毒除瘴，清热保津。

冷瘴临床表现：寒甚热微，或但寒不热，或呕吐腹泻，甚则神昏不语，嗜睡昏蒙；苔白厚腻，脉弦。治法：解毒除瘴，芳化湿浊。

劳疟临床表现：疟疾迁延日久，遇劳则发，寒热时作，倦怠乏力，短气懒言，纳少自汗，面色萎黄，形体消瘦；舌质淡，脉细无力。治法：益气养血，扶正祛邪。

疟母临床表现：久疟不愈，气机郁滞，血行不畅，痰浊瘀血互结于左胁之下，形成痞块。治法：软坚散结，祛瘀化痰。

若向里传变，出现热多寒少，或但热不寒，汗出不畅，头痛，骨节酸疼，口渴引饮，便秘尿赤，舌红，苔黄，或舌红干而无苔，脉弦数等症状，则成瘟疟，此时断不可用疟法，宜瘟疫法治疗。使用下法后，里证已除，独留寒热，疟仍存在，疟邪未除宜疏导之法，用透邪除湿、祛痰和胃之清脾饮。疟邪盛用不二饮截疟，虚则益气健脾，用四君子汤。

【医案举隅】

一、清脾饮

清脾饮，又名清脾汤，出自《济生方》，组成：青皮（去白）、厚朴（姜制，炒）、白术、草果仁、柴胡（去芦）、茯苓（去皮）、半夏（汤泡七次）、黄芩、甘草（炙），主治瘴疟脉来弦数，但热不寒，或热多寒少，膈满能食，口苦舌干，心烦渴水，小便黄赤，大便不利。

（一）发热案

患者，女，38岁。

［病史］发热21天，最高体温41℃，经当地医院治疗未好转来诊。就诊时体温38.7℃，头身重痛，胸闷脘痞，纳差，恶油腻，恶心，发热午后加重，体温40.5℃，移时汗出热减，即而复热，小便黄赤。舌红苔腻，脉濡数。

［诊断］西医诊断：发热待查；中医诊断：湿温，热重于湿。

［治法］苦寒清热，芳香化湿。

［方药］清脾饮去白术、陈皮，加青蒿、槟榔。

1剂热减，身痛止。2剂热退，舌苔黄薄腻，脉濡。继用黄连温胆汤2剂，病愈，一切如常。

舒坦. 清脾饮治疗发热体会［J］. 河南中医，2005，（02）：21.

按语：本案患者湿温发热，且发热时轻时重，发无定时，似疟非疟，为热疟。以清脾饮加减，治此湿热秽浊留滞半表半里、发热阵作之证，熔芳香避秽、苦温燥热、苦寒清热为一炉，效果较好。

（二）妊娠疟疾案

患者，女，27岁。1982年6月28日初诊。

［病史］患者怀孕8个多月，恶寒发热，发作有时，已有三四天。诊见面色潮红，体温39℃，头痛较甚，不思饮食，大便已行，小便色黄。舌质偏红，苔薄黄，脉象滑数。查血：周围血涂片找到疟原虫。

［诊断］西医诊断：疟疾；中医诊断：疟疾，邪伏膜原。

［治法］和解少阳，清热截疟。

［方药］柴胡5克，黄芩10克，知母8克，草果6克，炒常山6克，青陈皮6克，白术10克，白蒺藜10克，法半夏10克，青蒿10克，甘草10克。2剂。另嘱予白蜜30克，加白酒适量，于下次疟疾发作前2小时顿服。

药后疟疾未再发作，随访，足月顺产一男婴，母子均健康。

汤昆华，朱广华. 清脾饮治疗妊娠合并疟疾20例［J］. 江苏中医，1990，（12）：21-22.

按语：本案患者为孕妇，妊娠期阴血聚于冲任以养胞胎，机体阴血不足，阳气亢盛，脏腑气血虚弱，疟邪易于入侵，发为疟疾。以清脾饮加减，诸药相伍，发挥和解少阳、解热截疟之功，直中病所。

二、四君子汤

四君子汤为临床常用的补益剂基础方，方用人参、白术、茯苓各9克，甘草6克，具有健脾益气功效，主治脾胃气虚证，症见面色萎黄，语声低微，气短乏力，食少便溏，舌淡苔白，脉虚数。临床常作为基础方化裁用于治疗慢性胃炎、消化性溃疡等属脾胃气虚者。

（一）泄泻案

患者，男，29岁。2003年11月15日诊。

［病史］诉腹泻反复发作2年。就诊时症见大便稀溏，日3~4次，无便脓血，伴里急后重，腹胀腹痛，便前发作，便后缓解。舌淡苔黄腻，脉弦滑。

［诊断］西医诊断：肠易激综合征；中医诊断：泄泻，脾气亏虚。

　　[治法] 益气健脾。

　　[方药] 党参 20 克，茯苓 20 克，诃子肉 20 克，生黄芪 20 克，丹参 20 克，苍术 10 克，白术 10 克，陈皮 10 克，半夏曲 10 克，厚朴 10 克，延胡索 10 克，鸡内金 10 克，赤芍 15 克，白芍 15 克，焦三仙 30 克，生甘草 5 克。

　　7 剂后大便较前成形，每日 2 次。随症加减 21 剂，症状缓解。

　　刘汶. 李乾构应用四君子汤的经验撷菁 [J]. 中医药临床杂志，2005，（02）：108-109.

　　按语：四君子汤为治疗脾虚泄泻的常用基础方，本案患者症见大便稀溏，腹胀腹痛，便前发作，便后缓解，可辨证为脾虚泄泻。以四君子汤为基，治以健脾益气，燥湿止泻。

　　（二）阳痿案

　　患者，男，27 岁。

　　[病史] 患者新婚之夜即见阳事不举，未能性交，夫妻不和，曾在某市医院诊治，服过桂附、鹿茸等壮阳之品与雄性激素等药未见好转，精神疲惫，面色无华，四肢乏力，伴头晕腰酸，口淡，夜寐差，大便溏薄，小便频数。舌质淡，苔白，脉软。

　　[诊断] 西医诊断：勃起功能障碍；中医诊断：阳痿，心脾肾虚。

　　[治法] 健脾益气，温肾壮阳。

　　[方药] 红参 10 克（另炖冲），炒白术 10 克，胡芦巴 10 克，茯苓 15 克，炒扁豆 15 克，杜仲 15 克，远志 6 克，炙甘草 6 克，干姜 5 克。水煎服，日 1 剂。

　　二诊：服 1 周即稍见效。续服 1 月，诸症皆减，性欲增强，阳事欣然，性生活正常，守上方进退，续服以巩固之。

　　刘信江，陈阳. 四君子汤加减在男科临床的应用 [J]. 福建中医药，1994，（03）：39-40.

　　按语：本案患者虽病在阳痿，多属肾虚，然察其精神疲惫，面色无华，四肢乏力，伴大便溏薄，舌质淡，苔白，脉软，证属心脾肾皆虚，以脾虚为主。遂用四君了汤加味，服之则有效。

　　三、早泄案

　　患者，男，28 岁。

　　[病史] 新婚之夜，一触即泄，心情紧张，时常腹胀便溏，食少，乏力。舌淡润，苔白厚，脉细虚。

　　[诊断] 西医诊断：射精功能障碍；中医诊断：早泄，脾气亏虚。

　　[治法] 补脾固精。

［方药］党参30克，白术15克，茯苓10克，枣仁10克，炙甘草5克，陈皮9克，五味子6克，龙骨24克（先煎），牡蛎24克（先煎），菟丝子24克，芡实18克，水煎服。于性交前2小时服用第1煎，性交后服用第2煎。

连服10剂后，性生活恢复正常。

刘信江，陈阳. 四君子汤加减在男科临床的应用［J］. 福建中医药，1994，（03）：39-40.

按语： 本案患者病在早泄，时常腹胀便溏，食少，乏力，舌淡润，苔白厚，脉细虚，证属脾虚早泄。方以四君子汤为基，补脾固精，服之有效。

【原文】

妊娠瘟疫

吴又可治孕妇瘟疫，用三承气兴利除害于反掌之间固已，但方中定当减去芒硝。盖芒硝乃软坚之物，用之能使胎化为水。倘痞满燥实坚皆俱，极[1]数用生大黄而止，否则止用熟军为妥，胎与肠胃绝不相关，大黄荡肠胃而破坚燥，未闻能下胞孕者，服之何害。至云大黄为安胎之圣药，是专为里证应下者言之。若邪尚在表者，当速散其表邪，毋使内陷，为上乘也。

罩胎散

孕妇瘟疫，恐伤胎气。

嫩卷荷叶晒干，宜平时收贮。临时急用则烘干，五钱　蚌粉二钱五分

上共为末，每用新汲水入蜜，调服三钱，再作一剂，涂腹上。

又方　井底泥涂足心。治孕娠时症，令子不安。

又方　用灶底中对锅脐土，研细，水调服，仍涂脐，干再换。

涂脐散

井底泥、青黛、伏龙肝，共末调匀，涂脐上。干再换。

黄豆煎

大黄豆六十粒，水二盏，煎一盏，取汗。病重再一服。

妊娠热病，车辖脂、黄酒和服。青羊屎研烂，涂脐安胎。

又方　鸡子十枚，纳井中，令冷，取出打破，吞之，令胎不动。

妊娠时行并感寒，大鲫鱼一尾，烧存性，研，黄酒冲服。如无汗，腹中热痛，醋和服，取汗。

热病，葛根汁频服。

【注释】

[1]极：通"亟"。《荀子·赋》："出入甚极，莫知其门。"杨倞注："极读为亟，急也"。

【提要】论述妊娠瘟疫及大黄的应用。

【精解】吴又可用三承气汤治疗妊娠瘟疫，但方中减去芒硝。芒硝味咸、苦，性寒，能泻下通便，润燥软坚散结，具有滑胎作用，孕妇慎用。若痞满燥实坚皆俱，已成阳明腑实之大承气汤证，当急用生大黄，涤荡肠胃而破坚除燥，胎与肠胃不相关，大黄不会致使孕妇流产，即内经所言："有故无陨，亦无陨也。"对于里证应下，尤其是血热引起的胎动不安者，大黄是安胎圣药，这是针对里证应用下法的情况。若邪仍在表，当以解表为先，防止其内陷生变。但大黄苦寒，孕妇仍应慎用。

【原文】

小儿瘟疫

瘟疫盛行之时，小儿如有发热等症，或可断其为疫，倘瘟疫不行之年，而小儿忽感瘟疫，于何辨之哉？亦辨之于抖然身热而已。第伤寒瘟疫皆身热，又当细问乳母，曾否突然脱衣，洗浴入水，当风而寝等事，果实无感冒，方可向瘟疫上找寻。又必验其有目赤便赤，舌干苔黄黑，日晡潮热，谵语斑黄，或大便秘结，或挟热下利赤胶等症，方可断其为瘟疫。若妄意杂症为瘟疫，则又失之矣。吴又可专言俗医妄意小儿瘟疫为杂症者，是只见一边矣。总之，辨小儿瘟疫是极难的事。

桃叶浴法

桃叶三四两，熬水，日五六遍浇淋之。再用雄鼠屎微烧，取二枚，研，水和服。

二香散

天行壮热。

木香末，三分　檀香末，三分

清水和服。仍用温水调涂囟门。

【提要】论述小儿瘟疫的辨证。

【精解】在瘟疫流行之时，小儿出现发热及相关症状，多属瘟疫发热，若非瘟疫盛行之时，亦当从发热入手，辨其是否为疫。但伤寒与瘟疫都会导致人体一身皆热，此时应该详细询问，排除受凉受风等易引起感冒的因素后，才能排除伤寒。在此基础上，若小儿出现大便秘结或挟热下利、舌干苔黄黑、日晡潮热、谵语斑黄等症状，则可诊断为瘟疫。最后需要注意鉴别杂症和瘟疫，切忌将小儿瘟疫视作杂症，否则将有失偏颇，极易失治误治。总之，辨小儿瘟疫并非易事。

瘟疫杂症简方

【原文】

鼻衄
茅花汤

治衄不止。

茅花尖一把，水三盏，煎一盏服。无花根代。

止血歌

石榴花瓣可以塞，萝白藕汁可以滴，火煅龙骨可以吹，龙骨能治九窍出血。水煎茅花可以吃；墙头苔藓可以塞，车前草汁可以滴，火烧莲房可以吹，水调锅煤可以吃。

熨法

治衄如涌泉。

用草纸叠十余张，井水湿透，分开发，贴顶心，熨之即止。

炒栀吹鼻　山栀炒黑为末，吹鼻，外用湿草纸搭于鼻上，即止。成流久不止者，方可用此法。如点滴不成流者，其邪在经未除，不必用之。

又方　韭汁磨墨服，并治吐衄。无韭用根。

愈后鼻衄不止，用青绵线，将两手中指第一节屈伸处紧扎，再用绵纸剪成一二指许宽条，叠数十层，新汲水湿透，搭于两肩头上，热则另换。又用好黄酒四五壶，令两足浸其中，立止。

滑石丸

滑石末，饭丸梧子大。每取十九，微嚼破，新汲水送下，立止。此治衄通剂。

【医案举隅】

茅花汤出自《外台秘要》卷二，只用茅花一大把，若无茅花，取茅根代之亦可，主要治疗鼻衄。现临床少见只用茅花一味治疗鼻衄，多据其证型加以凉血、清热等止血之品。

鼻衄案

患者，女，75岁。1979年3月8日初诊。

[病史] 诉年高突然鼻衄 5 天。先因感冒，后则出血。出血量颇多，经急救处理，出血已暂止。舌苔干焦无液，脉左细弦而劲，形似雀啄。

[诊断] 西医诊断：鼻出血；中医诊断：鼻衄，肝热犯肺。

[治法] 平肝清化，扶正调治。

[方药] 鲜生地 40 克，粉丹皮 9 克，生白芍 9 克，白茅花 12 克，蚕豆花 12 克，仙鹤草 12 克，旱莲草 12 克，淡黄芩 9 克，焦山栀 9 克，侧柏叶 9 克，藕节炭 12 克。4 剂。

晚间鼻衄果又作，继续服药而止。惟年高体质不易恢复，肝热尚未清泄。时有头晕，耳窍作胀鸣响，饮食量少而不香。苔干焦转润有液、略微腻，舌下青筋粗大而紫褐明显。脉已从弦劲带芤转为细弱。病后气血未充，瘀热尚未全化。

[方药] 粉丹皮 9 克，生白芍 9 克，仙鹤草 12 克，旱莲草 9 克，炒当归 9 克，稽豆壳 9 克，太子参 10 克，制黄精 10 克，炒白术 9 克，陈皮 5 克，白茯苓 12 克。继续服药 1 周，未再出血。

张赞臣. 鼻衄证治经验 [J]. 江苏中医杂志，1984，（01）：12-14.

按语： 本案患者鼻衄频作，其证属肝热犯肺，迫血上行。因其出血量多，故应在止血之余，佐以清热生津之品。《伤寒大白》："茅性清凉，根能凉血止烦，花苗专凉上焦之血，故治衄。"

【原文】

齿衄
椒矾饮

川椒四十九粒，开口。白矾少许，醋煎服。

吐血
生葛汁

取生葛根，切碎，捣烂，少加水，拧取汁，频频饮之，治吐衄血，神效。

并治阳明瘟热之毒，大效。不独止吐衄。

逐疫七宝丹

治时疫热毒，口鼻出血等症，神效。毋以其易也而忽之，兼治诸热毒并蛊毒。

人粪尖七枚，约枣栗大，烧红色，取出即入冷水中，研细，再顿服。

蓄血

生地黄汤

抵当汤丸今总难用，以此代之，甚觉和平。

生地二三钱　干漆一钱，炒烟尽　生藕汁一小盅。如无，以大蓟一二钱代之　蓝叶钱半　大黄一二钱，生熟酌用　桃仁一钱，去皮，研　归尾二钱，酒洗　红花六分，酒洗

水与藕汁同煎。原方水蛭、虻虫，今改为归尾、红花。蓄血有上中下之殊，上焦胸中，手不可近而痛者，犀角地黄汤。中脘手不可近，桃仁承气。脐下小腹手不可近，抵当嫌峻猛，此汤主之。或再加枳实、苏木，用者酌之。

【医案举隅】

生地黄汤方出处较多，方中药物也不同。《医心方》卷十二引《小品方》生地黄汤：生地黄15克，柏叶9克，黄芩6克，阿胶6克，甘草6克，治小便出血。《备急千金要方》卷三生地黄汤：生地黄15克，甘草、黄连、桂心各3克，大枣20枚，淡竹叶6克（一作竹皮），赤石脂6克，治产后感受寒热，下痢。《仁斋直指》卷二十一生地黄汤：生地黄（洗净）60克，阿胶（炒酥）30克，川芎、桔梗、蒲黄、甘草（生）各15克，凉血止血，治上热衄血。《医宗金鉴》卷五十生地黄汤：生地黄、赤芍药、川芎、当归、天花粉、甘草（生），治初生儿脾经有热，眼闭不能开。此处生地黄汤治疗蓄血，以代替抵挡汤之峻猛，治下焦蓄血。

子宫肌瘤案

患者，女，46岁。

［病史］因突昏仆，被人抬至门诊，急诊复苏后因置经期转妇科。近3个月月经愆期、量多，有血块紫黑，腹痛，待血块下则痛减，常感眩晕，手足凉，脉滑涩，舌尖有瘀点。B超提示：子宫黏膜下肌瘤。妇科检查：子宫如2个月孕大，质硬。

［诊断］西医诊断：子宫肌瘤；中医诊断：癥瘕，瘀血阻滞。

［治法］清热逐瘀，通经止血。

［方药］生地黄90克，煎汁100ml，冲服生大黄末3克，日1剂。

连服3天，血渐少。用桃红四物类调理，3周后无他苦。后嘱每月经服生地黄汤10剂，5个月后B超复查如常。妇科检查：子宫常大。

杨瑛. 生地黄汤妇科临床新用二则［J］. 陕西中医，1999，（12）：564.

按语：本案患者病属崩漏，瘀血阻于胞宫，血不归经而发崩漏，其证属虚实夹杂，以生地黄汤化裁，清热逐瘀，通经止血，可收良效。

【原文】

发斑

黑膏

治瘟毒发斑如锦纹。

生地二两　淡豆豉三两

以猪油半斤合煎之，至浓汁，次入雄黄末五分，麝香六分，丸弹子大，白汤化一丸，未见效，再服。

青黛一物汤

通治发斑，青黛，水和服。

归葛饮

治阳明瘟暑，大热渴。

当归　葛根鲜者更好

水煎，冷水浸凉，徐服，得汗即愈。

又方　只用鲜葛根一味，锉碎捣汁，滤出，任意饮。大治阳明瘟疫。

玉泉散

治阳明内热烦渴头痛，二便闭结，发斑发黄，及热痰喘嗽等症。此益元散之变方也，其功倍之。

石膏六两，生用　粉草一两，生用　朱砂三钱

共为细末，每酌服一二三钱。新汲水对滚水服。

【医案举隅】

玉泉散出自《景岳全书》卷五十一，组成：石膏、甘草、朱砂，为益元散去滑石加石膏所化，功能清热泻火解毒，主治阳明内热，烦渴头痛，二便闭结，温疫斑黄，及热痰喘嗽。

（一）头痛案

患者，男，50岁。1980年9月初诊。

［病史］诉前额痛近半年，经多方治疗，病情仍反复。刻诊：前额痛如劈，纳差，口干苦喜凉饮，大便2~3日1次，尿黄，舌红苔黄，脉洪数。疏《医学心悟》葛根汤2剂后，头痛若失，惟口干苦等症依然，因中断服药，头痛复起如故，仍投葛根汤剂，未效。

［诊断］西医诊断：头痛；中医诊断：头痛，阳明头痛。

［治法］清热泻火解毒。

［方药］玉泉散20克（玉泉散由生石膏180克、甘草30克，各研极细末拌匀而成），日服3次，2日服完，每次用大黄5克煎汤送下。

药后，头痛霍然，诸症若失。续服玉泉散 1 周，半年后追访未再复发。

上官均. 玉泉散治验举隅 [J]. 辽宁中医杂志，1989，（01）：26–28.

按语： 本案患者前额痛如劈，故辨为阳明头痛，治用玉泉散加减，石膏能清阳明腑热，甘草和中泻火，加大黄助其通腑之力，阳明之热得清，其疼痛得愈。

（二）壮热案

患者，女，46 岁。1984 年 5 月初诊。

[病史] 诉 3 天前恶寒发热，体温 39.6℃。经西医对症治疗后，汗出热退。但第 2 日又高热，体温 40.5℃，仍按原法治疗无效。刻诊：身热如焚，面红唇干口渴，气粗而咳，目赤。体温 40.5℃，两足不温，大便 3 日未行，尿少黄赤。舌红绛无苔，脉洪数有力。

[诊断] 西医诊断：发热待查。

[治法] 清热泻火解毒。

[方药] 玉泉散 30 克（生石膏 180 克、甘草 30 克，各研极细末拌匀而成），分 3 次以知母 10 克、苍术 5 克煎汤送服。

傍晚时体温降至 38.2℃，足温复常。夜间续进玉泉散 30 克，每 4 小时 1 次，以知母 10 克、枇杷叶 15 克煎汤送服，翌晨泻下腥臭样大便。8 时许，体温降至 37.6℃，气平少咳，神清倦怠安卧，舌红脉微数。给食稀粥半碗，续进玉泉散 20 克，分 3 次饭前服，药后体温正常，后以参麦散善其后。

上官均. 玉泉散治验举隅 [J]. 辽宁中医杂志，1989，（01）：26–28.

按语： 本案壮热兼夹湿邪，胃肠实热上攻，大便未通则壮热口渴，目赤气粗，肺与大肠相表里，玉泉散清下，枇杷叶清肃肺金，表里同治则便可排，热可清，咳则止，热退身凉。

【原文】

治赤斑方

独脚乌桕根研，酒服甚效。

治出斑方

暑月昏沉，未明证候，恐是出丹。以生黄豆数颗食之，如不觉腥，即以生黄豆水泡研汁一小盅，和水服。

治发斑困笃。蟾蜍旱地虾蟆去肠，宜去皮与头，恐有酥。生捣食一二枚，效。如不效，再带皮与头捣服。

鲇鱼头骨灰散

治伤寒瘟疫，瘾疹不能发，服此即发。

鲇鱼头骨_{烧灰存性}

研细，热黄酒调服二三分。

青木香煎

治发斑疹。

青木香一两

水煎服，效。若腹满不得小便，用雄黄细末，蜜丸枣核大，纳溺孔中。

发斑怪症，目赤，鼻张大喘，浑身出斑，毛发如铜铁，乃热毒气结于下焦也。

白矾　滑石各一两

共末，水三盅，煎减半，不住服尽效。

麦奴丸_{麦奴，麦穗乌霉也}

治阳毒温毒，热极发斑，为救急良药。

麦奴　梁上尘　釜底煤　灶突墨　麻黄　黄芩　大黄　朴硝等份

为末，蜜丸弹子大，每服一丸，水下。

发斑赤黑，青木香一两，水三杯，煎一盅服。

斑疹出不快，钩藤钩、紫草茸等份，末，温黄酒服一钱。

发斑取汁，猪胆汁、醋等份，鸡子一枚，合煎服，汗出愈。不愈再服。

发黄

生姜退黄法

生姜捣烂，周身擦之即退。

又茵陈羹　茵陈煮食，生食亦可。并治黄。

黄宾江方

治发黄目不识人。

生葱煨熟，去粗皮，用心扭汁，蘸香油点二目大小眦。

刘尚书方

治湿热发黄，昏闷不省，死在须臾。

白毛乌骨鸡一只，干捋捋，_{音残。取也。}去毛，破开，去肠杂，捣，铺心头，少倾即活。

治发黄法

用麻油半盅，水半盅，蛋清一枚，搅和服。

吹鼻法

瘟疫三日外，心腹胀满坚硬，手心热，遍身发黄。

苦瓜蒂七个，末。以少许吹两鼻，令黄水出，余末水调服。

蒌汁硝蜜饮

治发黄，心狂，烦热。

大瓜蒌一个，黄的

新汲水淘浸取汁，入蜜半合，朴硝八分，和令匀，待硝化尽，服之。

竹麦饮

治黄。

竹叶　小麦　石膏分两临时酌定

水煎细服，尽剂。

又方　醋浸鸡子数枚，一宿，去壳，吞其清。

又方　发髲鬄，音备。妇人假发以饰首者。烧研，水服日三。

狂

凡狂热不可掩闭床帐，务揭开放入爽气。病患如觉恶风，则不必矣。

三白饮

治热极狂乱及热不退。

鸡子清一枚　白蜜一大匙，生者更良　芒硝酌用

共和一处，再用凉水和服。如心不宁，加珍珠末五分。

靛青饮

治天行瘟疫，时气热毒，烦躁狂言。尚未至发狂之甚者，亦皆可服。

靛青一大匙

以新汲井水和服。

独参丸

治发狂不避水火。

苦参不拘多少

为末，蜜丸梧子大，薄荷汤下二钱。水亦可。

治狂走，鸡子壳出过小鸡者。泡滚水服，即安。

浑圆丸

治舌黄，烦躁，狂言，发热。

生鸡子吞一二枚。

又方　蚯蚓，治瘟病大热狂言。蚓粪，新汲水和服亦妙。

鹊石散

治发狂，逾墙上屋。

黄连　寒水石

等份为末。每服二钱，浓煎甘草汤，候冷调服。

铁胆饮

阳毒在脏，谵妄狂走。

铁粉一两　胆草五钱

共末，磨刀水调服二钱，小儿五分。

元砂丹

治发狂。

元明粉二钱　朱砂一钱

共末，冷水服。

又方　胆草末，二钱　鸡子清一个　白蜜一匙　凉水化服。

黄雪膏

大黄不拘多少，炒黄为末。雪水熬如膏，冷水和服。亦治发黄。

又方　狂走见鬼。蚯蚓数条，去净泥，人尿煮汁饮，或生绞汁亦可。

又方　治狂走。瓜蒂末，井水服一钱，取吐即愈。

又方　人粪入罐内，泥封，煅半日，盖地下，出火毒，研，新汲水服二三钱。未退再服。

又方　大热狂渴。干陈人粪为末，于阴地净黄土中作小坑，将粪末入坑中，新汲水和匀，良久澄清，细细与饮即解。

醋治狂法

阴狂阳狂皆治。瘟疫无阴狂。

于病人室中，生旺火一盆，将好醋一大碗，倾于火上，病人闻之即安。兼燥渴者，入硝半斤于冷水内，用青布一块，浸硝水中，取出搭胸上，布热再浸换，如得睡，汗出即愈。一法用镜按身上，亦得。如兼舌出不收，将麻黄水洗净舌，用冰片、牛黄、麝香研末，点舌即收。或止用冰片亦可。

结胸
苦参饮

满痛，壮热。

苦参末，一两

醋三盏，煎一盏，饮取吐。

牵白饮

心腹硬痛。

牵牛子末，一钱

白糖汤调服。

地龙饮

按之痛极，或通而复结，喘促狂乱。

生地龙四条，洗净，研如泥

入生姜汁少许，蜜一匙，薄荷汁少许，新汲水调服。若热炽，加片脑少许服，揉心下片时，自然汗出而解，不应，再服，神效。

呃逆
枳香散

枳壳五钱　木香一钱

共末，滚水调服一钱。不应，再服。

又方　四花青皮，全者，末，滚白水服一二钱。

又方　黄蜡烧烟，熏二三次即止。

痢
霜连散

治挟热下利脓血。

百草霜　川连

等分，共末。黄酒下二钱，日三。

连梅丸

噤口。

川连五钱　乌梅肉三钱，焙

共末，蜡蜜丸桐子大。服二十九，日三。

连艾煎

治同上。

川连一钱　熟艾　二钱

煎服。

豉薤汤

暴痢。

豉一两　薤白一握，冬用根

水三盅，煮熟，纳豉更煮，色黑去豉，分二服。

龙骨汤

毒痢，大烦渴，作热，三焦疮蟹，张口吐舌。生疮，不识人，目烂。

龙骨半升，水一斗，煮四升

用器装，蜡封固口，沉井底，过夜取出，徐徐饮。

又方　下痢欲死。龙骨半斤，研，水一斗，煮取五升，候冷，稍饮，得汗愈。

烦躁

苦参散

治狂躁并结胸。

苦参末，黄酒调服三钱。已汗未汗者，皆可服。

花粉煎

烦渴。

花粉煮浓汁饮。先以竹沥和水，入银同煮，取水冷饮，然后服此。

又方　生藕汁一盅，酌加生蜜和匀细饮。

竹沥饮

烦躁。

竹沥微温，时时少饮，厚盖取汗。

又方　治口干。生藕汁、生地汁、童便各等份，和，频饮。

浮肿

靖康异人方 靖康二年，京师大疫，有异人书此方

治瘟疫浮肿，亦治大头瘟。

黑豆二合，炒熟　炙草二寸

水二盅，时时呷之。

锦按：此即甘草黑豆汤也。古称大豆解百药毒，甘草亦解毒之品。瘟疫乃毒气所钟，故用此方取效。方用炙草，愚意不如易以生草更妙，炙则带补矣。有一人吃菌垂死，用生草半斤，黑豆数把，浓煎大灌得生。足徵其解毒之功大矣。一云冷饮方效。

头面肿，银花二两，生甘草一两，煎服。少加入黄酒亦可。

青黛饮

治两腮肿，发颐。

青黛五分　甘草二钱　银花五钱　瓜蒌半个

水酒煎服。

时疾阴肿，囊茎发热，羊屎、黄柏，煮水洗之。

咽痛
干脂膏

喉闭肿痛。

射干、猪脂各一两，合煎焦，去渣，冷，噙化枣大。

又方　热病咽痛。含童便即止。

哕_{饮水多者}
枇杷茅根煎

枇杷叶_{去净毛，炙香}　茅根各五钱

煎，稍稍频饮。

腹胀_{阴阳不和者}
桔梗半夏汤

桔梗　半夏_制　陈皮

各等份，姜煎。

心悸脉结代
甘草汤

甘草_{二两，生}

水煎服。

【医案举隅】

甘草汤单用一味甘草，功能清热解毒，主治少阴咽痛，兼治舌肿。炙甘草汤出自张仲景《伤寒论》，方中甘草亦用量独大，功能益气滋阴，通阳复脉，主治阴血阳气虚弱，心脉失养证及虚劳肺痿。炙甘草汤是治疗心系疾病的常用方剂，现代研究表明本方具有抗心律失常、抗心肌损伤及抑制病毒性心肌炎的作用，临床常用于治疗冠心病心绞痛、心律失常、扩张型心肌病、心力衰竭、病毒性心肌炎等。

（一）心律失常案

患者，男，63岁。2017年4月20日初诊。

［病史］诉阵发性心慌半年。患者每日均有阵发性心慌发作，曾服用酒石酸美托洛尔片、参松养心胶囊等药物治疗，效果不明显。症见：无胸闷胸痛，气短，喜热饮食，进食生冷易腹泻，纳食可，睡眠可，二便调。舌淡暗，边有齿痕，苔白腻，脉弦滑。动态心电图检查显示：窦性心律，室性逸搏，偶发房性期前收缩，室性期前收缩（可见成对、三联律），部分ST-T波改变。

［诊断］西医诊断：房性期前收缩，室性期前收缩；中医诊断：心悸，阳气亏虚，痰瘀互结。

［治法］益气滋阴，通阳复脉。

［方药］炙甘草 15 克，生地黄、黄芪、柏子仁各 20 克，干姜 3 克，桂枝、麦冬、党参片、茯苓、石菖蒲、泽泻、丹参、广藿香（后下）各 10 克。10 剂，水煎服，每日 1 剂，分早晚 2 次服用。

二诊（2017 年 5 月 2 日）：在服用上方期间，患者有 2 天出现心悸，目前无心悸，舌淡暗，苔薄白腻，脉弦。上方去石菖蒲，茯苓加至 30 克，加远志、旋覆花、五味子各 10 克。10 剂，水煎服，每日 1 剂，分早晚 2 次服用。

三诊（2017 年 5 月 11 日）：服药期间患者心悸仅发作 1 次，活动后气短，纳眠可，二便调，舌暗淡，边有痕，苔根部白腻，脉弦。

［方药］黄芪、党参片、龙骨（先煎）、牡蛎（先煎）各 20 克，麦冬、桂枝、炙甘草、柏子仁、广藿香（后下）、葛根、丹参、补骨脂各 10 克，五味子 6 克。10 剂，水煎服，每日 1 剂，分早晚 2 次服用。

半年后随访，患者心悸未再发作。

郭磊，朱文浩. 心悸治验 4 则［J］. 中国民间疗法，2020，28（05）：94-96.

按语： 本案患者年老阳气不足，温煦失司，脾胃阳气亏虚，则心之阳气亦亏虚，治以炙甘草汤益气温阳，化痰活血，安神定悸。

（二）病毒性心肌炎案

患者，男，50 岁。2013 年 6 月初诊。

［病史］诉心前区不适 1 周。患者于半个月前感冒发热，门诊输液治疗后好转，后出现心悸、胸闷，心前区隐痛，身软乏力，活动、受凉后尤甚。心电图示：室性心律失常，ST 段下移。予以口服倍他乐克对症治疗，症状缓解不明显。现舌淡有瘀点，苔薄白，脉细。

［诊断］西医诊断：病毒性心肌炎；中医诊断：心悸，心气血不足，气滞血瘀。

［治法］养心血，益心气，除心悸。

［方药］炙甘草汤加减，原方加川芎 15 克，当归 15 克，赤芍 12 克。每日 1 剂，水煎服。

服 7 剂后，症状明显好转，停服西药，再服 5 剂，心电图复查示：室早消失，临床痊愈。

王志萍. 炙甘草汤的临床应用举隅［J］. 中国民间疗法，2019，27（09）96-98.

按语： 本案患者气滞血瘀，心气心血不足，以炙甘草汤加四物汤加减，补气养血，行气活血，两方共奏养心血、益心气、除心悸之功。

【原文】

已汗不解

新生鸡子五枚，倾碗内□□□□□搅浑，以水一升，先燎滚，将子投入，少纳酱，啜之，汗出愈。

热病生䘌下部有疮

盐熨

将盐熬过，俟干，包熨三次，即愈。

天时热毒攻手足肿痛欲断

猪蹄汤

猪蹄一具，去毛　葱一握

水煮汁，入盐少许，渍之。

热病余毒

渍方

毒攻手足，疼痛欲脱。

稻秸烧灰存性，煮水频渍患处。

豉酒

毒攻手足，遍身虚肿。

豉一握，微炒，入黄酒中，同煎服。

又方　治手足肿痛欲断。掘坑深二尺，烧热灌以黄酒，有热气腾出，速赤足穿木屐踏坑中，坑口用衣密壅，毋令泄气。

又方　治同前。黄柏数两，煮水渍之。

又方　肢痛欲脱。羊屎烧水渍，瘥乃止。或和猪脂涂。

诸复

劳复，食复欲死，并以芦根煮浓汁饮。人粪烧灰，酒服。

劳复，抱出鸡卵壳，炒黄为末，热汤和服，取汗即愈。

劳复，取头垢枣核大，含之。

又方　头垢烧研，丸桐子大，水服一丸。初愈预防劳复法。

劳复、食复危笃，苏叶煎服，入生姜、淡豉亦可。

女劳复卵肿或缩，白矾一分，硝三分，大麦汤调，日三服，热毒从二便出。

又方　腹痛卵肿，葱白捣烂，醋一盏和服。或酒。

又方　卵肿股痛。竹皮三钱，水煎服。亦治劳复。

又方　女劳复，发动欲死不语。栀子一二钱，炒，煎服，令微汗。亦治食复。

又方　肚痛卵肿。葱白捣烂，和热黄酒服。再以葱捣烂，炒热入醋，敷肾囊。

阴阳易，少腹急痛，热酒吞豚卵一枚。

又方　治小肠急痛。肾缩、面黑、喘，不救即死。大葱连根七枝，葱小加倍　生姜二两　共切，黄酒煎服。仍炒葱熨气海穴，毋令冷。

又方　治热气上冲，胸烦闷，手足挛，搐搦搦，音匿，按也如风者。花粉、竹茹水煎，调烧裈散服。见伤寒治妇人劳复。

赤衣散

女劳、阴阳易并治。

室女经布烧灰存性，研

热水调服，或兑药服。

又阴阳易，拘急，手足拳，小腹急，头痛不能举。雄鼠屎十四个，韭根一大握，水二盅，煎七分，去渣，又煎二沸，温服取汗，未汗再服。

又方　干姜末三钱，白汤调服。盖被取汗，手足即伸。

又方　手足甲廿片，中衣裆一片，烧灰存性，分三服，温酒下。男用女，女用男。

劳复，马屎，烧，末，冷酒服。

又方　雄鼠屎廿枚，豉酌加，水煎服。

瘟病食劳，杏仁五钱，去皮尖。汤泡。只仁者不用。酢二升，煎一升，服取汗愈。

又劳复，食复，柑皮，浓煎汁饮。

瘟疟痰甚但热不寒

用常麦竹叶煎

专治瘟疟热多。

常山一钱　小麦三钱　淡竹叶一钱

水煎，五更服，不愈再服。

山果酒

治瘅疟寒热。

常山一寸　草果一枚

热黄酒一碗，浸一夜，五更往东服之。盖卧，酒醒即愈。

又方　常山、槟榔、甘草各三钱，黑豆百粒，水煎服。名常槟草豆煎。

目暗_{热病瘥后，食五辛所致}

鲫鱼臛

用鲫鱼作臛食，以明为度。

瘟症挟惊

萍犀散

紫背浮萍_{晒干，一钱}　犀角屑五分　钩藤钩三七个

共末，每服钱半，蜜水调下，连进三服，出汗为度。_{如要多和，药味加倍。}

热病口疮成䘌_{音匿，小虫}

桃枝煎

用桃枝煮浓汁，含之。下部有疮，纳入之。

热瘴昏迷烦闷饮水不止_{兼治瘟疫}

地荷煎

生地_{无鲜用干}　薄荷_{等份}

研烂，干者入水取汁，入麝少许，井华水调服，觉心下清凉，毋再服，病笃一剂见效。

妊娠时疾赤斑变黑尿血

葱白一把，水三盅，煮熟服汁，食葱令尽，取汗。

热病胎死及下胎衣

红花酒

红花入黄酒煮，饮二三盏。

【提要】记载诸多治疗瘟疫杂症的方剂，临证可参考。

寒疫

【原文】世之言疫者，将瘟疫二字读滑，随曰疫止有瘟而无寒也。岂知疫有三而瘟其一焉。尚有寒疫、杂疫二者，而人自不体认耳。兹专说寒疫，吴又可言：春夏秋三时，偶感暴寒，但可谓感冒，不当另立寒疫之名固已，但感训触，冒训犯，系人不慎风寒自取之。至于当天气方温热之时，而凄风苦雨骤至，毛窍正开，为寒气所束，众人同病，乃天实为之，故亦得以疫名也。其症则头痛身痛身热，脊强恶寒拘急，无汗，_{感冒所有。}或则往来寒热，气壅痰喘，咳嗽胸痛，鼻塞声重，涕唾稠黏，咽痛齿痛，

俗云寒逼生火，感冒所无。**苏羌饮主之**。自定新方。

苏羌饮

治四时寒疫，历有奇效，屡试屡验。并治伤寒、伤风，可代麻、桂、青龙、羌活、十神等汤，诚诸路之应兵也。

紫苏三钱　羌活二钱　防风一钱　陈皮一钱　淡豉二钱　葱白数段

水煎服，不应再服。初觉，速服必愈，迟则生变。

此足太阳药也。紫苏温中达表，解散风寒。羌活直入本经，治太阳诸症。淡豉解肌发汗，兼治疫瘴。防风能防御外风，随所引而至。陈皮利气而寒郁易解。姜可驱邪，葱能发汗，辅佐诸药，以成厥功。四时风寒，皆能治疗，甚毋以药味平浅而忽之。惟不治瘟疫。

如兼阳明症者，加白芷一钱；兼食积者，加炒麦芽、神曲各一钱；肉积者，加山楂一钱；风痰气壅，涕唾稠黏，加前胡一二钱；咳嗽喘急，加杏仁一钱，泡去皮、尖，研；心腹膨胀，加姜炒厚朴一钱；胸臆闷塞，加炒枳壳五六分；呕逆恶心，酌加藿香、制半夏、生姜一钱；年高者，虚怯者，加人参一钱；阴虚血虚者，加熟地三钱，当归一钱；脾虚者，中气不足者，加参、术各一钱。此汗散之方，故不入柴胡。若现少阳证，当另作主张，用和解之剂。锦志。

【提要】论述寒疫病因病机及治疗。

【精解】疫有三类，除瘟疫之外还有寒疫、杂疫。本篇专说寒疫，天气温暖逐渐炎热时，突然狂风暴雨导致气温骤降，此乃"非其时而有其气"，肌肤腠理正舒缓展开之时被寒邪外束，致民同时发病，所以得此疫名。寒疫症状表现为头身疼痛伴有发热，背部肌肉经脉牵强拘急，恶寒无汗，或因寒邪外束肌表，阳气郁闭，症见往来寒热，气壅痰喘，咳嗽胸痛，鼻塞声重，涕唾稠黏，咽痛齿痛，可用苏羌饮解表散寒，祛风除湿。

瘟疫应用药

发表

浮萍　葛根　柴胡　羌活　豆豉　葱白　苍术　升麻　生姜　洋糖　防风　杏仁　荆芥　薄荷　青蒿　蝉蜕　香薷　前胡　赤柽柳一名河西柳，一名观音柳

攻里

大黄　芒硝　枳实　槟榔　厚朴　草果　铁落　山甲　瓜蒌

寒凉

生地　麦冬　元参　栀子　黄芩　银花　石膏　丹皮　知母　绿豆　竹沥　童便　人中黄　大青　青黛　花粉　天冬　桔梗　山豆根　犀角　竹叶　竹茹　白芍_生　连翘　牛蒡子　柿霜　梨　西瓜　荸荠　甘草_生　茅根　雪水　冰水　蚯蚓　蚓粪　黄柏　胆草　苦参　射干　黄连　马勃　板蓝根

利水

车前　泽泻　木通　秦艽　茵陈　茯苓_{赤白}　赤芍　灯心　瞿麦　扁蓄　石韦　猪苓　淡竹叶　滑石

理气

枳壳　陈皮　橘红　苏子　青皮　佛手　柿蒂　香圆_皮　金枣_皮　香附

理血

归尾　桃仁　红花　川芎　抚芎　侧柏叶　紫草　京墨　䗪虫　苏木　发灰　百草霜

化痰

蒌仁　川贝　僵蚕　半夏　胆星　桃花　牙皂　冰糖　白芥子_{亦发表}

逐邪

藿香　雄黄　朱砂　龙齿　大蒜　桃枭_{树上干桃}　檀香　鬼箭羽　降真香　斧头木_{系斧柄入铁处}　虎头骨

消导

谷芽　麦芽　神曲　山查　萝卜子　食物灰_{所积者何物，即将何物烧灰存性，研或入药，水酒冲服}

温补

熟地　当归　白术　炙草　大枣　阿胶　莲子　山药　蜂蜜_{生、熟}　粳米　糯米　仓米　荷叶　百合　茯神　首乌　葳蕤　藕　黄酒　人参

松峰曰：瘟疫原无用麻、桂、苏叶等药之理，故一概不录。即瘟疫变证所用之药，亦不开载。

【提要】记载治疗瘟疫常用药物，并按照功效分类，临证可参考。

【原文】

葡萄疫

小儿多患此症，以受四时不正之气，郁于皮肤，结成大小青紫斑点，色若葡萄，发在遍体头面，乃为腑证。邪毒传胃，牙根出血，久则必至亏损。初起宜服羚羊角散清热凉血。久则胃脾汤滋益其内。又有牙根腐烂者，人中白散。

加减羚羊角散

此方银花、羌活、僵蚕、生地等皆可酌入。

羚羊角_末　防风　麦冬_{去心}　元参　知母_{酒炒}　黄芩　牛蒡子_{研，炒}　甘草节　金银花

淡竹叶十余片，煎服。

胃脾汤

此汤必实有不足之症方可用，初起切勿轻投。

白术_{土炒}　茯神　陈皮　远志_{去心}　麦冬_{去心}　沙参　五味子_研　甘草节

虚弱自汗者，去沙参，加参、芪。

人中白散

治小儿走马牙疳，牙龈腐烂黑臭。

人中白_{尿壶中白碱，煅，一两}　儿茶_{五钱}　黄柏　薄荷　青黛_{各三钱}　冰片_{二分五厘}

共为细末，先用温汤漱净，吹药于疮上，日六七次，吹药涎从外流者吉，内收者凶。

捻颈瘟

其症喉痹失音，颈大，腹胀如虾蟆者是也，宜荆防败毒散。

荆防败毒散

荆芥　防风　羌活　独活　柴胡　前胡　桔梗　枳壳麸炒　川芎酒洗　茯苓　人参　甘草

姜、葱煎，食远服。发冷倍用葱。

【医案举隅】

荆防败毒散源自《摄生众妙方》，为人参败毒散方去人参，加荆芥、防风而成，功能发汗解表，散风祛湿，主治外感风寒初起，恶寒发热，头疼身痛，胸闷咳嗽，痰多色白，苔白脉浮，及一切疮疡肿毒，肿痛发热，左手脉浮数者。现代研究显示本方具有解热、镇痛和抗炎作用，用于治疗急性上呼吸道感染、类风湿性关节炎、口腔急性炎症、皮肤病等疾病。

（一）感冒案

患者，女，69岁。2014年3月17日初诊。

［病史］患者平素易感冒，2周前受凉后出现鼻塞、流涕、咽痛、咳嗽、咯少量白色泡沫痰，伴恶寒、头昏痛，到当地诊所静脉滴注"先锋、病毒唑"等（具体药名、剂量不详），并口服"克感敏片、双黄连口服液"等药，咽痛已减轻。现症见：鼻塞、流清涕、咽痒、有时咳嗽、咯少量白色泡沫痰、神疲、乏力、胃脘不适、纳呆、便溏，小便正常。高血压病史。体格检查：体温37.8℃，脉搏94次/分，呼吸18次/分，血压140/90mmHg，咽充血明显，双肺未闻干湿性啰音。心界叩诊稍向左下扩大，心率94次/分，律齐，各瓣膜听诊区未闻杂音。腹平软，肝脾未及，全腹无压痛及反跳痛，肠鸣正常。舌淡暗夹青，边有齿痕，苔白腻微黄，脉浮。血细胞分析：白细胞4.4×10^9/L，中性粒细胞57.3%，淋巴细胞34.2%。胸部正侧位片：双肺未见异常。

［诊断］西医诊断：感冒；中医诊断：感冒，风邪袭表，脾虚肺热，痰瘀互结。

［治法］疏风解表，益气清肺，化痰祛瘀。

［方药］荆芥10克，防风10克，柴胡10克，太子参15克，京半夏15克，茯苓15克，广化红15克，黄芩10克，炒白术15克，丹参15克，银花15克，玄参10克，前胡10克，桔梗、浙贝母（冲）各10克，芦根10克，甘草5克。3剂，水煎服，3次/天，180ml/次，1剂/天。

二诊（2014年3月20日）：患者体温正常，咳嗽已止，咽已不痒痛，鼻塞减轻，有时流清涕，饮食稍增，大便软，量少，脉浮滑，腻苔未净，继以上方去玄参、银花、浙贝母、柴胡，加炙鸡内金15克治疗，3剂。

2014年3月27日反馈：已痊愈，无不适。嘱其适寒温，闲时到门诊扶正固表，增强免疫力。

张振宇，普勇斌，赵淳，等. 赵淳教授经验方加减荆防败毒散治疗感冒经验［J］. 中医临床研究，2016，8（02）：66-67.

按语：本案患者风邪袭表，脾虚肺热，痰瘀互结，以荆防败毒散加减，疏风解表，益气清肺，祛痰通络，效果明显。

（二）肠易激综合征案

患者，男，35岁。2016年3月22日初诊。

［病史］诉反复腹痛腹泻1年。日解稀便5~6次，夹有白色黏液，伴腹痛腹胀，便后痛减，时轻时重，曾诊断为肠易激综合征，予西药治疗不效，一直反复发作。形体肥胖，怕冷乏力。舌淡胖有齿痕，苔白滑，脉弦滑。

［诊断］西医诊断：肠易激综合征；中医诊断：泄泻，寒湿侵肠，中阳不足。

［治法］散寒祛湿，行气和中。

［方药］防风、羌活、独活、柴胡、前胡、桔梗、枳壳、川芎、木香、炒白术、炒白芍、神曲各10克，茯苓15克，荆芥、炙甘草、陈皮各6克。6剂。

二诊：患者诉药后腹痛腹泻明显减轻，大便略成形，日2~3次。依前法，再进7剂，症状基本消失。

原方加减治疗2月余，随访半年未复发。

朱新红. 荆防败毒散临床运用拾零［J］. 浙江中医杂志，2018，53（07）：533.

按语：本案患者寒湿客于肠道，脾胃阳气受损，运化失常。治以荆防败毒散合痛泻要方加减，散寒祛湿，温中健脾，行气和血，则阴邪消散，阳气得复，疾病向愈。

（三）风水水肿案

患者，男，59岁。2017年12月16日初诊。

［病史］诉突发颜面水肿2天，渐及全身。现症见：颜面及周身水肿，恶寒甚，无汗，偶有胸闷憋气，皮肤瘙痒，脱屑，仅少量毛发，纳食可，大便每天两行，不成形。舌淡胖，苔厚白，脉细涩。既往红皮病病史30年余，肾功能不全病史2个月余。

［诊断］西医诊断：慢性肾功能不全；中医诊断：风水，风寒犯肺。

〔治法〕疏风解表，利水消肿。

〔方药〕荆芥10克，防风10克，川芎6克，茯苓30克，羌活10克，独活10克，柴胡10克，前胡10克，枳壳10克，桔梗10克，大腹皮30克，泽兰15克，泽泻30克，麦冬30克，扁豆30克，甘草10克。7剂，水煎，每天1剂，早晚分服。

二诊（2017年12月23日）：水肿较前明显消退，纳食可，夜寐欠安，咽痛不舒，耳鸣，大便每日一行，难下，尿色深。舌淡暗、苔厚少津，脉细。

〔诊断〕肺胃风热。

〔治法〕疏风散热。

〔方药〕银翘散加减。金银花15克，连翘10克，桔梗10克，杏仁10克，牛蒡子30克，焦栀子10克，茯苓30克，泽兰15克，佩兰15克，竹茹15克，鬼箭羽10克，郁李仁30克，败酱草10克，桑白皮15克，蝉蜕6克，僵蚕10克，甘草10克。14剂，水煎，早晚分服。

三诊（2018年1月6日）：水肿完全消退。

王家兴，赵菁莉. 赵菁莉运用荆防败毒散治疗风水验案1则［J］. 湖南中医杂志，2019，35（08）：79-80.

按语： 本案患者为老年男性，因阴血耗伤，脏腑失调，素体肺、脾、肾三脏俱虚，加之感受寒邪，肺失宣降，脾肾亏虚，水液失布，发为风水。以荆防败毒散加减，解表散寒，利水消肿，气血同调，药证相符，故获良效。

【原文】

虾蟆瘟

其症咽喉肿痛，涕唾稠黏，甚则往来寒热，身痛拘急，大便秘结，有类伤寒，亦与捻颈瘟相似，但以不腹胀为异。治法，凉散、和解、攻下、败毒，随证施治，无不获愈。方俱散见各医书，本门不多赘。其治疗捷法，于初起时，用手在病人两臂，自肩、项，极力将其中凝滞疠气恶血，赶至手腕数次，用带子将手腕扎住，不令恶血走散，用针刺少商穴，并十指近甲盖薄肉正中处，捻出恶血则愈。少商穴在大指外边反面靠甲角处，摸有穴者便是。

又法，将脖项患处，口衔盐水，用力吮咽，俟其皮色红紫成片则愈。或用针将项下一挑，手捻针孔出血，密密挑捻愈。

大头瘟<small>外科门亦名时毒</small>

此症有阴阳，有可汗不可汗者。其症发于头上，并脑后、项、腮、颊与目，赤肿而痛，发热，症似伤寒。治疗散见各医书，本门兹不多赘，用前刺法亦妙。

大力子丸

兼治哑瘴。

元参　连翘去隔　甘草　桔梗　川大黄生熟[1]　石膏煅,研　川连酒炒　黄芩酒炒　荆芥　防风　羌活　大力子炒,研

为末，作丸。或姜煎服亦可。

又方　僵蚕二两,浸　大黄二两

姜汁丸弹子大。蜜水和服一丸。

又方　普济消毒饮见《医方集解》,专治大头瘟初起。

又方　大头瘟生疙瘩及喉闭，并将疙瘩刺出血，即愈。

【注释】

[1]生熟："熟"原作"热"，据九皇宫本改酌用。

【医案举隅】

普济消毒饮出自《东垣试效方》第九卷，功能清热解毒，疏风散邪，主治大头瘟。现代研究显示本方具有抗菌、抗感染、增强免疫等作用，用于治疗流行性腮腺炎、带状疱疹、扁桃体炎、急性淋巴结炎、颌下腺炎等疾病。

（一）带状疱疹案

患者，女，56岁。2015年2月7日初诊。

[病史]既往体健，发病前因时值春节前夕，打扫房屋，较劳累，后外出购物，当晚即出现轻微怕冷、面热，未予以重视，考虑是风吹所致。半夜因面痛而醒，随发现左侧面颊红肿疼痛明显，坚持到次日早上在机场医务室就诊，诊断为"面部带状疱疹"，予激素、抗病毒治疗。因患者抗拒激素，遂至我门诊寻中医治疗。诊见：发热37.6℃，无恶寒，左侧面颊红肿疼痛，伴指甲盖大小的3处边界清晰的水疱，左侧眼睑肿胀不能睁开，唇略肿，大便今日未行，小便少。舌红苔薄，脉弦数。

[诊断]西医诊断：带状疱疹；中医诊断：大头瘟，热毒炽盛。

[治法]清热解毒，疏风散热。

[方药]黄芩10克，黄连10克，牛蒡子10克，连翘10克，薄荷（后下）20克，僵蚕10克，玄参10克，板蓝根20克，桔梗10克，淡竹叶6克，柴胡10克，升麻10克，甘草6克。共7剂，水煎服。遵原书，嘱患者煎水代茶时时饮，并药渣再煮后过滤洗面。

二诊：患者诉面痛较前明显减轻，但仍见左颊肿胀，水疱较前略收，大便日2次，小便清，现可进食流食，夜可寐几小时。舌红苔白，脉数。上方去牛

蒡子、桔梗，加陈皮 10 克、瓜蒌皮 15 克，继服 7 剂，服法同前。

三诊：左颊肿基本消失，水疱结痂，二便可。舌光红少苔，脉数。予以益胃汤 7 剂善后。

段沐含. 普济消毒饮治案 2 例体会 [J]. 新疆中医药，2019，37（04）：91-92.

按语：本案患者因热毒炽盛，热迫气血上冲，攻于头面，导致头面部气血不得宣散而出现头面部肿胀。治以普济消毒饮加减，清热解毒，疏风散热，可取良效。

（二）流行性腮腺炎案

患者，男，10 岁。

［病史］诉发热、双侧耳下肿痛 2 天。患者 2 天前发热，体温 39.2℃，双侧腮腺肿胀，疼痛拒按，纳差，口干，曾在个体诊所输液治疗，疗效欠佳。有流行性腮腺炎患者接触史。查体：体温 39℃，脉搏 120 次/分，呼吸 38 次/分，神志清，精神差，两侧腮腺肿胀，边界不清，压痛明显，咽充血，颈软无抵抗感，心肺腹及神经系统检查未见异常，阴囊无肿痛。舌质红苔黄，脉数有力。化验血象不高。

［诊断］西医诊断：流行性腮腺炎；中医诊断：痄腮，热毒壅盛。

［治法］清热解毒，疏风散邪。

［方药］黄芩、牛蒡子、玄参、连翘、马勃、桔梗各 9 克，蒲公英、金银花各 12 克，板蓝根 15 克，薄荷（后下）6 克，甘草 5 克。日 1 剂，水煎分次口服。并用上述介绍之外用中药末醋调外敷双侧腮部。

二诊：3 天后复诊，体温正常，左侧腮腺肿胀基本消失，右侧腮部仍有轻度肿胀，食纳精神好。继服上方 2 剂，配合药末外敷后痊愈。

陈雪丽. 普济消毒饮加减内服外敷治疗腮腺 87 例 [J]. 陕西中医，2005，（12）：1279-1280.

按语：本案患儿因接触流行性腮腺炎患者，热毒壅盛而发病，以普济消毒饮加味，清热解毒，疏风散邪，配合中药末外敷患处，内外兼治，收效更好。

（三）急性扁桃体炎案

患者，男，19 岁。2010 年 6 月 13 日初诊。

［病史］诉发热伴咽痛 1 天，体温最高 38.6℃，咯少许痰。舌质红，苔薄黄，脉浮数。既往体健，否认与发热患者及猪、禽类等接触史，无外出旅游和疫区接触史，否认药物过敏史。查体：体温 38.6℃，脉搏 90 次/分，呼吸 20 次/分，血压 110/76mmHg，神志清，咽充血（++），双扁桃体Ⅰ度肿大，左

侧可见小脓点，双肺未闻及干湿性啰音。

[诊断] 西医诊断：急性扁桃体炎；中医诊断：乳蛾，外感风热。

[治法] 疏散风热，清热解毒。

[方药] 黄芩15克，黄连3克，牛蒡子15克，板蓝根20克，玄参15克，生甘草5克，桔梗15克，升麻10克，柴胡6克，马勃15克，连翘15克，陈皮10克，薄荷15克（后下），僵蚕10克。水煎服，每日1剂。嘱休息，多饮水，清淡饮食。

二诊（2010年6月16日）：患者体温37.1℃，症状、体征基本消失。

刘擎，朱德才，邓庆平，等. 普济消毒饮治疗急性扁桃体炎35例［J］. 中国中医急症，2010，19（11）：1958.

按语： 本案患者外感风热，热毒壅盛，出现发热、咽喉肿痛，以普济消毒饮加减，疏散风热，清热解毒，收效良好。

【原文】

瓜瓤 音羊，瓜中实瓤

其症胸高胁起，呕汁如血《杂病源流犀烛·瘟疫条》作"呕血如汁"，宜生犀饮。

生犀饮

黄土五钱　犀角二钱。镑，音滂，削也。　苍术泔浸，油炒　川连苍术、川连原缺剂量，《杂病源流犀烛·瘟疫条》生犀饮方作"各一钱"。　芥音介，山名山茶一撮

流水煎，入金汁和服，日三夜二。虚，加人参盐水炒；大便结，加大黄；渴，加花粉；表热，去苍术、黄土，加桂枝；性热，似不宜，当酌加别解表药。便脓血，去苍术，倍黄土，加黄柏使；便滑，人中黄代金汁。

杨梅瘟 形似杨梅

其症遍身紫块，忽发出霉疮者是也。用清热解毒汤下人中黄丸，并刺块出血。霉，音枚，物着湿变色。

清热解毒汤

川连酒洗　黄芩酒洗　生地　白芍酒炒　石膏煅，研　知母盐、酒炒　人参　甘草　升麻　葛根　羌活

日三服，夜二服。姜煎。

人中黄丸

大黄三两，尿浸　苍术油炒　桔梗　滑石各二两　人参　川连酒洗　防风各五钱　香附两半，姜汁浸，生用　人中黄二两。如无，坑垢代之。

神曲糊为丸，清热解毒汤送。如气虚，用四君子汤送；如血虚，四物

汤送；痰甚，二陈汤送；热甚，童便送。

锦按：二方用参，非取其补，取其鼓舞之，以祛邪也。

疙瘩瘟

其症发魂如瘤，遍身流走，旦发夕死。三棱针刺入委中三分，出血，并服人中黄散。委中穴在两腿屈盘当中，前对膝盖。

人中黄散

人中黄一两　明雄　朱砂各一两

共为末，薄荷、桔梗汤下二钱，日三夜二。

消毒丸

治时疫疙瘩恶症。

大黄　牡蛎煅　僵蚕泡去涎，炒。各一两。

共为末，炼蜜丸，弹子大。新汲水化下一丸，无时。

软脚瘟

其症便清泄白，足瘫难移，即湿瘟。宜苍术白虎汤。即白虎汤加苍术。

【医案举隅】

白虎加苍术汤出自《类证活人书》卷十八，是在《伤寒论》白虎汤的基础上加苍术而成。功能清热祛湿，主治湿温病。

小儿高热案

患者，男，6岁。1990年7月31日初诊。

[病史]诉持续发热3天。曾到市某医院以西药治疗，热不退，入夜热骤39.5℃，全身肌肤灼热，咽喉红肿（+++），右侧化脓，唇干。舌红，苔黄腻，脉滑数。

[诊断]西医诊断：急性化脓性扁桃体炎；中医诊断：急乳蛾，肺胃热盛。

[治法]清热解毒，疏风解表。

[方药]生石膏（先煎）30克，知母、马勃各10克，青天葵、蝉蜕各8克，板蓝根、玄参各15克，苍术6克，甘草3克。2剂，每日1剂，嘱停用西药。

二诊（1990年8月2日）：体温36.8℃。其母谓服中药1剂后，热退至37.5℃，夜凉安睡。尽剂，热退纳可，二便自调，咽喉红肿（+），脓点消失。再处1剂善后。

曾沛森. 白虎加苍术汤为主治小儿高热[J]. 新中医，1993，（03）：38.

按语：本病患者持续发热，极易耗气伤津，治以白虎加苍术汤加减。方中石膏、知母清气分热邪，并能生津止渴，苍术芳香燥湿，另加板蓝根清热解毒，药证相符，应用获效。

【原文】

绞肠瘟 一名痧

其症肠鸣干呕，或水泻，气不通则探吐之，宜双解散。有阴阳二证。

阴痧：腹痛，手足冷，身上有红点，用灯草蘸油点着，将红点焠 音翠，浇也之。

阳痧：肠干顷堂作"腹"痛，手足暖。以针刺少商穴，并十指尖近甲处。刺法见前。此刺法，治诸中、霍乱、咽喉等病俱效。

阴阳水方

滚水一盅　冷水一盅

对服立愈，或加炒盐少许妙。

观音救苦丹

磨点眼角二三次，兼治咽喉诸症。含麦大一块，化咽。一切肿毒、恶疮、蛇蝎伤，津研，擦患处。

火硝一两　白矾四两　黄丹二两　朱砂　明雄各五分。硝矾多而雄朱太少，岂五钱讹作五分耶。以上二方兼治阴阳二痧。

共细研，匀化开，候稍冷，搓成小锭，磁器收贮听用。毋出气。

地浆

于南墙背阴处，掘一坑，入凉水一罐缴之，再候澄清，取饮。

又方　生明矾末二钱，冷水、滚水各半盅，调服。

又方　绿豆一二升，水二三桶，熬汤，以瓮贮之，令病人浇洗。稍冷，全身入瓮中，泡透或稍愈，且毋遽出，效。

双解散

即防风通圣散。泄泻，去硝、黄；自汗，去麻黄，加桂枝；涎嗽，加姜制半夏。

防风　荆芥　薄荷　麻黄　白术土炒，泔浸　川芎酒洗　当归酒洗　白芍酒炒　连翘去隔　山栀炒　黄芩　石膏煅　桔梗　甘草　滑石末　芒硝　大黄生熟酌用

《医方集解》之双解散，减去硝、黄，引用生姜、葱煎。以上四方，专治阳痧。

【医案举隅】

防风通圣散出自《宣明论方》，组成：防风、荆芥、连翘、麻黄、薄荷、川芎、当归、炒白芍、白术、山栀子、酒大黄、芒硝（后下）各15克，石膏、黄芩、桔梗各30克，甘草60克，滑石90克。共17味药，研成细末，每服30克，加生姜同煎。本方为解表、清热、攻下三者并用之方，多用于疗风热壅盛、表里俱实之证。滑石原方用量较大，在治疗中应根据实际情况斟酌使

用。现代多用于治疗皮肤病，如荨麻疹、玫瑰糠疹、药物性皮炎；还有感冒、头面部疖肿、急性结膜炎等。

（一）哮病案

患者，女，72岁。2018年10月16日初诊。

［病史］诉阵发性胸闷气促20余年，加重1周。患者有哮喘病史20余年，平时间断雾化吸入沙美特罗替卡松粉。近日患者不慎受凉后出现鼻塞，流清涕，咳嗽，咳白色黏痰，并感胸闷、气短，但未及时就诊。1周后患者感胸闷症状较前加重，气急，呼吸气粗，咳嗽，咯少许黄色黏痰，带有血丝，痰鸣如吼，入夜尤甚，口干、口苦，饮水多，口气重，发热，热峰达38℃左右，未自行使用抗生素，怕冷，手心出汗多，纳眠一般，小便黄少，大便3日未行。舌暗红苔黄厚腻，脉左浮数，右沉弦。听诊时双肺可闻及散在哮鸣音，肺底可闻及少许湿啰音。

［诊断］西医诊断：哮喘急性发作；中医诊断：哮病，风热壅盛。

［治法］解表清里，通腑泻热。

［方药］生麻黄6克，荆芥9克，防风9克，薄荷6克，生石膏30克，黄芩12克，连翘12克，酒大黄9克，芒硝3克（后入），赤芍15克，甘草9克，丹皮12克，佩兰6克，芦根10克，桔梗12克，旋覆花12克，前胡15克。6剂，每日1剂，水煎，早晚分服。

二诊（2018年10月21日）：服药6剂后患者气喘憋闷症状较前减轻，咳嗽，咳白黏痰，仍有发热。舌淡红苔薄黄，脉弦数。小便调，大便次数增多。上方有效，继服5剂。

三诊（2018年10月26日）：服药5剂后患者诸症明显减轻，仍余有低热，时有咳嗽，干咳无痰，咽痛，感乏力。舌淡红，苔薄黄。辨证属正邪斗争，损伤正气，余邪未清，方减芒硝、生大黄，生石膏减半，加麦冬30克。7剂，每日1剂，水煎，早晚分服。

高霞，原松竹，司廷林. 防风通圣散临床验案四例［J］. 现代医学，2020，48（07）：888-891.

按语： 哮病病机在于内有夙痰，外感引动夙痰而发。本案患者胸闷、呼吸气粗，咳嗽、咳黄色黏痰，小便黄少，大便3日未行，舌暗红苔黄厚腻，脉左浮数，右沉弦，可知其证属表邪未解，入里化热，风热壅盛，湿热蕴结，治宜防风通圣散加减，表里双解，通腑泄热。

（二）头痛案

患者，男，25岁。1993年12月5日初诊。

［病史］患者自当年5月下旬起，夜间口渴，喜冷饮，随后渐感头痛、眩晕。近日来，头痛增剧，夜不能寐，经某医院诊为神经官能症，服镇静止痛西药，治疗10余日不效而来我院求诊。刻下头痛如虫行，痛无定处，尤以脑后为剧，入夜尤甚，伴胸闷烦躁，口干作渴，夜难入眠，小便短赤，大便秘结。舌质红，苔黄腻，脉弦数。

［诊断］西医诊断：神经官能症；中医诊断：头痛，热毒内结。

［治法］疏风解毒，清泻里实。

［方药］防风、荆芥、麻黄、连翘、川芎、白芍、栀子、黄芩各9克，大黄12克，芒硝8克，生石膏60克，滑石18克，桔梗、薄荷、僵蚕、白芷、天麻、地龙干各6克。3剂，水煎服。

二诊：药后大便通泻2次，后重不爽，头痛减轻，但脑如蝉鸣，头痛仍感如虫爬行，脘腹闷胀，肠鸣腹痛，心烦不寐，口渴。苔黄腻，脉数实。此腑实虽通，风热未除。继用上方去芒硝加菊花、蝉衣各9克，继服3剂，头痛停止，大便正常，无腹痛肠鸣，后嘱服杞菊地黄丸收功。

吴锡琨. 防风通圣散治疗疑难急症举隅［J］. 中国中医急症, 2001, (05)：289.

按语：本案患者病为头痛，据其头痛如虫行，伴痛无定处，尤以脑后为剧，入夜尤甚，伴胸闷烦躁，口干作渴，夜难入眠，小便短赤，大便秘结，舌质红，苔黄腻，脉弦数等可知其证属热毒内结，风火上冲头部，故用防风通圣散加减，疏风解毒。

（三）药疹高热案

患者，女，28岁。

［病史］初诊时头顶疮疖疼痛，曾用青霉素、四环素等治疗。次日面部发疹，瘙痒明显，某医诊为疮毒扩敏，仍用上药控制感染，随后头面浮肿，瘙痒难忍。现症见：头面躯干，四肢皮肤红肿，紫红色皮疹密布，其间可见绿豆大之水疱，尤以面部为多，眼睑肿胀，难以睁开，部分水疱破裂、糜烂，可见少许渗出液与痂皮，胸脘烦闷，通宵不寐，大便秘结，小便短赤，恶心呕吐，体温波动在39.5~41.5℃之间。苔黄腻，脉弦数。

［诊断］西医诊断：药物性皮炎；中医诊断：药毒，湿热郁积。

［治法］清热利湿，疏风止痒，解毒通腑。

［方药］防风、荆芥、大黄、黄芩、黄连、枳实各9克；连翘15克，生石膏45克，芒硝、赤芍6克；麻黄、桔梗各5克，滑石18克，泽泻、栀子各10克，薄荷、甘草各3克。3剂，水煎服。

二诊：大便通泄 3 次，粪便秽臭，红肿瘙痒显减，皮疹渐退，水疱干枯，目能睁开，夜寐渐佳，体温正常。上方减芒硝，继服 2 剂康复。

吴锡琨. 防风通圣散治疗疑难急症举隅［J］. 中国中医急症，2001，（05）：289.

按语：防风通圣散治疗表里俱热，其在表不仅仅为恶寒发热等外感表证，也多见于在表之皮肤病，如荨麻疹、玫瑰糠疹、药物性皮炎等。本案患者即为药疹高热，据其头面躯干、四肢皮肤红肿，紫红色皮疹密布，胸脘烦闷，通宵不寐，大便秘结，小便短赤，恶心呕吐，高热，可知其证属风火湿毒内攻、腑实内结所致，故拟防风通圣散加枳实、泽泻等表里双解，疏风清热，利湿解毒。

【原文】

鸬鹚瘟

其症两腮肿胀，憎寒，恶热。外用赤小豆、柏叶，共捣烂，水醋调敷。内服，薄荷浓煎汤，服之。

龙须瘟

其症喉硬、舌强，并牵耳中。急以针刺喉上，横七针，竖七针。朱砂，不拘多少，研。蜜一匙，入烧酒和匀，灌之。

芋头瘟

其症昏沉不食。用芋头烧灰存性，研，黄酒送下。

蟹子瘟

其症喉痛，发热恶心，痛连腮颊，头亦痛，喉旁有疙瘩，四散红丝如蟹爪，压舌针挑之。要挑爪，不可挑顶。每爪上挑一针，令血出，旋以朱砂末搽之，再含咽醋少许即愈。如刺当中顶，即为伤蟹盖，必出脓，不食而危。

板肠瘟 刮出紫疙瘩六个，即难治

其症初发如伤寒热病，三四日小腹胀满。不治数日即死。用麻一缕，如指粗。先自两肩头刮至手腕，刮出紫疙瘩，针刺破，挤去恶血，又自两大腿跟刮至两足跟，有紫疙瘩刺破，去恶血，俱男先左，女先右。又自咽窝刮至脐下，刺法如前，即时汗愈。

胁痛瘟 一名结肋瘟，甚恶，不治数日即毙

其症但胁肋痛。萝白切片，蘸烧酒刮痛处，出痧即愈。未愈，用豆油一大盅，铜勺熬三分之一，服之愈。又法，青布包黑矾，蘸烧酒刮痧。又

法，烙香油厚饼碗口大，乘热熨痛处，冷即易，可用三四饼，饼弃勿食，忌生冷。

刺蝥_{音茅，俗作斑猫}瘟痧

其症壮热、烦闷，遍身痛如蝥刺所伤，俗名蝥刺瘟，以痧治之。林月_{一作"悦"}溪患时疫，壮热，口渴，胸腹迷闷，手摩之如蝥刺伤痛，遍体皆然，因放腿湾痧廿余针，毒血成流，用山甲、天虫_{即僵蚕}、角刺_{即皂刺}，加活血顺气药，稍饮之而痊。

地葡瘟痧

暑热时疫，恶毒之气攻于里，则为痰喘，为血瘀。昏迷沉重，不省人事，若元气壮实，内不受邪，不入于里，即散其毒于肌肤血肉之表，为肿为胀。忌饮热汤热酒，刺腿湾痧筋并十指尖出毒血，内服。

宝花散_{治痧仙剂}

郁金一钱　细辛三钱　降香三钱　荆芥四钱

共为细末，清茶调三匙，冷服。

桃仁红花汤

治血凝结。

桃仁_{去皮、尖}　红花　苏木各一钱　青皮八分　乌药四分　独活六分　白蒺藜_{去刺、捣末，一钱二分}

水煎服。

紫朴汤

治痧有食气壅盛者。

厚朴_{姜汁炒}　山楂　卜子_研　三棱　莪术　枳实_{麸炒}　连翘_{去隔}　青皮　陈皮　细辛

等份，水煎，冷服。

手足麻瘟

其症先少腹痛，作羊毛疔挑之，无血，随作紫疙瘩，手足麻，麻至不知人而死。急令人以足踏病者手之三关脉上，_{男踏左手，女踏右手。}用力踏勿放，直待四肢不麻，病人自觉心头发火，方放之，自愈。若放之早，虽愈后亦缠滞。三关脉即两手寸口诊脉处。

扣颈瘟

此症仕宦幕_{原作"慔"，同"幕"}友不可不知，倘遇患此死者，而顾执言为人所逼勒可乎？可补《洗冤录》一则。

闻之老医臧枚吉云：余鬌时闻先祖言，凡人无故自缢者，为扣颈瘟。

伊时未解详问，及后遍阅方书，并无此说。辛巳年一人来言：其乡有一妇人，平日家道充裕，子女成立，夫妇和偕，忽一日无故自缢几死，救之始免。询之毫无所为，惟日郁郁不乐，藏绳袖中，无人处即自缢。罗守月余，饮食言动如常，述此求治。余因忆少时所闻，细绎其或是血弱气尽，腠理开，邪气因入，与正气相搏，不结于胁下，而结于手足厥阴，及手太阴之三脏合病者。《内经》曰：膻中者，臣使之官，喜乐出焉。今病则忧戚，可知《刺疟论》曰：厥阴之疟，意恐惧，腹中悒悒。又，肝疟者，善太息，其状若死。又，肺疟者，善惊，如有所见。疟如此，疫可类推。因处一方，用香附、郁金、雄黄为九气汤，开膻中之郁，再加二陈以开膈中之痰，更加羌活、细辛温肝逐风，鬼箭羽、丹参、赤小豆，以通心包兼泄火邪，生姜煎服。服后竟头痛，发热，身痛，瘟疫症悉具，自出其袖中之绳云：谁纳我乎？告以自缢，茫不记忆。寝疾七日，又服发汗药而解。始知此症亦系疫疬或百合病之类乎？

按：既云疫疬之疾，何不投火、赴水、刎颈，而必欲自缢乎？意或太阴邪气传厥阴，而风木太过者，故不思金、火、水，而独喜木也。缘肺金藏魄，肝木藏魂，脾土藏意智，而心君藏神，为一身之主。包络实为臣使，代心君行令，而主喜乐，今手厥阴包络先病，臣使失其喜乐之职，以扰心君之神明，君火不生土，传足太阴脾而意智不清，土不生金，因传手太阴肺而悲忧，金不平木，因传足厥阴肝而郁怒，肺金承所不胜，而木寡于畏，故风木太过。且肝之魂挟肺之魄，不安其舍，出而为祟，故喜木而自缢也。非有祟凭之，乃魂、魄、意智作疬也。或苏合丸、牛黄清心丸，当亦可用，惜未诊其脉色何如也。此症原名扣颈伤寒，然与寒疾太无涉，故改名瘟疫，而名实俱当也。

【医案举隅】

局方牛黄清心丸功能清心化痰，镇惊祛风，主治神志混乱，言语不清，痰涎壅盛，头晕目眩，癫痫惊风，痰迷心窍，痰火痰厥。现代研究显示，此方具有镇静、镇惊、降温、解热、抗高温、保护脑耐缺氧、增加脑膜微循环血流量、改善心肌氧代谢等作用，用于中风先兆、中风后遗症、神经衰弱、重症健忘、高血压、复发性口疮、顽固性呃逆及老年动脉硬化等疾病的治疗。

（一）高血压案

患者，男，64岁。2018年2月17日初诊。

［病史］诉头晕胀13年，加重1个月。高血压病史13年，血压最高到180/110mmHg，近1个月因劳累血压波动为150~160/80~96mmHg，目前口服硝苯地平控释片30mg，每日1次。心烦易怒，体型偏胖，纳食佳，睡眠可。舌暗红苔腻，脉弦。

［诊断］西医诊断：高血压；中医诊断：头晕，痰火上扰。

［治法］清心化痰，镇惊祛风。

［方药］在原服用西药基础之上，每天 2 丸局方牛黄清心丸，服用 1 周。

二诊（2018 年 2 月 24 日）：患者诉头脑清醒，血压降至 130/84mmHg。此后每天口服 1 丸，坚持 2 周。

停药 2 周后来诊，诉血压正常，晕胀消失。

韦凡．局方牛黄清心丸治验 3 则［J］．基层医学论坛，2019，23，（14）：2028-2029.

按语： 本案患者因痰火素盛，痰火上扰，引动肝火，上犯及头所致头晕头胀；且患者年老，病史较长，气血已伤，脾虚生痰，血虚肝旺，气血不足，痰火易生。以局方牛黄清心丸清痰火，祛火不伤正，又育补益气血之力，效果显著。

（二）小儿舞蹈病案

患者，男，9 岁。

［病史］3 年前仲夏，因发热 4 天，经西医治疗热退，1 周后发现摆头，抽颈，皱眉，眨眼，缩唇。经某儿保医院治疗症状减轻，但疲劳后反复发作，影响正常学习。曾赴本院儿科门诊，予核磁共振、CT 头颅扫描等检查，均未发现器质性病变，经治无效。现症见：抬肩屈肘，左前臂向前内侧抽起，左下肢屈膝抬腿，行动不能自控，似有冲动之举，甚者端坐或运动时发作则手足呈跳跃而起，正似舞蹈之状。观舌质稍红，苔薄黄，脉弦细而数。

［诊断］西医诊断：风湿性舞蹈病；中医诊断：痰证，风痰窜络。

［治法］平泻心肝，息风止痉。

［方药］局方牛黄清心丸，早晚各 1 丸。

半个月后，其母告之，服用该丸药后，发作过 1 次，但症状较前明显减轻。嘱连服 3 个月再议。

后其母告之，复发时但见皱眉摆头，主要症状已消失。再嘱服用 1 月巩固，症状完全控制。随访 2 年未复发。

周丽亚．局方牛黄清心丸治验 3 则［J］．现代中西医结合杂志，1998，（07）：0-0.

按语： 本案患儿属心火肝风，风痰窜络所致舞蹈症，以善治风痰的局方牛黄清心丸平泻心肝，息风止痉，药中肯綮。

【原文】

狼掐翻 有两种

其初喉痛，旋气不通，杀人甚速。对直虎耳尖，照耳轮边用磁锋刺出

血即愈。_{徐乐然传。}

又一种，心中不安，旋不能言，牙关紧闭，不醒人事，身冷，出凉汗，以手试其两颊下有斜出一硬物碍手便是。竹箸摇开口，入指探喉，两旁有物如麦大，有单有双。并掐破出血，初病血鲜，久病血紫立愈。指顶先用盐擦。

蚰蜒翻_{小儿多患此}

两目红肿，鼻流涕，日夜啼号。以针密刺太阳穴，_{两眉尖后。}如指甲大一块，立愈。刺后以芋头捣烂，敷印堂至山根。

椅子翻

不语不食，形如呆痴。用椅子圈手拿处削下木片，煎服愈。

扁担翻

发即两肋撑胀难忍。用扁担肩挑处削下木片，煎服愈。

王瓜翻

两胁形如王瓜，胀痛。用针自咽喉挑起，从上而下密挑至脐上，横挑两肋，挑至腰脊骨而止，随挑随愈。初挑无血，渐挑即有血，挑至腰脊对头即愈，不然再发不救。_{马道人传。}

白眼翻

其症唯翻白眼。顶门灸三艾，如不愈再灸三艾，即愈。

绕脐翻_{一名痧，莒父岳廷臣传}

其症先绕脐痛，渐痛至满腹，旋气塞胸胁，两肋胀满，冲咽喉，气不通，不省人事，不急治即死。先以针挑两耳尖，次挑结喉下咽窝两骨尖，次挑背后肩胛骨下两骨尖，并令出血立愈。

疙瘩翻

其症先寒后热，浑身发疙瘩赤紫黑色，渐至大，恶寒发热，不治即死，宜参连散。

参连散

人参　黄连_{共为细末，等份}　麝香　冰片_{各少许}

四味再共研，黄酒调服。外以透骨草、黄龙尾，_{俗名黄连一草。}煎水洗之。

<small>松峰曰：一名紫疙瘩，与前疙瘩瘟症治迥异。</small>

麻雀挣_{"挣"系当时民间对痧症之俗称。下同}

其症胸背肿痛，小腹胀满，见食即呕，心中跳跃，挑两大腿腋，见血即愈。

鸦子挣

其症眼肿，浑身青紫，两胁攻心句似有落字。大小便不通。男挑龟头，女挑鸡冠，阴户之心。出血即愈。

乌沙挣

其症两胁胀，胃口痛甚。随将病者手腕赶捻，视有紫疙瘩者，即此症也。治用大针将手腕重刺一针，起针时若见紫血喷出，痧胀随消，忌冷、白饭、绿豆。

黄鹰挣

其症肚腹搅痛，翻上翻下。治法从胳膊上赶下内中气血，用带子将两手腕扎住，各指稍抱甲肉上当中刺一针，捻出恶血即愈。

羊毛挣

一法，用青布蘸烧酒遍身擦，黄蒿水熏洗亦可汗。又法，用手推背上二筋，撮起掐紧时许。

其症发热无汗，心内发烧，口干呕吐，前后心毛孔周围高阜，句疑有错误字。紫色三四处，即此症也。治用针挑前后心，挑患处，将羊毛剔净，蒙被出汗即愈。如不应，再用砂糖少许，生姜三片，武夷茶一撮，同煎服。忌腥冷月余，无不效。

鹁鸽挣

其症浑身发烧，解里衣体热不可当，心口一块滚上滚下，挑肚脐并两乳即愈。

乌鸦挣 狗挣同此治法

其症头痛，头沉，头扬，恶心，眼黑发搐，指甲先青，然后遍体皆青，上吐下泻，不能言，小腹痛，甚至无脉，身凉，如不急治，倾刻殒命。牙关如闭，速用箸摇开口，令病人卷舌视之，根下如有青红紫疱，急用针刺疱见血，用雄黄末点之，滚水和雄黄末饮之，或炮药点之亦好，被盖头出汗即愈，忌风三日。

兔儿挣

其症直走旷野，趋跳不宁。急用凉水和炮药灌之，只许走治，不许坐治。或有用湿土埋其头，使闻土气即愈者。

长蛇挣

其症腹痛打滚。先挑肚腹三针，次头顶一针，脚心三针即愈。

缠丝挣

其症腹胀痛，头痛，心翻，一作烦。前后心或有紫黄眼子，针破以醋擦之。如遍体麻木，无此痕者亦是此症。将胳膊腕、腿腕青筋针出紫血，用炒盐调滚水灌之即愈。水入姜三片亦可。

哑叭挣

其症不能言。用鞋底蘸凉水打头顶门。如孕妇患此，将顶门发分开，以手蘸凉水轻轻拍之即愈。

母猪挣

其症以头拱地，打滚。先针舌根，次将两手除大指不针，其余八指，将包甲薄肉每刺一针，捻出恶血，再用猪槽水洗手腕即愈。

老鼠挣

其症唇黑紫肿，咽喉肿痛，或胸膈膨胀。挑眉须角，须疑作祟。见血即愈。或再挑两肩中心。句疑有错误。

虾蟆挣

其症腹胀满或疼痛。将肚脐周围挑之，又挑小腹三四针即愈。

海青挣

其症头痛，捆头打滚。用带子扎住头，然后将眉际、眼根、咽窝、顶心各处挑之即愈。忌风三日。眼根即大眼角。

眼羊挣

其症似睡，眉眼不开，转身疼痛发胀，喝气疼痛。治法挑尾巴骨根出血即愈。

野雀挣

其症浑身发红，或前后心有红黑紫眼，头痛，胁胀。挑腋下六针，发一针而愈。发字上下疑有落字。用苋菜种煮水洗浴甚良。

狐狸挣

其症头痛，或干哕发呕，不思饮食，头仰，浑身出汗，张口乱呼，谵语。用针挑咽窝并前后心则愈。

猿猴挣

其症坐卧不宁，心窝胀满，口舌发青，指甲青，小腹疼。挑阴囊线即愈。

莽牛挣

其症肚胁胀痛，心痛。翻起唇来挑里边，挑唇上牙花即愈。

鹰嘴挣

其症肚胀疼，头晕，眼黑，心内胀。用白矾水灌之，再挑后心及耳稍即愈。又方，胡椒七粒，生姜七片，陈麦糠一撮，同研烂酒煎，去渣，调四钱服。

松峰按：诸挣挑刺，随即将恶血捻出为妙。有病深重者，挑刺无血，必用手极力捻之，见血即愈。

诸挣遇有口噤不开者，用乌梅揩擦牙龈，涎出即开。盖酸先入筋，木能克土，使牙关酸软则开矣。若用铁器等撬之，恐伤其齿。

上诸挣症治，余得之岱宗石壁间，录而藏诸箧笥，遇患是疾者，如法施治，历有奇效。后余游秦晋于太行道中，亦见粘一纸于壁前，所见者大同小异，俱变挣为翻，盖因其方言各异耳，而症治则无殊也。因取而对较增订之，以广为流布，至其命名亦各有义意，甚毋以其涉俗而忽之。松峰再志。

赤膈类伤寒 松峰曰：是皆疫症，实非伤寒也。

凡胸膈赤肿疼痛，头痛身痛，发热恶寒，名赤膈伤寒，宜荆防败毒散 见捻颈瘟。加蒌仁 去油、黄连、黄芩、紫金皮、元参、赤芍、升麻、白芷。如证有表复有里而胸膈赤肿疼痛者，双解散 见绞肠瘟。加蒌仁、黄连、紫金皮。如表证已退，大便燥实，胸膈肿痛者，凉膈解毒加蒌仁、枳壳、桔梗、紫金皮、赤芍。又宜棱针刺肿处出血。如半表半里，胸膈肿痛者，小柴胡汤加桔梗、蒌仁、紫金皮、赤芍。

凉膈散

连翘 去膈　大黄 酒浸　甘草　栀子 炒黑　黄芩 酒炒　薄荷

加竹叶，生蜜煎。

【医案举隅】

凉膈散出自《太平惠民和剂局方》，原方组成：川大黄、朴硝、炙甘草各二十两，山栀子仁、薄荷（去梗）、黄芩各十两，连翘二斤半。功能泻火通便，清上泄下，主治上中二焦积热证，症见身热口渴，面赤唇焦，胸膈烦热，口舌生疮，或咽痛吐衄，便秘溲赤，舌红苔黄，脉滑数。现代研究显示，本方具有抗炎、退热、加速胃肠功能恢复等作用。用于各种炎症、外感发热、慢性阻塞性肺疾病、急性呼吸窘迫综合征、缺血性肠病、难治性胃食管反流病、痤疮、寻常型银屑病、尿毒症皮肤瘙痒、中风、脓毒症等疾病的治疗。

（一）暑湿误治，上中二焦火热案

石顽治幼科汪五符，夏月伤食，呕吐，发热，颅胀，自利黄水，遍体肌肉扪之如刺。六脉模糊，指下寻之，似有如无。足胫不温，自认阴寒，而服五积散一服，其热愈炽，昏卧不省。第三日，自利不止，时常谵语，至夜尤甚。乃舅叶阳生，以为伤暑，而与香薷饮，遂头面汗出如蒸，喘促不宁，足冷下逆。歙医程郊倩，以其证大热而脉息模糊，按之殊不可得，以为阳欲脱亡之候，欲猛进人参、附子。云间沈明生，以为阴证断无汗出如蒸之理，脉虽虚而证大热，当用人参白虎。争执未决，取证于石顽。诊其六脉，虽皆涩弱模糊，而心下按之大痛，舌上灰刺如芒，乃食填中宫，不能鼓运其脉，往往多此。当与凉膈散下之。诸医正欲借此脱手，听其用药。一下而神思大清，脉息顿起。当知伤食之脉，虽当气口滑盛，若屡伤不已，每致涩数模糊，乃脾不消运之兆也。此证设非下夺而与参附助其壮热，顷刻立毙。可不详慎而妄为施治乎？

俞震纂. 古今医案按［M］. 北京：中国医药科技出版社，2020：126–127.

按语： 本案患者上述症状因外感暑湿，内伤饮食，食滞胃肠，热邪内郁所致，本应用香薷饮合保和丸论治，却误将阳证按阴证论治，应用五积散，如火上加油，使"其热愈炽"，热扰神明而昏卧不省、时常谵语。后又以香薷饮治疗，但时机已过，又使热郁更甚，里热蒸腾，逼津外泄，头面汗出如蒸；热邪迫肺，肺气上逆，喘促不宁；阳热内郁，气不下达，足冷下逆。张石顽据其"六脉，虽皆涩弱模糊，而心下按之大痛，舌上灰刺如芒，乃食填中宫，不能鼓运其脉"，采用凉膈散，上清下泄，方药对证，效如桴鼓。

（二）咽痛案

患者，女，34 岁。2009 年 4 月 13 日初诊。

［病史］诉近 2 天出现咽痛咽干，吞咽困难。有支气管扩张病史 15 年，口干喜凉饮，咽痒则咳，咯黄黏痰，每日 10 余口，唇红，牙龈肿痛，大便正常。舌质红暗，苔黄腻，脉细弦滑，右寸浮数。查体：咽部充血明显，滤疱大片。

［诊断］西医诊断：急性上呼吸道感染；中医诊断：咽痛，邪热内蕴证。

［治法］清热解毒，宣肺化痰。

［方药］连翘 15 克，生大黄 10 克，生栀子 10 克，薄荷 10 克，黄芩 10 克，竹叶 6 克，生麻黄 10 克，杏仁 10 克，生石膏 30 克，生甘草 10 克，金银花 20 克，芦根 30 克。7 剂，水煎服，每日 1 剂。

二诊：服药后大便次数增多，3~4 次 / 天，但 3 剂后逐步减少至正常，服药 4 剂咽痛若失，黄痰减少。

张元兵. 洪广祥教授运用凉膈散临证验案举隅［J］. 中华中医药杂志，2011，26（03）：508–510.

按语： 本案患者因素体阴虚燥热，复感外邪，热郁咽中而致咽痛。以凉膈散加金银花、芦根，增强清热解毒之功，合麻杏甘石汤，清肺化痰止咳，增强宣透之力。

（三）肺炎喘嗽案

患者，男，81 岁。2017 年 8 月 30 初诊。

［病史］诉发热、咳嗽、咳痰、胸闷 10 天。10 天前患者受凉后出现发热，体温最高达 39.5℃，咳嗽，咳痰，胸闷，于某医院住院治疗，诊断为"阻塞性肺炎"，经治疗症状缓解不明显，遂来求医。现症见：神志清，精神差，发热，咳嗽，咳中等量黄黏痰，胸闷气喘，腰痛，周身乏力，烧心反酸，纳眠差，小

便黄，大便干。既往慢性支气管炎病史多年，支气管哮喘病史多年，高血压史10年，未系统治疗。椎间盘突出症病史3年，心律不齐病史1年，脑梗死病史5年，现遗留有右侧肢体活动不利。舌质红，苔黄腻，脉弦滑。辅助检查：胸部CT示两肺感染。

［诊断］西医诊断：阻塞性肺炎，慢性支气管炎，支气管哮喘；中医诊断：肺炎喘嗽，痰热壅肺。

［治法］清上泄下。

［方药］连翘18克，山栀子15克，黄芩12克，薄荷6克，大黄12克，炙甘草9克，杏仁15克，党参12克，桑白皮9克，枳壳12克，桔梗12克。

2017年8月30反馈：热去咳止。

吴少天，邱荃，许晓娜，等. 凉膈散化裁临证验案举隅［J］. 河南医学研究，2019，28（22）：4225–4226.

按语：本案患者因上焦胸膈郁热，煎灼肺金，炼液为痰，邪热与痰涎湿浊交结而致咳喘。以凉膈散清上泄下，以泻代清，加杏仁降气止咳平喘、润肠通便；党参补中益气、健脾益肺；桑白皮泻肺平喘、利水消肿；枳壳理气宽中、行滞消胀；桔梗宣肺祛痰利咽，且为舟楫，可载药上行。

【原文】

黄耳类伤寒

凡耳中策策痛者，是风入肾经也。久则变恶寒发热，脊强背直如痓之状，曰黄耳伤寒。宜小续命汤加僵蚕泡焙、天麻酒焙、羌、独，次用荆防败毒散加细辛、白芷、蝉退去足翅、黄芩、赤芍、紫金皮。

小续命汤

防风　桂枝　麻黄　杏仁泡，去皮、尖、研　川芎酒洗　白芍酒炒　人参　甘草　黄芩酒炒　防己　附子制。防己、附子少用。

【医案举隅】

小续命汤出自《备急千金要方》，主治"猝中风欲死，身体缓急口目不正，舌强不能语，奄奄忽忽，神情闷乱"，即各种症状的中风。现代研究显示，本方具有保护神经血管及神经细胞、改善脑部血液循环、抗氧化应激、降脂等作用。用于脑卒中及其后遗症、周围性面瘫、类风湿关节炎、高血压、其他运动神经系统疾病等疾病的治疗。

（一）破伤风案

贡姓武弁，年二十余，取耳时为同辈所戏，竟以铜挖刺通耳底，流血不止。延外科治耳，初不以为楚，仍行走街衢如常，旬日即头痛，又延内科治之，益甚，迎余往治，则头痛如破，身体僵直，烦躁面赤，脉弦而紧，仰卧于床，口流脓血。余沉思良久，以为此必破伤风也……用小续命汤重加桂枝、附子、干姜，去黄芩。一剂微汗，头痛减半，两剂颈柔，十数剂后，耳内结疤，脑涎亦不流，但其耳褒然无闻矣。

唐略. 素圃医案·男病治效［M］. 北京：人民军医出版社，2012：78-79.

按语：本案患者破伤风因外科创伤，"风毒"入侵，流窜经络所致。以小续命汤祛风散寒，益气温阳，并重用桂枝、附子、干姜，急救亡失之阳气，可保无虞。

（二）特发性面神经炎案

患者，男，67岁。2021年3月2日初诊。

［病史］诉5天前出现右侧嘴角歪斜。鼻唇沟变浅，泪腺分泌减少，耳后轻微疼痛，左侧眼睑不能完全闭合，额纹消失。患者曾就诊于外院，诊断为"Bell麻痹"，给予糖皮质激素治疗，具体用药、用量不详，效果不佳。刻下症见：患者神志清，精神可，嘴角歪斜，食欲差，夜寐可，二便通畅。舌质淡红，苔白，脉左寸弱关沉弦尺沉滑，右寸浮弱关弦滑尺沉弦。既往：甲状腺功能减退症5年余，常规服用左甲状腺素钠片（用量不详）。查体：双呼吸音清，未闻及干湿性啰音。颈软，颈静脉无怒张，气管居中，甲状腺未触及肿大，四肢肌力正常，病理征未引出。实验室检查暂缺。

［诊断］西医诊断：特发性面神经炎；中医诊断：面瘫，正虚邪侵。

［治法］益气活血，祛风通络。

［方药］防风10克，僵蚕10克，蝉蜕10克，炙甘草15克，陈皮10克，砂仁15克，石膏30克，党参30克，干姜15克，附子30克，当归15克，白芍15克，川芎10克，黄芩10克，淫羊藿30克，柏子仁60克，生姜30克，大枣30克。10剂。

二诊：神志清，精神可，嘴角歪斜好转，食欲可，夜寐可，二便通畅。舌质淡红，苔白，脉左寸弱关弦滑尺沉弦，右寸浮滑关弱浮尺弦紧。

［方药］防风10克，僵蚕10克，蝉蜕10克，炙甘草15克，砂仁15克，石膏30克，党参30克，干姜15克，附子30克，当归10克，白芍6克，川芎10克，黄芩10克，淫羊藿30克，柏子仁90克，生姜30克，大枣30克。10剂。

患者右侧嘴角歪斜明显好转，而后疼痛消失，左侧眼睑闭合完全，鼻唇沟基本恢复，额纹基本恢复正常，食欲好转。坚持巩固治疗中。

石铎，赵杰，冯晓丹. 赵杰教授应用小续命汤加减治疗特发性面神经炎经验［J］. 中医临床研究，2022，14（13）：114-116.

按语：本案患者年老，脉弱，正气不足，邪气入侵而发面瘫，治用小续命汤加减益气活血，祛风通络。全方致力于改善患者患侧面部组织缺血缺氧状态，最终恢复面神经的功能。

【原文】

解㑊类伤寒

按：《素问》尺脉缓涩，谓解㑊。音亦，与此处所讲不同。

解者，肌肉解散。㑊者，筋不束骨。其症似寒非寒，似热非热，四体骨节解散懈堕，倦怠烦痛，饮食不美，食不知味，俗呼为痨病。《内经》名为解㑊。其原因或伤酒中湿，感冒风寒，房事过多，妇人或经水不调，气血不和，皆能为此，似痨病实非痨病也。治宜先蘸热水打其臂膊里面，或以麻蘸水刮之，刮打必皆令其皮红紫为度，更宜针刺十宣、委中二穴出血，当服苏合香丸。

苏合香丸

麝香　沉香　丁香　檀香白者　香附　荜茇　白术　诃子煨，去皮　朱砂　青木香　乌犀角各二钱　熏陆香　龙脑各一钱　安息香二钱，为末，用无灰酒熬膏　苏合油入息香，内二钱

共为细末，用安息膏并炼蜜丸如弹子，蜡包。用时温水化服一丸。丸用蜡包，不出气为妙。

【医案举隅】

苏合香丸出自《太平惠民和剂局方》，功能芳香开窍，行气止痛，主治中风，中暑，痰厥昏迷，心胃气痛。现代研究显示，苏合香丸具有提高神经功能、改善脑血流速度和血管内皮功能、减轻炎症反应、改善心功能、抗血小板凝集、保护心肌、抑制血管收缩、抗炎、镇痛等作用，用于蛛网膜下腔出血、冠心病心绞痛、脑梗死、食物中毒、胆道蛔虫等疾病的治疗。

（一）双眼挤动案

患者，男，13岁。1985年5月17日初诊。

［病史］诉两眼挤动已3年。当初因被家长训斥哭泣上学，晚间即发现两眼挤动，未予重视。症状逐渐加重后，经某医院眼科检查：视力正常，双眼结膜充血，屈光间质透明，眼底未见异常。近20天症状明显加重而就医。诊见：两眼频繁挤动，口鼻亦随之搐动，约57次/分，两眼干涩，眼睑青暗。舌苔

薄白，脉弦。

[诊断]西医诊断：双眼慢性结膜炎；中医诊断：肝风，风寒外袭，胞络痹阻。

[治法]祛风散寒，温经通络。

[方药]苏合香丸10丸，每服2/3丸，以菊花10克、芥穗5克，水煎送服。日服2次。

二诊（1985年5月24日）：症状明显减轻，两眼挤动次数明显减少，约12次/分，两眼润泽。苔薄，脉弦缓。上药继服9日。

三诊：上述症状消失，两眼润泽，面色红润，精神愉快，投六味地黄丸5丸，以善其后。随访3年，病未复发。

王凤阳，高桂券. 苏合香丸的临床新用［J］. 辽宁中医杂志，1990，（02）：19-20.

按语： 肝开窍于目，主风主动。本案患者泪出当风，肝经为风邪乘袭，眼睑络脉闭阻，气血运行不畅，眼睑失养，则两目干涩，频繁挤动。治用苏合香丸行气散寒，通络止痉，使邪气去、络脉通，气血运行，两目得养而告捷。

（二）呃逆案

患者，男，45岁。1986年7月21日初诊。

[病史]诉1周前，外出感受风寒，周身不适，时觉胸闷气短，间断呃逆。近日突然呃逆伴恶心呕吐，为胃内容物，吐后呃逆减轻。至晚上呃逆频作，胸中满闷，呼吸困难有窒息感。曾予解痉、镇静剂治疗，效果不显。刻诊：患者呈端坐位，因呃逆频频，致言语不能接续，四肢不温。舌苔薄白，脉沉弦。

[诊断]西医诊断：膈肌痉挛；中医诊断：呃逆，寒邪阻遏，肺胃失降。

[治法]温中散寒，理气止呃。

[方药]苏合香丸，每服1丸，日3次。

次日见患者卧位，已停止吸氧，呃逆减轻，能进稀粥，精神转佳。苔薄，脉沉缓。共服苏合香丸15丸而愈，至今未发。

王凤阳，高桂券. 苏合香丸的临床新用［J］. 辽宁中医杂志，1990，（02）：19-20.

按语： 本案患者外感风寒，寒气犯胃，肺胃失于和降，胃气上逆而为呃。治以苏合香丸温中和胃，理气止呃，不需重镇之品，便使肺胃和降，气机调畅，其呃自止。

【原文】

痧病类伤寒

岭南闽广间，溪毒、沙虱、水弩、射工、蜮短狐、虾须之类，俱能含沙射人。被其毒则憎寒壮热，百体分解，似伤寒。初发，土人治法，以手摩痛处，用角筒入肉，以口吸出其痧毒，外用大蒜煨捣膏，封贴疮口即愈。诸虫唯虾须最毒，其毒深入于骨，若虾须之状，其疮类疔肿，不治必死。彼地有鹬、鹈、鸲、鸬等鸟专食以上诸虫。故以此鸟毛粪服之，及笼此鸟于身畔吸之，其痧闻气自出而愈。

喉管伤寒

其症喉中作痒难过，吃茶酒汤水便不可救。

薄荷二分　麝香一分

为细末，吹喉。待气通吐涎碗许，然后吃陈米汤半碗即愈。

<small>松峰按：此虽名伤寒，实疫疬之类。夫曰喉痒，似病之轻者；曰难过，则痒不可当矣。虽然何至吃茶水便不可救乎？观其待气通三字，则痒时其气已有大不通者在矣！味其言吐涎碗许，则气之所以不通，涎为之也。此症甚恶，亦世之所不轻见者。</small>

油痧瘴

其症两胁胀满，筑心疼痛，或腹内搅肠作痛，头晕眼黑，或大小便闭塞，气不通畅，命在旦夕。将绵花子油与吃试之，食之香甜不油气者，即是此症。速将绵子油令病人吃足，或用之四五两、半斤、一斤立愈，仍将油吐出不少，奇方也。

乌痧瘴

其症初中，头疼恶心，两胁胀痛攻心，不能坐卧。<small>得此症，吃黄豆不腥气者便是。</small>用车头油十二两，黄连三钱，乳香三钱。二味为末，用车头油共捣匀，丸梧子大，百草霜为衣，用无根水送七丸立效。愈后一日无食。忌腥冷、气恼数日。<small>车头油，即车毂中所积油垢，或用六两、三两、两半皆可。</small>

哑瘴<small>乃山岚谿溪郁蒸之毒</small>

其症血乘上焦，令人昏迷，甚则发躁狂妄，亦有哑而不能言者，皆由败血瘀心，毒涎聚胃所致。用柴胡二钱，黄芩钱五，半夏一钱，制，人参一钱，枳壳一钱，麸炒，大黄二钱，黄连六分，甘草七分，姜三片，枣一枚，煎服效。

锁喉黄

其症面黑目黄，舌白语涩，牙关紧闭，胸痛，缓不过二三日即死。人皆错以乌痧瘴治之，多致误命。如遇此症，将牙关搅开，用蓝布擦去舌白，次以钱蘸盐水刮两太阳穴，<small>穴在眉稍眼角之际，试有坑窠便是。</small>出紫点疱，针刺出血，见黄水为度，脖项两侧亦如此治。后用生大黄三钱，硫黄一钱，共捣粗末。水二盅，煎一盅，温服立愈。

攃脖子猴

<small>攃，恝平声。即用手攃物攃字。</small>

其症咽喉暴肿而痛，痰涎壅盛，水浆难入，甚则脖项亦肿，寒热交作，头面烘热，或四肢厥逆，气息不顺。用真阿魏三分，麝香三分，巴豆一个，去油，杏仁一个，去皮、尖，红枣一枚，去核。共捣烂，丸梧子大，银朱为衣，绵纸包一层。用时将纸撕去，按男左女右塞鼻孔，汗出即愈。避风，忌口二三日。<small>所忌不言何物，止食粥饭、小菜，便无不是。</small>

<small>松峰按：此系热毒而用巴豆者，亦热因热用，以毒攻毒之意。此与前症虽俱系咽喉之病，而症治各有不同。</small>

谷眼<small>谷，亦作骨</small>

其病初觉时，头晕心乱，烦躁不宁，渐而心腹疼痛，即是此症。有紧慢之分，紧者立刻殒命，急以银针针大眼角内白皮<small>如无银针，想铁针亦可。</small>及两耳稍、鼻尖、囟门、太阳穴，<small>见前。</small>见血即愈。<small>皆针挑破皮，捻血，非直刺。</small>凡有心腹痛兼吐泻，俱是此症，俱宜挑。初起先挑鼻尖，后挑别处，挑后用陈醋半碗，<small>无陈用新。</small>入银子少许，共入砂锅，熬三四滚，临服时，再用银子入醋内研搅，温服，立刻回生。若治迟危急，看舌根下有紫疱，挑破，盐擦即愈。

天行虏疮

<small>"虏"原作"鲁"，乃清初书籍避"胡虏夷狄"等字讳故，今回改。参见《史讳举例》第二十建武中，南阳击虏所得，故名。</small>

其症发斑疹，头面及身须臾周匝，状如火疮，或戴白浆，随决随上下，<small>此句费解。</small>此毒恶之极。急治，取好蜜通摩疮上，以蜜煎升麻数匕拭之。

疫厥<small>亦名瘟疫暴亡</small>

凡人感瘟疫，视其症脉，尚不至殒命不救。而突然无气，身直，甚至无脉，且不可惊慌，视为告终，此疫厥也。急用腊月雄狐胆，温水研灌即活。若牙关已紧，即撬开灌之。雄狐胆必腊月预为构收为妙。

<small>松峰曰：如得此症，不论有无狐胆，总宜先针少商穴并十指甲上薄肉。（穴道针法见前。）摄出恶血，并用好猪牙皂末吹鼻，或用京中灵宝如意丹十余粒吹鼻，可活。</small>

羊毛疔

<small>与前瘟疫兼痧并羊毛掙大同小异，三症治各不同，故并存之。</small>

万历间金台有妇人，以羊毛遍鬻于市，忽不见，继而都人身生疱瘤，渐大，痛死者甚众，瘤内唯有羊毛。有道人传一方，以黑豆、菽麦末涂之，毛落而愈。菽，音乔。疑即北方之荞麦。

缠喉风

其症咽塞，水谷不下，牙关紧急，不省人事。

杨氏一字散

雄黄水洗　蝎稍　枯矾　藜芦　牙皂炙焦，各等份

上共为细末，用一豆大纳鼻中，搐之立效。

赤瞎

其症两目突然红肿疼痛，此亦时疫也。救苦汤治之。

桂枝　连翘去隔　红花　细辛　归尾　甘草各一钱五　苍术泔浸，焙　胆草各七分　羌活　黄芩　麻黄　柴胡　防风　藁本　黄柏各一钱　黄连五分　生地　知母炒，各一钱　白芍二钱

食远服。

神鬼箭打

其症身痛有青筋，以乱发擦痛处，发卷成团而硬者方是此症。用金银花浓煎汤饮之。不愈，再加甘草。发不卷不硬者非此症，不必服，另察脉与兼症治之。

雾气

其症心烦少气，头痛项急，起则目眩欲倒，身微热，战掉不自安，时复憎寒，心中欲吐，吐时无物。新猪粪不拘多少。入上好黄酒中搅开，用细白绢滤出青汁，顿热服之，尽剂。铺厚，上盖暖，覆卧取汗，天寒房内生炭，常令暖毋寒，寒则不汗。如汗出，候干乃起，慎风冷，兼治疟及风劳虫毒。

化金疫

其症初觉即昏不知人，不治即死。急以生豆令嚼，甘美不腥即是。以幕上有河字钱一文，放入喉中即化，有化至三四枚而愈者。

抱心疔

其症肚痛连心，两胁胀满，脊背痛，上连头痛，痛极浑身强直，昏晕欲死。视其脐上必有红丝一条，照心口蔽骨下二指挑断其丝。又于两肋骨端亦挑两处，如前法。又于脊上对脐肾俞穴，上下各指半，再挑二处，如前法，皆将盘丝挑尽断，皆以皂矾末纳挑眼内令满，以手揉之即愈。忌腥冷、豆腐、诸豆，并一切蔓生之物。三日后食发物，发所挑疮口。一云蔽骨

端用针挑开皮肉，内有红丝，用针斜挑断。北人忌食稻米。

瘟痧

其症恶寒发热，或腹痛，似疟非疟，气急喘逆，头面肿胀，胸腹饱闷胀满，或泄泻下痢脓血。轻者牵连弥月，重者危急一时。治宜放痧，消食积为主，俟痧毒已泄，然后和解清理除其寒热，健脾养血补其中虚。

扑鹅痧

其症痰涎壅盛，气急发喘，喉声如锯，痛似喉鹅，但喉鹅喉内肿胀，此则无之。又形似急喉风，但喉风痛而不移，此则痛无定处。且喉鹅无痧筋，解见前。此有痧筋。依前刺法刺之，服吹方开后择用之。

冰硼散

治痧症咽喉肿痛。

天竺黄 硼砂各二钱 朱砂 冰片各二分 元明粉八厘

共为细末，磁瓶贮，蜡封口。出气难用。患者吹喉中。

救苦丹

治痧气郁闷之剂。

枳实 萝卜子各一两 乌药 连翘各八钱 郁金二钱

共末，清茶稍冷下。

荆芥银花汤[1]

此治血滞之剂。

荆芥 银花 红花 茜草 丹皮 赤芍各一钱 白蒺藜去刺，研末，八分 乌药五分 香附三分，捣

水二盅，煎七分，微温服。

附治诸痧痛方

井水、河水各半和服。泥浆水澄清服。白糖和梅水服。晚蚕沙末，白滚汤候冷调服。

以上治痧症无食积阻滞者。

吐法

治新食阻住痧毒。

明矾四分，白汤一碗，候冷化服。

又方：食盐一撮，白汤一碗，候冷和服。二方必多饮方吐，少则不效。按：白矾稍多些亦可。

【注释】

[1] 荆芥银花汤：出自《痧胀玉衡》卷下，主治痧有因于血滞者。

【原文】

青筋

此症因气逆而血不行，并恶血上攻于心也。多由怒气相冲，或忧郁气结不散，或恼怒复伤生冷，或房劳后受寒湿，以致精神恍惚，心慌气喘，噎塞上壅，呕哕恶心，头目昏眩，胸膈痞满，心腹刺痛，胁肋腰背痛，头痛脑痛，口苦舌干，面青唇黑，四肢沉困，百节酸痛，或憎寒壮热，遍身麻痹，手足厥冷，颤掉，默默不语，不思饮食等症，皆恶血攻心所致。古无治法，惟刺两手曲池上青筋，出瘀血可愈。或屡患屡刺，莫之能除。夫人以气血为主，故丹溪曰：气血和，百疾不生。此病先伤于外，而复损其血，兹制一方，名白虎丸。白虎西方肺金之谓，青筋乃东方肝木之象，以白虎而治青筋，金能平木，有至理存焉。能代针砭之苦，且免后之复发。兼治男子久痢便血，妇人崩漏带下，并一切打扑内损，血不能散，心腹痛欲死者，服之神效。

白虎丸

千年石灰，不拘多少，刮外杂色泥土，研细水飞，糊丸如梧子大。每用烧酒送五十丸，看轻重加减。初觉一剂取效，过三五日病已老，宜多服。

松峰按：原方下注云，此药能顺气散血，化痰消滞。则凡霍乱痧挣，皆可以通融治之。惟烧酒送，独于青筋为宜。盖青筋，多生冷寒湿所致。至热证或用冷水冷茶送，气滞用陈皮，食积用麦芽水送，随证变通可耳。

痰疫 秉锦补

患此病者，初得之亦并不显寻常瘟疫应有等症，不过头微痛，身微觉拘急寒热，心腹微觉疼痛胀满；三两日内抖然妄见鬼神，狂言直视，口吐涎沫，鼻中流涕，手足躁扰，奔走狂叫，脉沉紧而数，身体不热。亦有热者，却与邪入阳明胃腑发狂迥异。此感疫疠之气，风火痰三者合而成病。不急治，三二日即毙。宜先针少商穴并十指，刺法见前。急服竹沥解疫煎一二剂神效。此亦世所罕有之症，曾有患此者，余深觉诧异。因思暴病皆属于火，怪病皆属于痰，以意为之，先用刺法，后用药饵辄效。一时患者数人，方知其为疫也，治之应手而愈，遂定其名曰痰疫，笔之以备采择焉。

竹沥解疫煎 自定新方

黄连　黄芩　栀子　胆草　僵蚕泡，焙　胆星　蒌仁去油研　川贝去心研　橘红　半夏制

172

流水煎熟，用竹沥、姜汁兑服，总以竹沥为君。多则一盏，少亦半盏。

上七十二疫症，或谓命名多不雅驯，言之不文，似未足以行远也。余应之曰：此真所谓少所见则多所怪也！余周行海内，越历已深，其症大概北省恒多，而南国恒少。饥馑之岁常多，而丰乐之年颇少。且其命名也，皆出自经史子集，名山石室，并良医口授，试之而历有奇效，方敢笔之于书。洵非无稽之谈，索隐鄙倍者之可同日而语也。试观古今来医书中字句之欠通，歌辞之鄙俚，平仄乖违而读不上口者，未可更仆，以视余之说疫中而敢有是乎。以上不过数症，命名仍其方言土语耳。而说者辄目之为涉俗，独不闻古圣人于途迳迮言，浅近之言，犹必察焉耶。吾愿世之大方家有名的大家，阅是书者，不鄙薄焉，而以为刍荛之尚堪询也，则厚幸矣！松峰再志。

【提要】论述七十二种疫症及其治疗。临证可参考。

【原文】

放痧十则

一在头顶心百会穴。一在两眉中间印堂。一在两眉稍洼陷处太阳穴。一在结喉两旁。一在舌底下筋之两旁。一在双乳。以上俱针挑。一在两手背十指尖当中近甲薄肉。一在两臂湾[1]。一在两足背十指尖当中近甲薄肉。一在两腿湾[2]。以上但直刺。

放痧法

原作刺痧，今改作放字，兼挑与刺二字言之。

腿湾上下有细筋，深青色或紫色，或深红色者便是。皮白嫩者方显紫红色。刺之则有紫黑毒血。腿上大筋不可刺，刺亦无毒血，反令人心烦，两腿边硬筋上筋不可刺，硬筋，腿之大粗筋。其上筋，乃指靠皮之小筋言。刺之恐令人筋吊，缩也。手臂筋色亦如此辨之。至于宜针挑者，唯取挑破皮略见血。如无血，手挤之。至于指尖刺之太近指甲，令人头眩。凡刺不可太深，银针方佳，铁性有毒。

锦按：两腿湾、两臂湾，止此二处宜寻痧筋[3]刺之。余处亦不言痧筋，是无痧筋也。只按穴放之可耳。法有直刺、斜挑之异，故以放字该之。至于挑法，亦当有随症施治者，如头痛则挑印堂及太阳穴，胃痛则挑心窝，腹痛则绕脐挑之。胁痛则密挑两肋以及挑肩井穴，挑背挑项，挑耳尖耳轮，挑腰挑软肋（数处皆诸痧必挑之穴）。俱用针斜挑皮挤血。至于少商穴及两手足指尖，乃系直刺，如无血亦须挤之。

宜识痧筋

凡痧有青筋、紫筋，或现于数处，或现于一处。必用针去其毒血，然后据症用药。按：轻者针即见效，不用服药。

【注释】

[1]臂湾：即臂弯，上臂和前臂相接处向内弯曲的部分。

［2］腿湾：即腿弯，大腿和小腿相接处弯曲的部分。

［3］痧筋：证名，痧发时在臂弯、腿弯上下出现的深青或紫红色细筋，多由痧毒入于血分所致。《痧症度针》卷上："凡两臂弯、两腿弯上下有细筋如丝，深青色，或紫或深红、或淡红者，痧筋也。"《痧胀玉衡》："痧筋有现有微现，有乍隐乍现，有伏而不现。痧筋之现者，毒入于血分者多……微现者，毒阻于气分者多；伏而不现者，毒结于血分者多。"

【提要】论述放痧法及痧筋。

【精解】放痧部位有十处：百会穴、印堂穴、太阳穴、喉结两旁、舌底下筋两旁、双乳，此六处需斜挑。两手背十指尖当中近甲薄肉处、两臂弯、两足背十指尖当中近甲薄肉处、两腿弯，此四处需直刺。

若放痧部位为两腿弯或两臂弯处，则需要寻找痧筋；其他部位无痧筋存在，故无须寻找。应用放痧法，或直刺，或斜挑，可使所挑刺部位流出紫黑色毒血，血分痧毒亦可随毒血离开人体。

放痧时需注意，挑时当随症施治，如头痛则挑印堂及太阳穴，胃痛则挑心窝，腹痛则绕脐挑之，胁痛则密挑两肋以及挑肩井穴，挑背挑项，挑耳尖耳轮，挑腰挑软肋。不可挑刺腿弯、臂弯大筋、硬筋，以免令人生烦、筋缩；斜挑时破皮略见血即可，勿过近指甲，以免令人头眩；直刺时亦不可太深；放痧时禁用铁针，用银针最佳。

【原文】

刮痧法

背脊颈骨上下及胸胁两肩背臂之痧，用钱蘸香油刮之。头额腿上痧，用棉纱线或蒜[1]麻蘸香油刮之。大小腹软肉内痧，用食盐以手擦之。

新定刮痧法

脖项后当中洼处刮一道，脖项后两旁左右大筋上各刮一道，前身两肩下胁上软肉缝中各斜刮一道，两胁肋软缝中左右各刮三道，左右肩靠着肩井软肉处各刮一道，背脊骨两旁竖刮，自项下至腰各刮一道，背后胁肋软缝中左右各刮三道。以上皆用钱蘸盐水刮之。两臂内用蒜麻一缕，捻松绳蘸水刮之，但要出痧红紫为度。诸穴并治一切痧症，唯蒜麻刮臂湾，专治眩晕恶心痧。若非病症，刮之亦不红紫。

松峰曰：前刮痧法出《痧胀玉衡》书。新定刮痧法乃屡用而屡效者，并录之以备择用。

【注释】

［1］蒜（lì力）：《类篇》草木疏貌。又《玉篇》俗"蒜"字。

【提要】论述刮痧方法及取效标准。

【精解】刮背脊颈骨上下及胸胁两肩背臂时，以钱蘸香油为器具；刮头额腿上时，以棉纱线或萑麻蘸香油为器具；刮大小腹软肉时，用食盐以手擦之；或以钱蘸盐水，于脖项后当中洼处刮一道，脖项后两旁左右大筋上各刮一道，前身两肩下胁上软肉缝中各斜刮一道，两胁肋软缝中左右各刮三道，左右肩靠着肩井软肉处各刮一道，背脊骨两旁竖刮，自项下至腰各刮一道，背后胁肋软缝中左右各刮三道；或以萑麻一缕，捻松绳蘸水刮两臂内。刮痧以出痧红紫为度。

【原文】

治痧三法

肌肤痧用油盐水刮之，则毒不内攻。血肉痧看青紫筋刺之，则毒有所泄。内形痧须辨经络脏腑，在气在血，则可消散而绝其根。此段言当用药。

治痧分经络证候

足太阳膀胱痧，腰背巅顶连风府胀痛难忍。

足阳明胃经痧，两目红赤如桃，唇干鼻燥，腹中绞痛。

足少阳胆经痧，胁肋肿胀痛，连两耳。

足太阴脾经痧，腹胀板痛，且不能屈伸，四肢无力，泻不止。

足厥阴肝经痧，心胃吊痛，身重难移，作肿身上作胀腹内。

足少阴肾经痧，痛连腰肾，小腹胀硬。

手太阳小肠经痧，半身疼痛，麻木不仁，左足不能屈伸。

手阳明大肠经痧，半身胀痛，俯仰俱废，右足不能屈伸。

手少阳三焦经痧，胸腹热胀，揭去衣被，干燥无极。

手太阴肺经痧，咳嗽声哑，气逆发呛。

手厥阴心包络痧，或醒或寐，或独语一二句。

手少阴心经痧，病重沉沉，昏迷不醒，或狂言乱语。

【提要】论述治痧三法及治痧分经络证候。

【精解】放痧法与刮痧法都是治疗痧症的有效方法，但在运用时，需要根据患者的症状、正邪斗争的趋势、邪气所在的部位等选择恰当的方法。如肌肤痧，痧毒尚在体表，未及深入，毒邪力弱，病情轻浅，以油盐水为媒介，应用刮痧法，可阻止痧毒内攻深入；血肉痧，痧毒以由体表深入血肉，毒邪力盛，病情加重，应用放痧法挑刺痧筋，可使入内之痧毒外泄而出；内行痧，毒邪已深入经络、脏腑、气血，毒力更盛，病情进一步加重，此时则需仔细辨别痧毒之邪所在的部位处于何条经络、哪一脏腑、在气在血，辨证施治，才能彻底断绝痧毒。此外，也可根据患者症状来判断其为何经络之痧。如两目红赤如桃、唇干鼻燥、腹中绞痛为足阳明胃经痧，咳嗽声哑、气逆发呛为手太阴肺经痧等。还需注意，治痧法应配合内服药物，疗效更优。

【原文】

用药大法

痧症药宜冷服。盖昏迷不醒，乃痧之热毒攻心，故心不能自主而昏迷。冷药入口，从膈间顺流而下，则热毒在胸臆者，随药而消，故旋清醒，即尚昏迷，必有食积、血痰阻塞，再按脉症用药，开导攻下，未有不醒者，兹特举用药之一隅，以俟神而明之者。用荆、防之类，从表而散；用青、陈二皮，从中而消；用枳实、大黄之类，从大便而下；用木通、泽泻之类，从小便而行；用楂、芽、卜子之类，所以治其食之阻；用银花、红花之类，所以治其血之壅；银花治血未解。用槟榔、蓬术之类，所以治其积之滞。此下九皇宫本、千顷堂本有"恶血攻心，痧之本。故凡痧症毒血攻心者十常八九，不独热毒也。兼食痰者，痧症之标。"一段小字注文。

【提要】论述痧症用药大法。

【精解】松峰认为，痧症患者服药时宜冷服。因其热毒攻心，神明尤所主而昏迷不醒，服冷药可使热毒随药之冷势而散，神志也会恢复清明。即使神志未复，尚处于昏迷之中，但此时热毒已去，再辨其属食积、痰阻，抑或是其他，参合四诊，辨证施治，合理用药，如荆芥、防风可散表，青皮、陈皮可消中，枳实、大黄可攻下，木通、泽泻可利水，山楂、麦芽、莱菔子可消食积，银花、红花可化血瘀，槟榔、莪术可消积滞等，待病理因素解除，神志便可恢复。本篇所列之药临证可借鉴，但不必拘泥，医者习其意即可。

《痧症全书》云："无食积瘀血而痧气壅盛者，药须冷服；有食积而无瘀血者，稍冷服；毒盛血瘀者，微温服；稍冷者，九分冷也；微冷者，八分冷也；微温者，七分冷也。"《痧症全书》又云："陈皮，青皮，陈行痧气，青伐肝气，壅阻郁结不行者，非此不利。枳壳，枳实，破痧气，驱毒气，除胀气，下食气，积滞壅塞者，非此不开，枳壳性缓，枳实性速，各有所宜。荆芥，透肌解表，散痧毒，痧筋隐隐不发者，非此不现；防风，透肌发表。为臣使之助，寒热往来，痧毒壅滞郁结不发者，非此不清。柴胡，和解表里，专治少阳胆经，寒热往来。前胡，疏风消痰治嗽表热者宜用。干葛，散阳明胃经之邪，兼能解渴。紫朴，宽中治呕消痰下气。薄荷，辛凉利窍，消肿解毒，消气清喉。紫苏，疏风顺气，身热当用。独活，发散治其性至颈而还，力不能过发，且可活血，解痧毒，是最要之味。细辛，透窍散痧之妙药，勿以其味辛而疑之。<small>按：细辛极散真气，过服即杀人，壮实而痧重者多止钱许，老稚单弱者，酌减少用，痧轻者弗用。</small>桔梗，入肺经，其性上而复下故能引枳壳破胸中至高之气。香附，行血中之气，恐香燥须便制，行血酒炒，敛血醋炒。延胡索，活血行气，理血气凝滞作痛。五灵脂，善消宿血，血块凝滞不散，非此不破。郁金，能入心经，散郁消瘀，痧毒攻心者，非以不能奏功。木香，行滞气，燥湿气，温寒气，开郁气，痧后腹痛不解，此要药也。砂仁，顺气开郁，散痧消食，始终可用。乌药，善行周身之气，凡痧气阻滞者，得此无处不到。栀子，凉心去火，发斑并痧根红者可用。秦艽，活血驱风，消痧毒，筋骨疼痛，壮热不消者，非此不解。连翘，消痧毒，解诸经火邪，清热而不滞，治痧要药。贝母，川贝专消热痰，土贝兼破瘀血。白芥子，胁下之痰非此不达。天冬、麦冬，润肺消痰，一治其本，一治其标，去心用。杏仁，泻肺润肠胃，利气消痰涩，去皮尖。桑皮、兜铃，治嗽泻肺。<small>按：兜铃清热降气，但肺虚夹寒者大忌，曾闻之世医者云，凡治嗽，禁用诃子、兜铃、紫菀、白芍、五味等药，小儿尤忌，能令肺缩小，即贝母亦非风寒湿滞诸痰证所宜，误用反令不愈，附识于此，别择。</small>赤芍，血热发斑者可用。陈香圆，破结气可用。丹参，亦活血之剂。山楂、卜子、麦芽、神曲，痧为食壅善消而不暴。花红、茜草、银花，活血解痧毒。桃仁，破瘀活血，痧为血阻，非此不流，痧为血滞，非此不顺，去皮用。苏木，败恶血，新痧者莫及。牛膝，活血引痧气下行。荆三棱、蓬莪术，食积心痛，痧痛阻滞痞闷者宜用。香薷，通上彻下，利水气，治暑伤之要药。牛蒡子，解痧毒清喉，痧中要药。紫花地丁，解毒化斑。泽兰叶，解痧毒。刘寄奴，散瘀血，解痧毒，<small>下气消胀，破血仙药，多服令人下痢。</small>益母草，女人胎产俱宜。地骨皮，清热除蒸，止阴虚骨蒸劳热。菊花，清心解热毒，叶亦可用。青黛，治痧至妙之品。穿山甲，透痧消痰，破瘀托毒，善走经络之神剂，经络诸药所不到者，非此不达，<small>土炒末用一分至五分。</small>晚蚕沙，解痧毒治热。乳香、没药，消瘀血而不伤新血。"可参看。

【原文】

痧前禁忌

忌热汤、热酒、粥汤、米食诸物，犯之轻者必重，重者立毙。

痧后禁忌

痧后略松觉饿，骤进饮食即复，忍耐一二日，乃可万全。

《痧胀玉衡》书言治痧甚精详，第其中尽有过拘泥之处，即如风劳臌隔等杂症，皆以痧论，则所见无非痧者有是理乎。兹特择其中大纲紧要数条，诠次而注释之，而治痧之大法亦尽于此矣。锦再志。

【提要】论述治痧前后的禁忌。

【精解】痧前忌食热汤、热酒、粥汤、米食诸物。《痧症全书》云："若饮粥汤、热汤、热酒，轻者必重，重者必危；吃米食诸物恐结成痧块，日久变出他疾，难于救疗。"

痧后待痛止后感到饥饿，忌骤然进食。盖因病情初愈，胃气未复，骤然进食恐更伤胃气，亦恐襄助邪气，导致病情复发。待胃气恢复，邪无留恋，再适当进食，方不致复发。

辨温病阴暑

【原文】《此事难知》云：冬行秋令，当寒而温，火盛水亏云云。推作瘟病之原，固[1]为近理。乃又云：火土合德，湿热相助，故为温病。是温病必原于湿热，将湿热一门，并可以不立矣。须知湿热乃夏时之正气，瘟疫乃天地之杂气，二者迥乎不同。谓瘟病而兼湿热则[2]有之，未闻湿热而为温病者也。又云：惟房室劳伤辛苦之人得之，是省房室就安逸之人，必无瘟病矣，有是理乎？每见瘟疫盛行之年，节欲安逸之辈，往往有无端而感者，又何以称焉？又云：多欲辛苦之人，肾水内竭，阳气外泄，生化之源既绝，身之所存独热云云。谓瘟病中有此一种则可耳，若云瘟病尽由乎此，则万无是理也。至于暑字，《字汇》解为夏天气热。则人之受是气者，断无尚有属阴之理。其曰阴暑者，只因人畏暑纳凉，外受寒邪所致，仍是感冒，乃抛却现在之受寒，而止泥前此之受暑，故以阴暑名之，亦犹之曰阴热也，有是理乎？知阴热二字之不通，则知暑之不可以阴言也，明矣。

【注释】

[1]固：确实。

[2]则：疑作"者"。

【提要】讨论温病、瘟疫与阴暑。

【精解】温病是指因感受温热之邪而引起的以热象偏重、易于化燥伤阴为特点的急性外感疾病的总称，包括湿温。章楠在《医门棒喝·湿温》中介绍湿温："湿温者，以夏令湿盛，或人禀体阳虚多湿，而感四时杂气，遂成湿温。虽四时皆有，而夏秋为多。湿热二气胶黏，淹缠难愈。"余奉仙所著《医方经验汇编》亦有："湿温者，乃夏暑熏蒸，阴晴蕴酿，天地间氤氲之气也。人在蒸淫之中，受而即发；或交秋令，而为新寒感发者。身重头痛，形类伤寒，胸闷寒热，过午更甚者，是为湿温。"湿温乃夏秋时令，感湿热之邪而发。瘟疫乃感受天地疫气而发，可兼湿热之邪，应与属温病的湿温区分。除疫气致病，还有诸多诱因，如有因食、因酒、因痰、因惊、因郁、因气、因思水不与、因饮水过多、因过服凉药、因误服温补、因服诸药错误、因信巫祝担搁（参本书卷二论治《舍病治因论》），又或因本篇所论房室劳伤。所谓"阴暑"，《医门棒喝》："暑温者，夏至后所感热邪也。古人分阴暑、阳暑。""或值时令湿盛，或人禀体阳虚而成阴暑之证，是暑而偏于湿者。"但松峰认为"阴暑"乃暑天贪凉，外受寒邪所致外感风寒之证。

辨夏凉冬暖不足致疾

【原文】吴又可《温疫论》中驳冬温之说曰：夏凉冬暖转得春秋之和气，岂有因其和而反致疾者？

四时之序，应寒则寒，应暖则暖，所以人得天地之正气不能为病。若夏宜热而反凉，冬宜寒而反暖，未有不致疾者。但夏过于凉，其为病也，即时而见，惟冬令天气过于和煦，往往当时不能为害，至来岁春夏之间方大发瘟疫，此余屡经而屡验者，实非臆说也。第夏应热而反凉，人感寒邪而闭塞腠理，不能疏泄，其为病也，固无足异。唯冬时有非节之暖，当时不即病，必至来岁春夏间始作，此诚不可解也。人动曰：冬伤于寒，至春夏变为温暑病。余则曰：冬过于温，至春夏多发瘟疫病。彼吴又可谓冬暖夏凉不足以致疾也，吾弃不以为然。盖以暖属于春，凉属于秋，暖与凉为春秋之正气，谓之和也始宜，若见于冬夏之令，_{夏凉冬暖。}此为非其时有其气，则不得谓之和矣。不和即为反常之戾气，此夏凉冬暖之多致疾也，又乌^[1]得言温暖清凉之未必为病也哉。

【注释】

[1]乌：文言疑问词，哪，何。

【提要】讨论夏凉冬暖致病说。

【精解】《伤寒论·伤寒例》："凡时行者，春时应暖，而反大寒；夏时应大热，而反大凉；秋时应凉，而反大热；冬时应寒，而反大温。此非其时而有其气，是以一岁之中，长幼之病多相似者，此则时行之气也。"四时之气，冬应寒，春应暖，夏应热，秋应凉，若时应寒则寒，应暖则暖，此乃天地和，人可得天地之正气而不为病；若时冬宜寒而反暖，夏宜热而反凉，此乃天地不和，即生"反常之戾气"，感而致病。此与吴又可在《温疫论》中所言"夏凉冬暖转得春秋之和气，岂有因其和而反致疾者"相驳，松峰认为，夏时反凉，人受寒邪腠理闭，感而即发；冬时反暖，伏而不发，"至春夏多发瘟疫病"。

辨吴又可偏用大黄

【原文】瘟疫一症，感邪疠之毒十之六，感温热之毒十之四，故用黄连解毒等汤。不唯在表时服之，寒凝血滞，厥疾不瘳。即邪热内传，应服凉药，余往往不用黄连。不过生地、丹皮、二冬、元参、银花、童便，极数用石膏、栀子、黄芩而止，无不奏效。故吴又可戒用寒剂而专用大黄，亦未可为非。盖大黄虽寒，其性走而不守，当瘟疫胶固之时，得此一番推荡，邪便解散，较纯用寒凉者固胜一筹。但邪未入腑而辄用之，既不能解在经之邪，徒受寒中破腹之患，其害有不可胜言者。又可之用大黄虽不孟浪至是，但宜下诸症未免偏于攻击，全忘下不厌迟之说。□□□□□□□□□若不善师又可而举手即用大黄，反引又可为证，则又为又可之罪人矣！

【提要】讨论瘟疫病用大黄。

【精解】"毒""热"两者为瘟疫病的主要病理因素，解毒清热应为其治疗大法，松峰在卷二论治中《瘟疫统治八法》中首列解毒法，但其治疗善用生地、二冬、玄参、丹皮、栀子、黄芩、银花、犀角、茅根、竹沥、童便、葛根、石膏、人中黄等养阴泄热之品，慎用黄连、黄柏、龙胆草、苦参等大苦大寒之药，可参卷二论治中《治瘟疫慎用古方大寒剂论》。大黄苦寒，泻热毒、破积滞、行瘀血为其专长，为通腑攻下之要药，其性猛烈，善下泄、推陈致新，既能安和五脏，又能通和血气，祛瘀生新，以通为补。吴又可撰写《温疫论》中首创治疫两法"达原"和"逐邪"，且其善用攻下法，主张"急证急攻""因证数攻""凡下，不以数计"，对于可下之证应"下之""再下之"，直至邪尽，祛邪清热主用大黄，但吴又可用大黄非妄投，"必舌黄胸痞，不甚拒按，面色亦带黑滞，所下如胶似漆"用之，松峰亦认为邪在腑时方用，若邪未在腑用之，反有其害。

辨用老君神明散东坡圣散子

【原文】《活人》云：一岁之中，病无长幼，率相似。此则时行之气，俗谓之天行是也。老君神明散[1]、务成子萤火丸、圣散子[2]、败毒散，不拘日数浅深，吐下随症施行，所以圣散子不问阴阳表里也[3]。

语云：用古方治今病，譬如拆旧料盖新房，不再经匠氏之手，岂可用乎？旨哉斯言，洵堪为医学用药之准矣。夫古今之元气不同，观汉人之处方，动以两计，宋元而降，不过钱计而已。以汉人之方，治今人之病，吾知其过于峻重，以今人之方，治汉人之病，吾知其不及病情。此处方分两之未可泥也。至于用药之权衡，则又不得以漫投者，盖四方之风土不齐，群伦之老少各异，天道之寒暄无定，南北之燥湿顿殊。人在气交之中，或偏于阳，或偏于阴，或有时而壮旺，或有时而虚怯，即一人之身，一日之际，内伤七情，外感六气，其病情之出没隐现，真有若云龙之不可方物者。若必执一方，以应无穷之变也，有是理乎？《活人》以老君神明散、东坡圣散子为治疫疠之的方，不拘日数之浅深，病症之吐下，亦不问阴阳表里，便率尔妄投，其不杀人如麻者鲜矣！盖二方中用乌、附、吴萸毒热之品，阴寒直中者，服之庶或无过。若伤寒传经热证，以及瘟疫、瘟毒正宜用芩、连、大黄之时，若投此汤，入口必毙。神明散用绢袋盛带，以此外治，不服食尚不能为害，至于圣散子则煎服之药，是断断乎不可用者。此方药味乱杂，即真阴寒证用之亦恐未能获效也。后世因过信苏长公，随奉为良剂，甘就死地。噫！抑何其为东坡之名之所震，以至于此哉？以及神明散不过平人所制，假以李、苏之名，以眩人之耳目，好异者遂深信而不疑者。若必谓是方出自李、苏，则张景岳新方八阵中王母桃一品，岂真瑶池仙府之所垂乎？吾愿世之业医者不可拘于一定之方，亦不可执其一偏之见，变动不拘，权衡有准，则于岐黄一道思过半矣。

【注释】

[1]老君神明散：白术（一钱），桔梗（一分），细辛（一两），附子（一两，炮去黑皮），乌头（四两，炮去皮尖）。上五味，为粗末，缝绢袋盛带之，居闾里皆无病。若有疫疠者，温酒服方寸匕，覆取汗，得吐则瘥。若经三四日，抄三寸匕，以水一碗，煮令大沸，分三服。

[2]圣散子：草豆蔻（十个，面裹，煨，去皮），猪苓（去皮），石菖蒲，

茯苓，良姜，独活（去芦），附子（炮制，去皮脐），麻黄（去根），厚朴（去皮，姜制），芍药，枳壳（炒），柴胡，泽泻，细辛，防风（去芦），白术，藿香，半夏，吴茱萸（汤洗），苍术，甘草（各半两）。上咀，每服五钱，水一盏半，煮取八分，去渣热服，余渣再煎，空心服之。

[3]《活人》云……阴阳表里也：此段出自明代楼英《医学纲目》。

【提要】评议治疗疫疠用老君神明散、东坡圣子散。

【精解】此篇为松峰评议明代楼英所著《医学纲目》中所载"老君神明散、东坡圣子散用治瘟疫，不问阴阳表里"。上述两方含乌头、附子、吴茱萸等大热之药，若阴寒直中者用之，或有益处；若患者感温热之疫气，且用此二方，恐加重其邪热之势，毙人性命。即原书后亦附"上二方治疫，虽不分阴阳，然亦寒多、表多者宜之"。古方治今病，或过于峻重，或不及病情，需审慎其用量，不可完全照搬。再者，地域之别，用之方药剂量亦不同。《内经》中："西北之气，散而寒之，东南之气，收而温之。"李东垣《补中益气汤》一书中，也有根据季节和区域气候调整药剂量的具体论述。虽人均受天地之气而生，但人受气或偏于阳或偏于阴，且人之所受内伤七情、外感邪气均不相同，万不可一二方治之。此二方以老君、苏东坡名，疑乃借其名，不可信。提示治疫病不可一二方概治，勿忘"辨证论治"为本。

辨赔赈散等方

【原文】《二分晰义》书中载赔赈散[1]一方，用大黄为君，而以僵蚕、蝉蜕、姜黄佐之。共为末，蜜酒调服，用治三十六般热疫。夫一方而治多病者，唯万应膏为然，除此则广东蜡丸亦有此说。然彼必有一单某症用某引和服，是丸虽一方，而引因病异，则引之所关最大，视无引而一方兼治者不侔矣。且瘟疫更与杂症不同，有表里分传之异，经腑脏胃之殊，老少强弱之分，天人风土之别焉，能以一方而治三十六症乎？余始得此书，值瘟疫盛行之年，曾修和一料备用。后偶出门，一女孙患瘟疫，家中人因取与服，服之反泄泻昏睡增剧，筠谷兄修合此药云：乳蛾等疾服之甚效。余细维其故，孙女服之增剧者，以邪尚在表，方内有大黄宜乎不受。至于云治咽喉或于热毒相宜，岂三十六症中讵无一应者乎？□□□□□中又有大小复苏饮子、大小清凉涤疫散、靖疫饮、驱疫饮等方，总以黄连为君，更杂录诸寒苦药以佐之，□□□□有至二十味之多者，更断断不敢用也。

【注释】

[1]赔赈散：最早出自《万病回春》内府仙方，经《二分晰义》更名为赔赈散，《伤寒温疫条辨》中定名为升降散。

【提要】讨论赔赈散等方治瘟疫。

【精解】龚廷贤《万病回春·瘟疫门》有内府仙方一首："僵蚕二两，姜黄、蝉蜕各二钱半，大黄四两，姜汁打糊为丸，重一钱一枚。治肿项大头病、虾蟆病。大人服一丸，小儿减半，蜜水调服，立愈。"杨栗山于《伤寒温疫条辨》云："是方不知始自何氏，二分晰义，改分量服法，名为赔赈散。予更其名曰升降散。""炼蜜丸又名太极丸。"改后之升降散为：白僵蚕（酒炒）二钱、全蝉蜕（去土）一钱、广姜黄（去皮）三钱、生川大黄四钱，合研匀。病轻者分四次服，最重者分两次服。蜜酒调匀冷服。且杨氏将其列为治温十五方之总方。方以僵蚕为君，辛咸性平，气味俱薄，轻浮而升，善能升清散火，祛风胜湿，清热解郁，升而不霸，为阳中之阳。蝉蜕为臣，甘咸性寒，升浮宣透，可清热解表，宣毒透达，为阳中之阳。姜黄为佐，气辛味苦，行气活血解郁。大黄为使，苦寒泻火，通腑逐瘀，推陈致新，擅降浊阴。气血畅达，清升浊降，郁伏于内之热自可透达于外而解，故凡郁热者皆可以升降散主之。由于致郁原因各异，热邪轻重之殊，正气强弱不同，临床使用升降散时，尚须依据病情灵活化裁。言其"可治三十六般热疫"，松峰此篇再次强调人之受气、体质、疾病阶段等不同，万不可以一方治之；亦应慎用大苦大寒之品。

【医案举隅】

现代研究显示，升降散具有抗流感病毒、抗炎、抗感染、止咳、调节免疫功能、降低血液黏稠度、提高肾功能等作用。用于治疗风热型感冒、肺炎、胸膜炎、湿疹、火热疹子、痔疮、咽喉炎、麻疹、肾炎、咳喘、角膜炎、眼睑炎等疾病。

（一）外感发热案

患者，3岁，男。

[病史]1990年12月3日玩耍汗出受风寒，当夜恶寒发热头痛，曾服清热解毒液、板蓝根冲剂，肌内注射青霉素。至12月5日仍高热，达40℃，阵汗。脉沉而躁数，舌红。

[方药]僵蚕8克，蝉蜕3克，姜黄4克，大黄2克，淡豆豉9克，焦栀子6克，连翘15克，薄荷5克，2剂。6小时服1煎。

共服3次，即遍身持续絷絷汗出，翌日晨热清病除。

李士懋，田淑霄. 相濡医集：李士懋、田淑霄临床经验集［M］. 北京：

人民军医出版社，2005：176.

按语：本案患者外感发热，内热较盛，不得透达，以升降散合栀子豉汤，升降气机，同时宣透胸膈郁热，使内热透达而发热自止。

（二）腮腺炎合并脑膜炎案

患者，男，11岁。

［病史］5天前患腮腺炎，左耳下腮腺肿大，高热不退，合并脑膜炎，神识昏昧，体温40.5℃，邀余至院诊治。脉沉躁急而数，舌绛红，苔薄黄干。大便2日未解。

［诊断］少阳郁热内传心包。

［方药］升降散合栀子豉汤，加青蒿10克，黄芩8克，板蓝根10克，马勃3克，薄荷4克，连翘15克。2剂神清热退，颊肿渐消。

李士懋，田淑霄. 相濡医集：李士懋、田淑霄临床经验集［M］. 北京：人民军医出版社，2005：334.

按语：本案患者因热郁气分，不得外达，反深入营所致。以升降散合栀子豉杨，升清降浊，疏理气机，透达郁热，则疾病得愈。

辨张景岳言瘟疫

【原文】《景岳全书》各门中讲解俱极精详透辟，唯瘟疫□□□□然缘其将伤寒、瘟疫二症，搅作一团，未曾分晰。□□□□□□□□□□□□□□□□□也。其论瘟疫曰：瘟疫本即伤寒，无非外邪之病，但染时气而病，无少长率相似者，是即瘟疫之谓云云。□□□□□□□□□□第伤寒为寒所伤，或凉雨所逼，或风雪所激，或失足落水，或猝然脱衣，或当风而寝，以致头痛憎寒，皮肤壮热，脊强无汗，方谓之伤寒。此系自取之病，病只一人而止，而众人不然也。至于瘟疫绝无诸项感触，而抖然患病，且非一人，乡邑闾里动皆相似，其症虽有头痛身热，脊强而多汗，始终一于为热。□□□□与伤寒迥乎不同，治法亦异。如何曰瘟疫本即伤寒乎？夫既曰本即伤寒，再立瘟疫一门，岂非赘瘤乎？且既曰本即伤寒，而又曰染时气而病。吾不知先伤于寒，而后为时气所染乎？抑染于时气，而后为寒所伤乎？抑二者并集于一人之身乎？总缘伤寒、瘟疫原未看清，犹做帖括者，认题不真，下笔便错。虽词藻绚烂而不中肯綮[1]，总属陈饭土羹，其何以言文哉？□□□□□□□□□□□□□□□□□□□□□□□□□□□□□□□□□

卷之四 辨疑

185

最不敢从者发汗峻补二条。抑知瘟疫岂强汗之所能解者乎？而峻补岂可施于热毒之人乎？唯汗下后或显虚证，或虚极久病之人而感瘟者，用补法亦自不可少也。

【注释】

[1] 肯綮：说理扼要也。《元史·王都中传》："都中遇事剖析，动中肯綮。"

【提要】辨张景岳言瘟疫、伤寒不可混淆。

【精解】文中从伤寒和瘟疫病的发病原因、症状表现、传染性及治法等方面提出瘟疫与伤寒二者不同，不可混为一谈。

《景岳全书》中认为，瘟疫本即是伤寒，是感于外邪、时气而发。瘟疫见温病、热证，是先受寒邪，寒毒内侵而未致病者，寒邪内蛰，再触即发。张景岳从瘟疫常用治法汗法中提出："盖瘟疫若非表证，则何以必汗而后解？"其认为瘟疫证有热证、阳证、寒证、阴证，"谓宜因证因时者则可，谓非寒伤于表也则不可。"

松峰认为瘟疫伤寒不可混淆，认为伤寒感于寒邪，其发病多为个人所病，而非众人皆病；瘟疫染病则乡里皆病，非一人一户。从发病症状来看，伤寒多见发热恶寒、无汗、头身疼痛、项背紧强，其因在于寒；而瘟疫染病症见头痛发热，脊强而多汗，其因在于热。病因症状不同，其治法亦不同。瘟疫中所用汗法，非麻黄之类峻汗法，可选用和平无碍之方，"汗易出，而邪易散"。峻补法亦不可用于瘟疫营郁热盛之证，但若虚极久病之人也可稍用补法，攻补兼施。

辨呕吐哕呃逆咳逆噫气

【原文】丹溪书呕吐门曰：有声有物谓之呕吐，是混呕吐为一，张景岳亦不以为然，而未尝深辨。及观李东垣则以呕为有声有物，孙真人则以吐为有物无声。详呕吐字意，当以孙、李为是。《字汇》呕亦同讴。夫呕必有声，而讱庵谓：气逆则呕。盖气一逆必作声，随拥所食之物而俱出矣。吐则较呕所出更易，开口便漾出，又岂有声哉？至于哕之一症，经中杂病篇直作呃逆，而河间、海藏则以哕为干呕。张景岳谓呃逆古无是名。其在《内经》即谓之哕，是特古今之称名不同。而哕与呃逆断不可混为一症也。哕虽以河间、海藏说为是。而《东垣十书·溯洄集》中则谓哕之声浊恶长而有力，直至气尽而后止，非如干呕之轻而不甚也，是较之刘、王所说则更明白晓畅矣。至于呃逆，即东垣所谓吃忒者，是此症称名不一，随其方言而呼之。有曰格得者，有曰打呃者，有曰打呃得者，总与哕为二症，明系今之所谓打呃是也。《灵枢》则谓之饐，_{音噎}。所谓饐不得息者是也。观《金鉴》中以为格格连声，气从脐下来，自冲脉出口作声，岂非善于形容者乎？至于咳逆与呃逆则又不可相混，有以咳逆为呃逆者，有以咳逆为哕者，是皆未详味经文耳。经本以咳嗽气逆为言，如《气交变大论》曰：岁金太过，甚则喘咳逆气。曰：咳逆甚而血溢。盖以咳嗽不止而血随气上耳，未闻打呃而见血者也，此咳逆之非呃逆亦甚明矣。而咳逆之非哕又何待辨乎？至噫气之说，《灵枢》云：寒气客于胃，厥逆从下上散，复出于胃，故为噫。仲景谓：上焦受中焦气未和，不能消[1]，是故能噫。据此则噫者即嗳气也，即俗之所谓拔气也，此理甚明，人所易晓。总之，有声有物曰呕。有物无声曰吐，有声无物曰哕。呃逆者，即打呃之谓。咳逆者，咳嗽之甚，以致气逆上冲也。噫者，《字汇》解作饱食气满而有声，岂非所谓拔气者乎？症各不同，断难相混。至于得病之由与其治法，各有虚实寒热之异，散见诸门，兹不赘。

【注释】

[1] 消：此下《金匮要略·五脏风寒积聚篇》有"谷"字。

【提要】 总结历代医家对呕吐哕呃逆咳逆噫气的论述。

【精解】 呕吐，《丹溪心法·呕吐二十九》："凡有声有物，谓之呕吐。"张景岳不以为然，但未作详述；李东垣以呕者声与物俱出，吐者有物无声；孙思邈也以吐者有物无声，《字汇》呕亦同讴，夫呕必有声。切庵谓：气逆则呕。松峰认同李东垣、孙思邈所言，认为有物有声为之呕，有物无声为之吐。气逆作呕，胃中之气上冲出咽喉而作声，胃中食物常伴气逆而出，而吐则较呕为易，吐不作声。其与现行说法较为一致，现临床上由于呕与吐常常并见，故统称呕吐。

哕，在《灵枢·杂病》篇作为呃逆之古称，"哕，以草刺鼻，嚏而已。"《证治准绳·杂病》："呃逆，即《内经》所谓哕也。"成无己、许学士亦以哕为呃逆。哕也有作干呕解释，《此事难知》："哕属少阳，无物有声，乃气病也。"《医林绳墨》卷四："盖哕者，有声无物之谓，乃干呕也。"河间、海藏亦以哕为干呕。《丹溪心法·呕吐二十九》："有声无物，谓之哕。"李东垣认为哕者有声无物。松峰认为哕与呃逆不可混为一谈，其同意将哕解释为干呕，更赞同哕之声浊恶长而有力，直至气尽而后止，比起干呕更重一些。哕现今多指呕吐时口中发出的声音，也可指呕吐。

呃逆，在《黄帝内经》中并无"呃逆"病名，其将呃逆称之为哕，《景岳全书》："呃逆一证，古无是名，其在《内经》本谓之哕，因其呃呃连声，故今以呃逆名之，于义亦妥。"李时珍《本草纲目·主治一·呃逆》中解释呃逆为："有寒有热，有虚有实。其气自脐下冲上，作呃呃声。"松峰认为呃逆之名称不一，多随其方言而呼之，有曰格得者，有曰打呃者，有曰打歌得者，但与哕分属二症，其赞同《医宗金鉴》中所言，认为呃逆为气从脐下来，自冲脉出口作声，格格连声。呃逆在现代多指打嗝，指气从胃中上逆，喉间频频作声，声音急而短促。

咳逆，《素问·六元正纪大论篇》中指出其为咳嗽而气上逆者。《诸病源候论·咳逆候》："咳逆者，是咳嗽而气逆上也。""咳病由肺虚感微寒所成，寒搏于气，气不得宣，胃逆聚还肺，肺则胀满，气遂不下，故为咳逆。"松峰认为咳逆与呃逆不可混为一谈，以咳逆为呃逆或哕者，皆是未详读经文之意。

噫气，《灵枢·口问》篇曰："寒气客于胃，逆从下上散，复出于胃，故谓噫。"《证治准绳·杂病》："噫气，《内经》所谓噫。即今所谓嗳气也。"现噫气又名嗳气，为胃中之浊气上逆，经食道而由口排出之气体，是脾胃疾病之一。

总之，有声有物曰呕，有物无声曰吐，干呕或呕吐曰哕。呃逆者，多指打嗝；咳逆者，咳嗽之甚，以致气逆上冲也；噫者，多指嗳气。因诸病病因病机多有不同，故不在此赘述。

辨五疫治法

【原文】庞氏云：春三月行青筋牵病，夏三月行赤脉攒病，秋三月行白气狸病，冬三月行黑骨瘟病。四季月各余十八日，土王用事，行黄肉随病。后人又以木火金水土五疫配之，治各有定法。其中止有所谓五疫乃天地之疠气，人中之则各随其脏气以为病之说，尚属近理。如所谓青筋牵等名色矜奇立异无益证治。其用方，如春三月用羌活汤，夏三月用双解散等法，亦见沾滞，至秋三月天渐凉冷，反用三黄石膏，殊不近理。至其所用药俱系发散等剂，亦非治瘟疫的方也。

【提要】提出五疫治法不当之处。

【精解】庞安时《伤寒总病论》言："其冬月温暖之时，人感乖候之气，未即发病，至春或被积寒所折，毒气不得泄，至天气暄热，温毒乃发，则肌肉斑烂也。又四时自受乖气，而成腑脏阴阳温毒者，则春有青筋牵，夏有赤脉，秋有白气，冬有黑骨温，四季有黄肉随，治亦别有法。""中风木，伤寒金，热病火，湿温水，温病土，治之者各取其所属。"松峰认为其说法尚属近理，然完全按照其治法则对疾病无益，如秋三月天渐凉冷，反用三黄、石膏，殊不近理。且其所用药多为发散之品，非治瘟疫之方。

辨吴又可疫有九传治法中先里后表

【原文】吴又可九传治法，有先里而后表者，始则发热，渐加里证，下之里证除，二三日内又发热，反加头痛，身痛，脉浮者，宜白虎汤。按其瘟疫初起治法云：脉长洪而数，大汗多渴，此白虎汤证。又云：白虎治瘟疫脉长洪而数。又云：脉长洪而数，白虎清凉解散，服之或战汗自汗而解。是凡三言白虎证，而绝无脉浮之说也。至于发热头痛，虽列于白虎汤之下，而又无身痛，前后多所渗漏不符，看来头身痛脉浮三症，似宜小柴胡加羌、防始与证对，而乃用白虎何也？

【提要】讨论瘟疫先里后表治疗。

【精解】松峰提出，《温疫论》中先里后表者，若用下法，里证除后而三日又发热者，不宜使用白虎汤，白虎汤证见壮热面赤、烦渴引饮、汗出恶热、脉洪大有力，而此处见脉浮，脉浮不为白虎汤主脉。且白虎汤证可见发热头痛，但无身痛。故此不宜使用白虎汤，而宜用小柴胡加羌活、防风之类。

也有看法认为吴又可此处表里之证，表是指白虎汤证，里为承气类方证，半表半里为达原饮方证。此处脉浮表示热未进入阳明腑，仍在阳明经表，故可用白虎汤以清热解表。

辨瘟邪止在三阳经

【原文】吴又可之《温疫论》世所盛行，其中达原饮固为治瘟疫之良方。第言瘟邪浮越于某经者，即加某经之药，止有三阳在表治法，至于邪之传里者，仅有入阳明胃腑一条，传三阴则略而不及。夫云：邪伏膜原，自内达外，不似伤寒之按次传经则可。若云邪总不入三阴，是将脏腑、经络划然中断，而人身之营卫，总杆格而不通矣，此岂理也哉？即伤寒传足不传手之说，识者犹或非之。至于瘟疫之传变，且并将三阴而遗之何也？每见患瘟疫者，腹胀满，大便实，或自利发黄，以及四肢诸症，非传入足太阴经乎？舌干口燥咽痛，但欲寐，非传入足少阴经乎？烦满囊缩，以及善怒号呼，冲逆动摇并胁肋诸症，非传入足厥阴经乎？且不特此也，患在皮毛气分而哮喘、咳嗽者，知邪之入肺；患在神志昏冒而面赤、喜笑者，知邪之入心。是则五脏六腑瘟邪之传变无所不到，谓脏腑诸症，不能一时皆现，则可谓瘟邪止在三阳经，必无是理也。

【提要】论述瘟邪并非止于三阳经。

【精解】松峰认为，《温疫论》中认为瘟疫之病邪止于三阳经，不传于三阴经，此说法有所偏颇，认为瘟疫不传三阴经是将脏腑、经络划然中断。松峰提出瘟疫之邪可传于三阳经，亦可传于三阴经。"其表里分传也，在表则现三阳经证，入里则现三阴经证，入腑则有应下之症。"邪在太阴则见腹胀满，大便实，或自利发黄，以及四肢诸症；邪在少阴，则见舌干口燥咽痛，但欲寐；邪在厥阴，则见烦满囊缩，善怒号呼，冲逆动摇并胁肋诸症。另一方面，邪入于肺，则见哮喘、咳嗽；邪入于心则见神志昏冒而面赤、喜笑等。松峰补充了吴又可瘟疫病三阳经的传变，对瘟疫之邪传三阴三阳经皆做了详细的论述。

辨内伤寒认作瘟疫

【原文】内伤寒之症，初起无热，不渴，止[1]有胸膈胀、满闷，面唇皆无光泽，或呕[2]而胸腹急痛，手足冷，自觉不舒快，少情绪，其脉沉细。此症总由过食生冷，伤于脾胃所致，故方书名之为内伤寒，而以治中汤温散之。此症多感于夏月，而瘟疫盛行之时与瘟疫甫[3]愈之后，或感此症，昧者误认为瘟疫。而以疫法治之，鲜有不败事者，其弊必至于卒不能食，泄泻不止，而酿成大患。唯用治中汤加减出入，寒甚则加熟附，食积则加麦芽、神曲，肉积则加山楂。呕恶则加藿香、制半夏、鲜姜、砂仁，兼湿则加茯苓、苍术，胸胁痛闷则加枳壳、白芍、柴胡。若内既伤生冷，而外复感风寒，则用藿香正气散或五积散、平胃散等加减治之。

治中汤

即理中汤加陈皮、青皮。

藿香正气散

治外感风寒，内伤饮食，憎寒壮热，头痛呕[4]，胸膈满闷，咳嗽气喘，及伤冷伤湿疟，暑，霍乱吐泻。凡感岚瘴不正之气者，并增减用之。

锦按：疫初起用达原饮等不效者，用此方加减治之。

藿香　苏叶　白芷　陈皮　半夏制　茯苓　甘草　厚朴姜汁炒　桔梗　白术泔浸，土炒　大腹皮洗极净，鸠鸟好集其树，毛落皮上，洗不净杀人　苍术泔浸，炒。原方无，今加入，无汗者更宜又一方加木瓜，伤食加消导药，姜、枣煎。

五积散

治外感风寒，内伤生冷。其曰五积者，能散寒积、食积、气积、血积、痰积。凡身热无汗，头身项背疼痛，拘急，胸满恶食，呕吐腹痛，寒热往来，并治。

苍术泔浸，炒　厚朴姜汁炒　陈皮　甘草　半夏制　当归酒洗　川芎酒洗　白芍酒炒　茯苓　枳壳麸炒　桔梗　白芷　苏叶改，代麻黄　干姜表重用鲜　肉桂表重者用枝

生葱、姜煎。

平胃散

治脾湿痰痞，宿食满闷，呕泻及岚瘴不服水土。

苍术泔浸，炒　厚朴姜炒　陈皮　炙草

姜、枣煎。如伤食加神曲、麦芽或枳实，湿胜加五苓散，痰多加制半夏，脾倦不思食加参、术，痞闷加枳壳、木香、香附，大便结闭加熟军，小便赤涩加芩、泽，风寒加葱、豉、苏、芷、防风。

【注释】

［1］止：应作"只""仅"解。

［2］呕：原作"沤"。据千顷堂本、九皇宫本、三让堂本改。

［3］甫：开始，起初。

［4］呕：此下《太平惠民和剂局方》卷二有"恶"字。

【提要】论述内伤寒的症状、病因及治疗。

【精解】内伤寒的病因多为过食生冷，伤于脾胃。其症状表现为发病初期无热象，口不渴，而仅有胸膈胀满不舒，面色无华，或呕吐兼胸腹急痛，四肢不温，心中不畅，情绪不佳，脉沉而细等症状，治疗使用治中汤温中散寒，益气健脾。内伤寒多发生于夏季，瘟疫盛行之时亦多为夏季，所以常有医者将二者混淆，把内伤寒当作瘟疫来治疗，导致患者不能进食，泄泻不止。应当使用治中汤加减治疗。若内伤生冷，外感风寒，则选用藿香正气散或五积散、平胃散等加减治之。

【医案举隅】

一、治中汤

治中汤出自《备急千金要方》，为理中汤加陈皮演化而来。理中汤功能温中祛寒，补气健脾，主治脾胃虚寒证。现代研究显示，理中汤具有促进胃肠道消化吸收、调节胃肠蠕动、保护胃黏膜、降低血清内毒素与炎症因子水平、调

节肠道菌群等作用。用于治疗帕金森病、非胰岛素依赖型糖尿病、肥胖和心血管疾病等。

（一）胃脘痛案

患者，男，65岁。2003年9月16日初诊。

〔病史〕诉胃脘部持续疼痛已数日，经治无好转。刻诊：胃脘持续冷痛，喜热饮，时而胀满，不思饮食，口不渴，饮水后则觉腹内辘辘有声，畏寒肢冷，小便清长，无呕吐，面色㿠白。舌质略淡，苔白润而滑，脉沉迟。

〔诊断〕中医诊断：胃脘痛，脾胃虚寒。

〔治法〕温补中焦，散寒止痛。

〔方药〕制附片（先煎）、炮姜各10克，党参、焦白术各12克，砂仁6克，丁香2克，甘草5克。每日1剂，水煎服。

服3剂后，疼痛显著好转。继服3剂，食欲增进，疼痛消失。

吴瑞春. 理中汤验案3则〔J〕. 山西中医，2005，（01）：42.

按语： 本案患者为脾胃虚寒型胃脘痛，以理中丸加减，温补中焦，散寒止痛，药合病机。

（二）胃炎案

患者，男，52岁。2008年5月初诊。

〔病史〕诉长期胃中嘈杂反酸，发热，大便干结。西药治疗效果不佳，曾经不同中医调治，或泻下，或疏肝理气，效果均不理想。经仔细问诊，其人胃中嘈杂、反酸，进食生冷时胃中痛，大便不利，但干结不甚，服用滋补类药腹胀明显，服用泻下类药虽一时大便得利，但胃中疼痛、反酸加重，伴乏力，纳差。脉象细滑，舌瘦小，色淡红，苔白厚。

〔诊断〕西医诊断：慢性浅表性胃炎；中医诊断：胃脘痛，脾胃气虚。

〔治法〕健脾益气。

〔方药〕红参9克，白术15克，干姜10克，炙甘草10克，槟榔15克，木香9克，青皮9克。

服用3剂即自觉胃中舒适，效不更方，在原方基础上加当归15克、麦冬15克。继续服用10余剂后，大便正常，因工作原因未继续治疗。

郭长江. 陈树森运用理中汤治疗脾胃病经验〔J〕. 中国民间疗法，2018，26（06）：54–55.

按语： 本案患者胃中嘈杂反酸、发热为中虚气机不运所致，治用理中汤加减益气健脾，抑阴扶阳，缓急止痛，恢复中焦气机，使气机运行流畅，升清降浊功能加强，症状得以缓解。

二、藿香正气散

藿香正气散出自《太平惠民和剂局方》，具有解表化湿、理气和中的功效，为治暑湿感冒、肠胃型感冒常用方剂，临床应用以上吐下泻、恶寒发热、头痛腹痛、舌苔白腻为辨证要点。现代主要运用于四时感冒、急性胃肠炎，尤其是夏月时感，肠胃不和证者。

（一）胃肠型感冒案

患者，女，56岁。2004年8月18日初诊。

[病史] 1天前因淋雨，又食西瓜，当夜即发热、恶寒，头身痛，呕吐、腹泻，在村卫生站治疗后未见好转。体温38℃，恶寒，腹脘胀满，不思饮食，口干不欲饮，恶心呕吐，腹泻水样稀溏便，1日4~5次，鼻塞、流清涕。舌质淡，舌苔白腻，脉浮缓。血常规：白细胞8.3×10⁹/L，中性粒细胞650%，淋巴细胞48%，查大便常规：黄色水样便，镜检：白细胞1~3/HP。

[诊断] 西医诊断：胃肠型感冒；中医诊断：感冒，外感风寒，内伤湿滞。

[治法] 解表化湿，除湿和中。

[方药] 葛根30克，藿香、苏叶、白芷、陈皮、法半夏、白术、桔梗各10克，茯苓、厚朴、大腹皮、建曲、泽泻、黄芩各15克，荆芥、防风、羌活各10克，生姜3片，甘草3克。水煎服，日服3次，2天1剂。

二诊（2004年8月20日）：寒热除，呕吐、腹泻止，仍感脘腹胀满，口无味，倦怠无力。此乃表邪已除，脾胃虚弱。

[治法] 健脾养胃。

[方药] 用香砂六君子汤加减。党参、茯苓、厚朴、枳壳、建曲、山楂各15克，白术、陈皮、法半夏、木香、砂仁、苏叶、藿香各10克，蒲公英20克，炙甘草5克，炮姜10克。服药后诸症消失。

苗德远. 藿香正气散加减治疗胃肠型感冒50例 [J]. 实用中医药杂志，2008，（04）：224.

按语： 胃肠型感冒为感受风寒暑湿，脾胃运化功能失常所致。外感风寒，则发热、恶寒、头痛、身困。湿阻于中，损伤脾胃，故胸膈满闷、脘腹疼痛恶心、呕吐、肠鸣、腹泻等。治宜辛温解表，芳香化湿。方中藿香芳香化温，和中止呕，并能发散风寒；葛根解表退热，生津止泻；紫苏、白芷辛香发散，助藿香外散风寒，兼可芳香化浊；厚朴、陈皮、半夏曲行气燥湿，和中消滞；白术、茯苓健脾去湿；大腹皮行气利温；桔梗宣肺利膈；生姜、甘草调和脾胃，且和药性。诸药合用，共成解表化湿，理气和中之功，治疗胃肠型感冒疗效较好。

（二）急性胃肠炎案

患者，男，50岁。2017年6月5日初诊。

[病史] 诉进食海鲜及啤酒等食物后出现胃脘部隐痛不适，恶心呕吐、腹痛腹泻日达五六次。呕吐物初为酸腐味，伴有未消化食物，后为清水状，无明显异味。大便呈稀水样，有少许泡沫，里急后重，无黏液脓血便，小便量少。服用诺氟沙星胶囊后腹泻较前减轻，但仍有恶心呕吐、里急后重。舌淡，苔白微厚腻，脉细滑。

[诊断] 西医诊断：急性胃肠炎；中医诊断：泄泻，饮食内伤，脾胃失和。

[治法] 燥湿行气，健脾和中。

[方药] 藿香20克（后下），半夏10克，厚朴15克，紫苏叶10克（后下），大腹皮10克，茯苓20克，炒白术10克，陈皮10克，白芷15克，桔梗10克，白头翁15克，薏苡仁30克，白蔻仁15克（后下），党参15克，炙甘草6克。3剂，水煎服，日1剂，早晚分服。

二诊（2017年6月9日）：患者诉纳差、腹胀，已无恶心呕吐、腹痛不适。前方加炒山楂25克、麸神曲20克、炒麦芽20克，续服4剂后愈。

胡梦妮，马骏. 马骏应用藿香正气散化裁治验3则 [J]. 江苏中医药，2020，52（08）：59-60.

按语： 该患者因饮食不洁、过食生冷之物而伤脾胃，脾失运化，精微不布，水谷停滞，混杂于内，胃气上逆致呕吐，浊气下降而泄泻。清浊运化失常，水谷不能各行其道，故大便稀水样，小便量少。治以燥湿行气、健脾和中，选用藿香正气散加减。气机通调舒畅，寒湿自除，则呕吐腹痛自止。凡饮食不洁引起的急性肠胃炎，均可选用藿香正气散化裁治疗。

三、五积散

五积散首载于《仙授理伤续断秘方》，但后世多用《太平惠民和剂局方》所载剂量，《局方》药物剂量与比例与《仙授理伤续断秘方》不同。五积散是古代五积病的专方，以治气、血、痰、饮、食五积之意而名，全方具有解表温里、散寒祛湿、理气活血、化痰消积之功效。《医门法律》云："麻黄、桂、芍、甘草，即各半汤也；苍术、甘草、陈皮、厚朴，即平胃散也；枳壳、桔梗、陈皮、茯苓、半夏，即枳桔二陈汤也。又川芎、当归治血，兼干姜、厚朴散气。此数药相合，为解表、温中、泄湿之剂，去痰、消痞、调经之方。"其主治十分广泛，可治脾胃宿冷，腹胁胀痛，胸膈停痰，呕逆恶心；或外感风寒，内伤生冷，心腹痞闷，头目昏痛，肩背拘急，肢体怠惰，寒热往来，饮食不进；及妇人血气不调，心腹撮痛，经候不调，或闭不通。

（一）闭经案

患者，女，24 岁。1982 年 3 月 11 日初诊。

[病史] 诉 1979 年 7 月起经闭迄今未行。1981 年 4 至 6 月曾注射黄体酮，后有 3 个周期经行而量极少，后虽迭进中西药，经水一直不行。进一步探问，方知起病由临经之日，因天气炎热，入河中洗浴，复因事悲郁，后月经闭而不行。近来小腹隐痛。脉细缓而微弦，苔根微黄腻，舌胖嫩红。

[诊断] 西医诊断：继发性闭经；中医诊断：闭经，寒湿阻滞，冲任失调。

[治法] 温通开郁，活血化滞。

[方药] 清炙麻黄、苏叶各 2.5 克，制茅术、川芎、制香附各 9 克，香白芷 1.5 克，炒白芍、茯苓、归身各 12 克，淡干姜 1.2 克，嫩桂枝 5 克，炒青皮 6 克，玫瑰花 3 克，生姜 3 片，大枣 10 克。

服 5 剂后，月经于 5 天后行，量少，色紫黯，4 天净。续予温通开郁，养血调经法治疗 2 个周期。随访 3 年，月事正常。

许振. 五积散治闭经验案 [J]. 四川中医，1990，（02）：49.

按语： 本案患者临经时入河中洗浴，为寒湿侵渍，又复遭悲郁，肝郁气滞，致使脉道不通，胞宫闭郁而发病。久则血瘀痰凝，冲任失调。治以五积散加减温通开郁，活血化滞，紧扣病机，方证合拍，故收事半功倍之效。

（二）胃脘痛案

患者，男性，39 岁。

[病史] 诉胃痛症状 5 年，进食生冷食物后症状加重明显。有用药史，药物应用选择温胃舒、附子理中丸等，或取西药三联与四联用药，用药后症状减轻，但并未痊愈。患者自述工作环境，于地下商场工作，环境过于潮湿阴冷，常出现胃痛症状。近饮食不节，过度劳累，诸症状加剧。胃镜检查与病理检查，结果提示胃角溃疡、胆汁反流性胃炎伴糜烂以及胃角轻度不典型增生伴肠化。现症见：肠鸣欲泻，恶心呕吐，脘痛胀满，四肢惧寒。脉沉迟，舌苔白腻。

[诊断] 西医诊断：胃角溃疡，胆汁反流性胃炎伴糜烂，胃角轻度不典型增生伴肠化；中医诊断：胃脘痛，寒湿困脾。

[治法] 理气和胃，散寒消滞，调中顺气。

[方药] 肉桂 3 克，炒白芍 15 克，姜夏 9 克，陈皮 3 克，枳壳 10 克，苍术 9 克，干姜 6 克，厚朴 10 克，茯苓 10 克，当归 9 克，川芎 9 克，炙甘草 6 克，桔梗 3 克，白芷 12 克，麻黄 4 克，九香虫 6 克。方药中可取 2 根葱段、2 片生姜加入，按剂服用。

服用 6 剂，恶心、呕吐、疼痛、胃内热气过剩症状可缓解。服用 6 剂后，续服 14 剂，各症状基本平息。

谢咏梅. 五积散临证赏要 [J]. 中西医结合心血管病电子杂志，2018，6（02）：165-166.

按语： 该患者生活起居失宜，饮食失调，久处潮湿之地，寒湿之邪困脾，脾失健运，痰饮聚滞，气机不畅，不通则痛。如《素问·痹论篇》言："饮食自倍，肠胃乃伤。"《医学正传·胃脘痛》："初起病之因多由纵咨口腹，喜好辛酸，生冷，朝伤暮损，日积月深……故胃脘痛。"正如《素问·举痛论篇》中提出，胃痛之证，因肠胃间有寒气存在，膜原之下，血不得散，由此产生胃痛之证。给药中，九香虫配合五积散，寒邪之气被驱除，温化痰湿，理脾和胃，使其气机调畅，则胃痛自愈。

（三）多囊卵巢综合征案

患者，女，31 岁。2017 年 9 月 19 日初诊。

[病史] 诉婚后未避孕未孕 6 年。患者于 6 年前结婚，平素性生活正常且规律，未避孕 6 年未怀孕。丈夫生殖功能方面检查均未提示明显异常。经相关检查后诊断为多囊卵巢综合征，予西医治疗仍未怀孕，后因排卵障碍型不孕多次行人工授精及试管婴儿，均未成功受孕。刻诊：患者形体中等，但大腹便便，体质属阴，体态喜静懒动，肢体困重乏力，面部痤疮，食少纳差，夜寐不安，大便溏，每日 2~3 次。舌质淡舌体胖，苔白厚，脉细滑。

[诊断] 西医诊断：多囊卵巢综合征，排卵障碍型不孕症；中医诊断：不孕，寒湿凝滞，痰气交阻。

[治法] 散寒祛湿，祛痰理气。

[方药] 姜半夏颗粒 9 克，厚朴颗粒 15 克，麸苍术颗粒 12 克，陈皮颗粒 9 克，茯苓颗粒 15 克，酒当归颗粒 12 克，酒川芎颗粒 12 克，炒白芍颗粒 15 克，桔梗颗粒 9 克，炒枳壳颗粒 10 克，麻黄颗粒 10 克，干姜颗粒 9 克，桂枝颗粒 12 克，白芷颗粒 9 克，共 7 剂，每天 1 剂，早晚饭后开水冲服。并嘱咐作息规律，饮食清淡，适度运动，舒畅心情。

二诊（2017 年 9 月 26 日）：服中药后无明显不适，头身困重感减轻，胃口改善，大便次数减少为每日 1~2 次，自觉阴道分泌物稍有增多。舌质淡，苔白腻，脉沉而有力略滑。继续守方 14 剂，并嘱其每周同房 2~3 次。

三诊（2017 年 10 月 3 日）：患者告知自测尿妊娠试验阳性，自觉无明显不适，故予寿胎丸加减安胎治疗。

周畅晓，丁彩飞，朱夏莹，等. 五积散治疗多囊卵巢综合征 [J]. 浙江中西医结合杂志，2019，29（03）：236-237.

按语：该患者因多囊卵巢综合征而致排卵障碍型不孕，中医辨证属寒湿凝滞，痰气交阻型，五积散可同治气、血、痰积，用之患者气顺、痰清、血畅，诸积得除，故而受孕。五积散临床治疗十分广泛，灵活变通可治多病，清代汪昂《医方集解》云："此阴阳表里通用之剂也……一方统治多病，惟活法者变而通之。"

四、平胃散

平胃散出自《简要济众方》，具有燥湿运脾，行气和胃之功效，主治湿滞脾胃证，症见脘腹胀满，不思饮食，口淡无味，恶心呕吐，嗳气吞酸，肢体沉重，怠惰嗜卧，常多自利，舌苔白腻而厚，脉缓。临床常用于治疗慢性胃炎、消化道功能紊乱、胃及十二指肠溃疡等属湿滞脾胃者。

（一）胃脘痛案

患者，男，65岁。1965年1月9日初诊。

［病史］诉胃脘痛1个月余。胃脘疼痛已多年，经常发病。痛甚时不欲食，冒清酸水，胃胀，左胁气窜至胃脘，以致心下堵塞难受，得矢气较舒。询其病因，常饮冷水，饮食不节，犯病往往因受凉或食生冷而引起。脉弦有力，舌正苔白腻。

［诊断］西医诊断：慢性胃炎；中医诊断：胃脘痛，寒湿中阻，肝胃失调。

［治法］温散寒湿，调和肝胃。

［方药］炒苍术4.5克，厚朴4.5克，陈皮4.5克，炙甘草2.4克，吴茱萸3克，法半夏6克，生姜6克，茯苓6克。服3剂。1剂2煎，共取400ml，分3次温服。

二诊（1965年1月13日）：服1剂药后疼痛即止，第2剂药后胃脘舒适，欲食。脉转缓和，舌正苔减。原方加麦芽6克，再服。继汤药之后，以香砂平胃丸，每日2次，每次6克，温开水送下，以资巩固。

中国中医研究院.蒲辅周医疗经验［M］.北京：人民卫生出版社，2005：149-150.

按语：本案患者饮食不节，且喜食生冷，致寒湿中阻，肝胃失调，治以温散寒湿，调和肝胃，用平胃散合小半夏汤加茯苓，佐吴茱萸泄肝和胃，诸症得除。平胃散为治疗湿滞脾胃证之基础方，临床常与他方合用。

（二）功能性消化不良

患者，女，34岁。

［病史］诉反复上腹部胀痛，伴有早饱、嗳气、恶心3年余。因疾病长期

未愈，精神紧张，竟致劳动力丧失，整天蜷卧在床。刻下：纳差，畏寒（就诊时正值初夏，然仍着冬装），神疲困倦。舌苔白腻，脉濡细。胃镜检查提示浅表性胃炎，肝肾功能正常。

［诊断］西医诊断：浅表性胃炎；中医诊断：胃脘痛，脾胃虚弱。

［治法］健脾燥湿，和胃降逆。

［方药］苍术10克，白术10克，厚朴10克，陈皮6克，六神曲10克，沉香曲10克，白茯苓30克，郁金10克，玫瑰花6克，佛手柑10克，炒谷芽、炒麦芽各30克，生白芍15克，桂枝6克，姜半夏10克。每日1剂，水煎服。

患者服药7剂后，上腹痞胀略有减轻，恶心嗳气好转，但仍畏寒，神疲困倦。

［方药］苍术20克，白术20克，厚朴10克，陈皮10克，六神曲10克，沉香曲10克，白茯苓30克，九节菖蒲15克，玫瑰花6克，佛手柑10克，桂枝10克，姜半夏10克，六一散10克（包煎），藿香10克，佩兰10克。

患者服上药15剂后复诊，喜形于色，诉腹胀已减大半，纳谷增旺，神疲困倦好转，已减厚衣，且能做家务劳动。病有起色，续以燥湿健脾，佐以益气和胃。

［方药］太子参20克，北沙参15克，苍术12克，白术12克，陈皮6克，绿萼梅6克，佛手柑10克，姜半夏10克，九节菖蒲15克，神曲10克，沉香曲10克，黄芩10克，香白芷10克，白茯苓30克。

续服15剂后，临床症状基本消失，精神好转，衣着若常人，体质量增加3kg。以四君子汤7剂调理善后。1年后随访，疾病未再复发。

刘波. 平胃散应用之发挥［J］. 上海中医药杂志，2011，45（06）：63-64.

按语： 此患者乃功能性消化不良，平胃散中苍术以其辛香苦温，入中焦能燥湿健脾，使湿去则脾运有权，脾健则湿邪得化。湿邪阻碍气机，且气行则湿化，厚朴芳化苦燥，长于行气除满，且可化湿，与苍术相伍，行气以除湿，燥湿以运脾，使滞气得行，湿浊得去。陈皮理气和胃，燥湿醒脾，以助苍术、厚朴之力。甘草调和诸药，且能益气健脾和中。煎加姜、枣，以生姜温散水湿，且能和胃降逆，大枣补脾益气以襄助甘草培土制水之功，姜、枣相合尚能调和脾胃。以平胃散为基本方，调其脾胃气机，则其脾胃运化便能恢复，病则愈。

内伤寒发斑

【原文】患内伤寒后，又兼之寒热间作，鼻中微出血，两手脉沉涩，皮肤按之殊无大热，身上有斑三五点，此内伤寒斑也，调中汤主之。夹暑加香薷、扁豆。

调中汤^[1]

陈皮　半夏_制　甘草　桔梗　苍术_{泔浸，炒}　川芎_{酒洗}　白芍_{酒炒}　砂仁_{炒研}　藿香　羌活　白芷　麻黄_{或代苏叶}　桂枝　枳壳

生姜煎。

【注释】

［1］调中汤：出自《丹溪心法》卷二。

【提要】论述内伤寒发斑的症状及治疗。

【精解】内伤寒兼有寒热往来，鼻中出血，皮肤扪之无大热，身发些许斑点，脉沉涩等症状是为内伤寒发斑，治疗使用调中汤，兼夹暑邪则加香薷、扁豆等化湿和中。

内伤寒发黄

【原文】内伤寒发黄者，其人脾胃素虚，或食寒凉生冷之物，以致寒实结搏，停滞不散，中州变寒而发黄色。或呕吐，或腹满自利，小便短少者，宜调中汤_{见前}。加茵陈，或理中汤加茵陈、枳实、草果，手足逆冷，脉沉者加附子。

> 按：内伤寒为病，本系杂症，而采入瘟疫门中者，因瘟疫愈后不戒生冷，每患此症。或再微发热恶寒，昧者不察，往往误认为瘟病之复，而以疫法治之，寒凉清解害人不浅，故特为拈出。再者，瘟疫之复，不能吃烟，内伤寒始终能吃烟，以此为辨。锦志。

【提要】论述内伤寒发黄的病因病机、症状及治疗。

【精解】内伤寒发黄其病因多为素体脾胃虚弱，或者过食寒凉生冷，损伤脾阳，导致寒湿郁滞，脾阳虚弱，胆液外渗引起黄疸发黄。其人或呕吐，或腹胀泄泻，小便短少，治用调中汤加茵陈蒿调中和胃，利湿退黄，或者理中汤加减治疗。若四肢逆冷，脉沉，则加附子补火助阳，散寒止痛。

辨汗无太早下无太晚

【原文】《此事难知》云：汗无太早，非预^[1]早之早，乃早晚之早。谓当日午以前谓阳之分，当发其汗。午后阴之分，不当发汗。下无太晚，非待久^[2]之晚，乃当日巳^[3]后，为阴之分也，下之谓当巳前，为阳之分也。

凡人初感寒邪，一觉憎寒，头痛身痛，身热脊强，便宜用温散之剂，速发其汗，断无不愈之理。虽年老及平素虚怯之人，不易作汗者，觉病即服汗剂，其邪亦无不即当时解散者。此余屡用而屡效者也。迟则寒邪稽留，传变百出，而斑黄狂躁等症作矣。所以一觉感寒便宜速治，若必如《难知》所说，或日午以后感寒，必迟至明朝午前服汗剂不亦晚乎！假如午后感寒，此时虽属阴分，亦宜速服散剂，且服之多未有当时即汗者，必俟次早药力既行，又逢阳分出汗更易易耳。所谓汗无太早者，明系预早之早，岂早晚之早乎？伤寒如此，瘟疫亦然。瘟病之所谓不宜发汗者，指麻、桂、紫苏而言，至于元霜、紫雪等丹，岂非凉散之剂乎？瘟疫初起当即服药，亦不必拘以时日也。至所谓太晚之说，分明解作迟下，非早晨夜晚，第此言为庸医不应下而妄下之者说法耳。然其言□不能无弊也。若遇宜急下之症，而必执下无太晚之说。则阳明胃腑势必被邪火烧至燥裂而不可救矣！下剂若必拘以时不亦谬哉！早晚二字，当易以迟速云。汗无太速，下无太迟，则不烦言而解矣。

【注释】

[1] 预：当作"愈""越"解。

[2] 久：原作"人"，据《此事难知》改。

[3] 已：原作"之"，据《此事难知》改。

【提要】论述汗无太早与下无太迟。

【精解】王好古《此事难知》中提到"汗无太早"，此"早"指的是早晨的早，说的是当天正午之前阳气充盈之时使用汗法，而正午过后，阴长阳消，阴气渐盛之时不该发汗。"下无太晚"亦是此理。

初感寒邪，发热恶寒，头身疼痛，应用辛温发散剂，发汗解表，使邪从汗解。即便是年老亦或是素体虚弱等不易发汗者，外感风寒之后及时用辛温解表剂，也能药到病除。若迟迟不予辛温发汗导致寒邪稽留，病情传变，则容易出现发斑、发黄、狂躁等变证。因此一旦感受风寒表邪，不论是何时辰，不论阴分阳分，都应该立刻发汗解表，否则迟则生变。瘟病所说的不宜发汗，针对的是麻黄、桂枝、紫苏这些辛温解表药而言，并非是凉散之剂。瘟疫初起应不拘泥于时辰，即刻服药。如果遇见应当急下之症，也不应拘泥于太晚之说，否则积热内蕴，胃火炽盛，消谷耗液，变为坏证。总之，不论是汗是下，都应结合病情实际情况，正确及时地使用汗剂或下剂，切忌死板。

辨郑声

【原文】论曰：实则谵语^[1]，虚则郑声^[2]。重平声。语也。夫声必有语，语必有声。盖言声则郑，而语则重也。人虚而精神衰乏，不能自主，语言重复絮聒，而声则有类于郑耳。郑声淫，是状其声之哼哼唧唧，颇似淫声。惟冯氏谓声战无力，不能接续，造字出于喉中，为得解。成氏亦谓郑卫之声。而王氏驳之则非矣。又有解郑声为郑重者，夫曰郑重其事则有矣，曰郑重分明则有矣，以此解病人之声得乎？要之指郑之淫声，取譬无疑也。凡患此症，其声必低，气必短，脉必无力，色必萎悴。其兼症则目无赤色，舌无苔刺，身无大热，口无烦渴，小便清长，大便滑润或泄泻，凡自言自语，喃喃不全者皆是也。瘟疫始终一于为热，罕见此症。或汗多亡阳，下多亡阴者有之。若果虚最忌攻伐，少有差谬，无不即死。速宜察其精神，辨其阴阳，斟酌温补，以救其根本为要。若昏沉、上气喘促、发呃不止，不省人事者危。

【注释】

[1] 谵语：指病中神志不清，胡言乱语，多为实证、热证。

[2] 郑声：指语言重复，声音低微，多为虚证。

【提要】论述郑声的症状及治疗。

【精解】《伤寒论》中提到"实则谵语，虚则郑声"。但语和声二者关系较为紧密，通常不可割裂看待。体虚出现精神萎靡不振、语言重复、声音低微等表现是为"郑"，"声"与之相类似。冯氏、成氏认为音低而无力，断断续续即是声。王氏则不认同他们的观点。凡具有自言自语，喃喃不休症状者皆可视为郑声。其多以声低气短、面容憔悴、脉无力等为主要症状，或兼有小便清长、大便泄泻等。瘟疫的病因多为热邪，因而少见郑声。若亡阴亡阳，导致脏器衰竭，心神散乱，则易有郑声表现。体虚者最忌攻伐，应观察其精神状态，辨别阴阳，四诊合参，救其根本。若神志不清，喘促不宁，呃逆不止，不省人事则病危难治。

辨褚氏春瘟夏疫

【原文】瘟疫之说，前诸论中已详哉其言之矣。兹读《褚氏遗书·审微篇》有云：春瘟夏疫内症先出，是将瘟疫二字拆开分配春夏。□□□□□

总缘平看瘟疫二字，且未悉其理解。□□□□□须知诸凡杂症，苟一时所患皆同者，皆有疫气以行乎其间，如徭役之役，故悉得以役名之，而所该之病甚广。瘟疫不过疫中之一症耳，乃串讲之辞。若曰瘟病之为疠疫，如是也，若必如褚氏春瘟夏疫之说，是将瘟疫二字拆开对待言之矣。由此以推，则世之称伤寒者，独不可云秋为伤而冬为寒乎？知分作伤病寒病之不通，则知言春瘟夏疫者之未妥也明矣。至于褚氏言男女异脉云：女子阴逆自上生下，故右寸为受命之根，万物从土而出，故左关为脾，生左尺肺，肺生右寸肾，肾生右关肝，肝生右尺心等说。□□□□□□□□□□□□戴起宗曾非之，今不必再辨。

【提要】讨论褚氏春瘟夏疫之说的错误。

【精解】《褚氏遗书·审微篇》提到"春瘟夏疫内症先出"，这是将瘟疫二字拆分开，分别配属春夏之意，即所谓春瘟夏疫之说。疫为杂症之一，在一段时间内患病症状相同，是有疫疠之气存在的缘故，所以该病较为广泛。瘟疫不过是疫的一种，因此"瘟病属于疫疠"这种说法是正确的。

诸方

避瘟方

【原文】

雄黄丸

治瘟不相染。

明雄一两，研　丹参　赤小豆炒熟　鬼箭羽各二两

共为末，蜜丸梧子大。每日空心，温水下五丸。

避瘟丹

烧之能避一切秽恶邪气。

苍术　乳香　甘松　细辛　芸香　降真香等份

糊为丸豆大。每用一丸焚之，良久又焚一丸，略有香气即妙。

福建香茶饼

能避一切瘴气瘟疫，伤寒秽气，不时噙化。

沉香　白檀各一两　儿茶二两　粉草五钱　麝香五分　冰片三分

共为细末，糯米汤调，丸黍米大，噙化。

透顶清凉散

凡遇时令不正，瘟疫流行，人各带之，或嗅鼻，可免侵染。

白芷　细辛　当归　明雄　牙皂等份

共为细末，磁瓶贮，勿泄气。用时令病者噙水口内，将药嗜鼻，吐水

取嚏，不嚏再吹，嚏方止。已患未患者皆宜用。

神圣避瘟丹

苍术_{君，倍}　香附　羌活　独活　甘松　山奈　白芷　赤箭　大黄　雄黄_{各等份}

共为末，糊丸弹子大，黄丹为衣，晒干。正月初一平旦，焚一炷避除一岁瘟疫邪气。

老君神明散

避瘟疫。

苍术_{一钱}　桔梗_{二钱五分}　细辛　附子_{炮，去黑皮，各一两}　乌头_{四两，去皮、尖}

共为细末，带于身边，可免瘟疫。不可服。

藜芦散

一名赤散，避瘟疫。

藜芦　踯躅　干姜_{各一两}　丹皮　皂角_{各一两六钱}　细辛_{十八铢}　桂枝_{一作桂心}　附子　朱砂_{一作真珠，另研，各六两}

共为粗末，绛囊系臂上，男左女右，觉病作，取药末少许，纳鼻中。嫌分量多，和时四分之一亦可，后皆仿此。

务成子萤火丸

主避瘟疾恶气，百鬼虎狼，蛇虺蜂虿诸毒。五兵白刃盗贼凶害，皆避之。

萤火虫　鬼箭羽_{去皮}　蒺藜　矾石_{各一两，煅枯}　雄黄　雌黄_{各二两}　羚羊角　锻灶灰　锤柄_{入斧头木，烧焦，各两半}

共为粗末，以鸡子黄、雄鸡冠一具，和之如杏仁大。红绸缝三角囊盛五丸，带左臂上，仍可挂于门户。

屠苏酒

大黄_{十五铢}　白术_{十铢}　桔梗_{十五铢}　川椒_{十五铢，炒出汗}　防风_{六铢}　乌头_{六铢，炒}　桂枝_{十五铢}　菝葜_{六铢，乃今之二钱半，廿四铢为一两}

入红囊中，于腊月晦日，悬井中。毋着水，元旦出药入酒中，煎数沸，于东向户中饮之。先自小者饮起，饮三朝。若每年饮，可代代无病。内外井中，宜悉着药，忌猪、羊、牛肉，生葱、桃、李、雀肉。

避瘟丹

苍术　红枣

和丸烧之。

又方　时瘟疫流行，水缸内每早投黑豆一握，全家无恙。五更潜投黑豆大握于井中，勿令人见，饮水，家俱无恙。

入病家不染方

香油和雄黄、苍术末，涂鼻孔，既出，纸条探嚏。如无黄、术，即香油亦可。饮雄黄酒一杯，或止抹雄黄于鼻孔即妙。

瘟病不染

五月五日午时，多采苍耳嫩叶阴干收之。遇疫时，为末，冷水服二钱。或水煎，

举家皆饮，能避邪恶。

避瘟良方

瘟疫盛行，车前子隔纸焙为末，服即不染。

瘟疫不染方

将初病人贴身衣服，甑上蒸过，合家不染。

又避瘟方　入瘟家，以麻油涂鼻孔，出再取嚏，则不染。

避瘟方

以桃叶上虫，捣烂，凉水调服，瘟疫不染。_{一方止用桃虫蠹尿，尿疑作屎。}

又方　以赤小豆、糯米，浸水缸中，每日取水用。

又方　以贯众浸水用之，或苍术浸水用。

断瘟法

密以艾灸病人床四角，各一壮，勿令人知，不染。凡入瘟家，常以鸡鸣时，默念四海神名三七遍。百邪不犯。

东海神呵明　西海神巨乘　南海神祝融　北海神禺强

每入病室，存心念三遍，勿出口。

雄狐屎_{在山中石上或竹木上，尖头者。烧之，避恶去瘟疫。}

茵陈乌梅汤

治瘟疫。

九九尽日，茵陈连根采，阴干。遇瘟疫起，每一人用茵陈五分，乌梅二个，打碎，水二盏，煎八分，热服，汗出即愈。

【医案举隅】

茵陈乌梅汤即茵陈与乌梅两味药组成，茵陈苦、辛、微寒，归脾、胃、肝、胆经，可清湿热，退黄疸；乌梅酸、涩、性平，归肝、脾、肺、大肠经，具有敛肺、涩肠、生津、安蛔之效。书中载其可治瘟疫，现代常用于治疗胆道蛔虫。

胆道蛔虫案

患者，男，26 岁。

［病史］诉右上腹阵发性剧痛伴呕吐5天，加重2天。5天前突发右上腹部钻顶样剧痛，时痛时止，痛时弯腰屈膝，呕吐黄色苦水，未作任何治疗。近2天来疼痛发作频繁，脘胀嗳气，食欲不振，畏寒发热。刻诊：痛苦面容，面目及周身皮肤轻度黄疸，右上腹胆囊区压痛。舌淡苔厚白，脉沉细。B超示胆道蛔虫伴胆囊炎。

［诊断］西医诊断：胆道蛔虫，胆囊炎；中医诊断：蛔厥，饮食不洁。

［治法］清热利胆驱虫。

［方药］乌梅30咳，茵陈60克，使君子15克。每日1剂。

服2剂后临床症状全部消失，B超示胆道内有索状物。继服2剂，B超示胆道正常。

罗飞龙. 乌梅茵陈使君子汤治疗胆道蛔虫症47例［J］. 中国社区医师，2007，23（15）：38-38.

按语：该患者诊断为胆道蛔虫，治以清热利胆驱虫，方中茵陈清热利胆，排瘀退黄；乌梅酸可安蛔，止痛止吐效果好；使君子驱虫作用强。三药并用，使安蛔、驱蛔与通腑并进，治疗胆道蛔虫具有良好的效果。

【原文】

赤豆避瘟法

正月七日。用新布囊盛赤小豆，置井中，三日取出。举家皆服，男十粒，女廿粒，瘟则远避。

姜酒避瘟法

凡遇瘟疫行时，出门须先饮烧酒一杯，回家时仍再饮一杯，然后食别物，但勿至醉。不能饮者，出入可食姜蒜，或以塞鼻。

神砂避瘟丸

神砂一两，研细，白蜜和丸麻子大。以太岁旧历纪年所用值岁干支的别名。日或平旦，一家皆向东方，用井花冷水各吞廿一丸，永无疫患。忌荤一日。

一方　元日旧历正月初一。一日吉日。五更，以红枣祭五瘟毕，合家食之吉。

一方　正月上寅日，取女菁草末三合，绛袋盛，挂帐中，能避瘟。

避瘟杀鬼丸

如要少做，或四分之一，或改两作钱皆可。一方有空心青鳖甲作龟甲。

雄黄　雌黄各三两　山甲　龙骨　鳖甲　猬皮各二两　川芎二两　禹余粮二两　真珠酌加　羚羊角七两　虎头骨七两　樗鸡十五枚，如无，以芫青十五枚代　东门

上雄鸡头一枚

共为末，蜡溶为丸，弹子大。每正旦，病家门口烧一两丸，并每人带一丸，男左女右。避疫杀鬼。并吊丧问疾，皆吉。

太苍公避瘟丹

凡官舍旅馆，久无人到，积湿积邪，容易侵人，焚之可以远此。五六月，终日焚之，可以避瘟。

苍术一斤　台芎　黄连　白术　羌活各八两　川芎　草乌　细辛　柴胡　防风　独活　甘草　藁本　白芷　香附　当归　荆芥　天麻　官桂　甘松　干姜　山奈　麻黄　牙皂　白芍各四两　麝香三分

共为细末，点之。

一方　除夜，将家中所余杂药调和成一处者。焚之，并焚苍术，可避瘟疫。

一方　除夜有行瘟疫使者，降于人间。以黄纸朱书"天行已过"四字，贴于门额，吉。

一方　悬挂马尾松枝，可免瘟疫。

一方　天行时气，宅舍怪异，并烧降真香有验。

一方　兜木香烧之，去恶气，除病瘟，产兜渠国。

一方　烧青木香、熏陆、安息胶香，可避瘟疫。

烧香避瘟

枢密王博文，每于正旦四更，烧丁香避瘟。

入病家不染

用舌顶上额，努力闭气一口，使气充满毛窍，则不染。

避瘟丹

烧之避瘟邪气。

乳香　苍术　细辛　生草　川芎　降真　白檀

枣肉丸，焚烧。

不染瘟方

雄黄五钱　赤小豆一两　苍术一两，泔浸去皮，壁土炒

共为细末，水调。每服一钱。

又方　姜豉和白术浸酒，举家常服。一方无术。

又方　初伏，采黄花蒿阴干，冬至日研末收存，至元旦蜜调服。

又方　六月六日，采马齿苋晒干，元旦煮熟，盐醋调食之。

又方　元日，用麻子三七粒，赤豆七粒，共撒井中，避瘟。

又方　元日，吞赤小豆七粒，服椒酒一杯，却病避瘟。

又方　立春后庚子日，温蔓菁汁，合家并服，不拘多少，可避瘟。萝卜汁亦可。_{蔓菁亦云芜菁。}

麻豆投井方

除夜四更时，取麻子、赤小豆各廿七粒，并佳人发少许，同投井中，终岁无伤寒瘟疫。

发泥投井

除夜，以合家头发烧灰，同脚底泥包，投井中。咒曰：我家眷属，不害伤寒，瘟魔远遁，四季平安。急急如九天金轮王敕令。

避瘟方

于病人出汗时，身下舒一挑担，则不传染，须舒于褥底下，不得近身，恐挑担凉，冰汗不出。

杀鬼丹

虎头骨_{真者，酥炙}　桃枭_{系桃之干在树上者}　斧头木_{系斧柄入斧头中之木}　雄黄_{明亮者，另研}　桃仁_{去皮、尖，麸炒黄}　朱砂_{光明者，另研，各一钱五分}　犀角屑　木香　白术　鬼箭羽_{各一钱}　麝香_{七分五厘}

共为粗末，带之，可避瘟疫。

一方　于春分日，用远志去心，水煎。日未出时，东面饮二盅，探吐，则疾疫不生。

一方　于谷雨以后，用川芎、苍术、白芷、藁本、零陵香各等份，煎水沐浴三次，以泄其汗，汗出臭者无病。

吐免疫。

桃汤

元日，服桃汤，压邪气，制百鬼。

纳椒井中

腊日之夜，令人持椒卧井旁，无与人言，纳椒井中，可除瘟病。一方，除夜取椒廿粒行之。

又方　元日，饮苍术汤并用汤沐浴及焚烧，可避终岁疫。

逐蝇祛疫法

忆昔年，入夏瘟疫大行，有红头青蝇千百为群，凡入人家，必有患瘟疫而亡者。后传一法，用铁盆不拘大小，纳白矾四两，用滚水倾入盆内，令满，将矾化开，次以口含火酒，连喷三口于盆内，又取桃核一枚，割两头，令通去仁，用纸包枪药少许，塞桃核空壳内，用红线绳一根，穿入核内，将红线为弦，取桃枝缚作一弓，安于铁盆中。凡水内，弓背在下，弓弦向上。再用桃木作箭三枝，插于盆外，青蝇自当远避，举家即免瘟病。其盆随便安于宅之僻处，经岁莫动，相传极效。松峰记。

避瘟方

新布盛大豆，纳井中，一宿取出，每服七粒。

避疫椒柏酒

除日，用椒三七粒，东向侧柏七枝，浸酒一瓶，元日饮之。

通治疫疠方

常以东行桃枝煎汤浴之。未病已病皆治。

避瘟方

以绛囊盛马蹄屑佩之，男左女右。

预防热病

兼治急黄贼风。

葛粉二升　生地一升　豉半升

食后，米饮服三钱，日三服，已病则日五服。

避瘟不染

稷此谓黍之不黏者也米为末，顿服之。

又方　三月三日，取黍面和菜作羹食。

预解疮疹

茜根煎汁，入少酒服。时行疹子正发时，服此则可无患。

李子建杀鬼元

避瘟疫，杀一切魑魅魍魉。

藜芦三两　虎骨头两半　雄黄　鬼臼　天雄　皂荚　芜荑各五钱

共为末，揉入艾绒中，用壮三让堂本作"皮"纸二层卷作筒。遇瘟疫时点着，熏病人房中。

七物虎头元

避瘟杀鬼。

虎头　朱砂　雄黄各两半　鬼臼　皂荚　芜荑　雄黄各一两

共为末，熔蜡丸弹子大。红绢袋盛一丸，系男左女右臂上，又悬屋四角，晦望夜半各当户烧一丸，晨起各人吞小豆大一丸，则不传染。

太乙流金散

大避瘟疫。

雄黄两半　羚羊角一两　雌黄　白矾　鬼箭羽各七钱半

共粗末，三角绛囊盛一两，带心前，并挂户上，又青布包少许，中庭烧之。腊月鼠烧之避瘟气。又于正旦所居处埋之，避瘟疫气。

除瘟方

松峰审定五瘟丹

一名凉水金丹，一名代天宣化丹。专治时症瘟疫，发热头身腹痛，谵语无汗，日久不愈。或发黄斑疹与痧，或二便五六日不行等症，并暑月一切热证。又解痘疹毒。

甘草制，甲己年为君　黄芩乙庚年为君　黄柏丙辛年为君　栀子丁壬年为君　黄连戊癸年为君　香附去净细毛　苏叶凤头者　苍术米泔浸　陈皮以上四味为臣　明雄另研细　朱砂另研细

制甘草法：立冬日，取大青竹竿，一头截去节，一头留节，纳生甘草末于内，蜡封紧口，浸粪坑中，头冬至取出，晒干听用。

前甘草等五味，当以某年为君者，多臣数之半。如甘草用二两，则香附等四味止用一两也。雄朱又减臣数之半，止用五钱矣。于冬至日，将甘草等九味，共为末，雄朱另研，以一半入甘草等药末中为丸，留一半为衣，再用飞金为衣。大人服者，丸如梧子，小儿服者，丸如黍米。雪水生蜜为丸，面东服五十丸。病轻日浅者，一服而愈，病深日久者，三四服而痊。忌腥辛辣油腻煎炒一切厚味。其分两如君用一两，臣则五钱，多寡不论。总臣减君一半，雄朱又减臣一半也。

松峰曰：此方见《万氏家传·瘟疫门》中，与《马氏瘟疫发源》书内所载互有异同。万氏有苍、陈，而马则无之。万氏香附制炒，而马氏言俱不见火。万氏用雪为丸，而马氏用大黄膏子。万氏不帖金，而马氏则帖金。万氏服用滚白水，而马氏则用凉水。万氏甘草法制，而马氏不法制。其余俱各相同。愚意甘草制之则成人中黄，大能祛疫。苍术、香附，吾用其生者，盖炒之则未免有火气。飞金重贴亦妙，以其镇静也。至于用大黄膏为丸，于初感瘟疫邪尚在经者，大不相宜，当仍以雪水为丸，如恐不粘，酌加生蜜则易丸。初感瘟疫者，用滚白水送，大热时冷水送，不大便时方用大黄水送。取二方而斟酌尽善，此为近之。

柴胡白虎煎

治阳明温热，表邪不解等证。

柴胡　黄芩　麦冬各二钱　石膏三钱　甘草七分　引用竹叶

柴葛煎

治瘟毒表里俱热，能散毒养阴，并治痘疹。

柴胡　干葛　黄芩　连翘去隔　白芍酒炒　甘草

水煎服。

归柴饮

治营虚不能作汗，及真阴不足，外感寒邪难解者，此神方也。大便多、溏者，以冬术代当归亦佳。

当归一两　柴胡五钱　炙草八分

流水煎，或加姜三五片，或加陈皮一钱，或加参。

人马平安散

治一切时症，风寒暑湿，内伤生冷饮食，头风头痛，心痛，绞肠痧，闷气，小肠疝气，牙痛，猪羊疯症。用簪脚点两眼角，或吹鼻孔，男左女右。

焰硝二钱　朱砂　明雄各一钱　冰片五分　麝香一钱

共为细末，端阳午时修合，磁瓶收贮，勿出气。

神仙祛瘟方

服后已病者即痊，未病者不染。

抚芎八钱五分　苍术三钱三分三厘, 米泔浸, 炒　甘草一钱六分六厘　干葛一钱三分六厘　生姜三片　葱三棵

连根水二碗，煎八分，空心服。病急者即当急服，勿拘空心之说。抚芎用一钱亦效，已试。

葛根淡豉汤

治四时感冒。

葛根五钱　淡豉三钱

煎服，入姜汁少许。

人中黄丸

一味，不拘多少，饭为丸，绿豆大，下十五丸。

炒麸熨法

热邪传里，服药后将盐炒麸一升，绢包于病人腹上熨之。药气得热则行，大便易通。

松毛酒

可避五年瘟。

松毛细切, 末

酒下二钱，日三服。

姜糖引

治瘟疫，兼治伤寒。

白糖一两　生姜五钱, 捣烂

滚水和服，不应，再服。

头痛如破

连须葱半斤　生姜二两

水煮，温服。

姜熨法

治胸膈不宽，一切寒结热结，水结痰结，痞气结。

生姜捣如泥，将汁拧出存用。取渣炒热绢包，揉熨心胸胁下，渣冷，入汁炒，再熨。

仙传吐法

治一切瘟疫、伤寒、伤风、伤酒、伤食。

病初得，用之更宜。饮百沸汤半碗，以手揉肚再饮，再揉，直至腹无所容。用鸡翎探吐，吐后煎葱醋汤饮之，覆衣取汗，甚捷。

诸葛行军散

绿豆粉一两　麻黄末，八钱

共研烂，和匀。每服一钱，用无根水调服，汗出即愈。

灵宝避瘟丹

苍术一斤　降香四两　雄黄二两　硫黄一两　硝石一两　柏叶半斤　丹参二两　桂皮二两　藿香二两　白芷四两　桃头四两，五月五日午时收　雄狐粪二两，尖头者是　菖蒲根四两　升麻一两　商陆根二两　大黄二两　羌活二两　独活二两　雌黄一两　唵叭香如无，可减　赤小豆二两　仙茅二两　朱砂二两　鬼箭羽二两

以上共二十四味，按二十四气为末，米糊为丸，如弹子大，焚一丸。

松峰按：桃头不知何物，岂桃树尖耶。唵叭香出唵叭国今巴基斯坦北部，色黑有红润者佳，以软静色明者为上。烧之能避邪魅。

逐瘟方

地黄八两　巨胜子一升，研，再同地黄捣烂　牛膝四两　五加皮四两　地骨皮四两　官桂　防风各二两　仙灵皮三两

用牛乳五两，同甘草汤浸三日，以半升同乳拌仙灵皮，放磁瓶内，饭锅中蒸之，待牛乳尽出，出字存疑。方以温水淘切，同前药锉细，袋装，浸于二斗酒中数日，药味全下后去渣，十月朔饮至冬至。

一方　雪水能解瘟疫。当收贮听用。单饮煎药俱可。

一方　腊月取皂角烧为末，收贮。遇时疫，早起井华水调服一钱，或加姜汁、蜜少许。井华水，清晨第一次汲者。

干艾煎

治瘟疫头痛，壮热原缺，据千顷堂本补脉盛。

干艾叶三升

水一斗，煮一升，顿服取汗。

<small>松峰按：水酒以升斗计，不行于今久矣，况艾叶乎？用时艾叶计以钱，水计以盅可耳。</small>

椿皮煎

治瘟疫头痛壮热，初得二三日者。

生椿皮一升，切

水二升半，煎，每服八合。

<small>松峰云：椿系香椿。今之臭椿乃樗耳。</small>

蒿柳汁

治瘟疫伤寒，不论日之多少。

黄蒿心七个　柳条心七个

入碗内捣烂，<small>或少加水亦可。</small>滤去渣，用鸡子一个，飞金三贴，和汁搅匀，令病人一口吸尽，随即炒盐半碗，研细罗下，用手蘸盐，将病人胸腹并前后心遍擦，再速用黄蒿、柳条熬滚水，将病患周身烫之。照方如是者三次，立时发汗而痊。

吕祖塞鼻丹

歌曰：沉香木香<small>皆末</small>共乳香，硼砂皂角共良姜，细辛当归各等份，巴豆川椒及麝香；又加朱砂雄黄等，血竭卤砂熟枣穰，<small>捣烂。</small>每粒丸成桐子大，呼吸补泻便离床；口含冷水面朝上，<small>仰卧。</small>不问轻重一炷香，祖师留下灵丹药，诸病闻之自安康。<small>用此药治瘟疫亦可，故选入。治瘟疫应去巴豆。</small>

人马平安行军散

明雄　朱砂　火硝　枯矾　乳香<small>去油</small>　儿茶　冰片　麝香　硼砂　没药<small>去油</small>

各等份，共为细末。点大眼角，男左女右。冰麝少加亦可。一点绞肠痧，二点气腰痛，三点重伤风，四点虫蝎伤，五点火眼发，六点走风痛，七点急心痛，八点急头痛，九点火牙痛，十点牛马驴。

神柏散

治瘟疫。

用庙社中西南柏树东南枝，<small>疑用嫩枝带叶者。</small>晒干研末。新汲水下二钱，日三次。

六合定中丸

苏叶二两，炒　宣木瓜二两，微炒　真藿香二两，带梗　子丁香一两，研，毋见火　白檀一两　香薷一两，晒，不见火　木香一两，不见火　甘草一两，微炒

共为细末，滴水为丸如椒大。每服二钱。一治胸膈饱闷，用生姜二

片，煎水服。一呕吐用滚水半盅，对姜汁少许服。一霍乱用生姜二片煎水，加炒盐五分服。一不服水土，煨姜三片，煎水服。一绞肠痧，炒盐水煎服。一泄泻，生姜煎水服。

藕蜜浆

治时气瘟症。

生藕，捣取汁一盅，入蜜一合，和匀，分作两服。

生姜益元煎

益元散三钱　生姜三钱，捣

黄酒、水各半盅，煎三滚，温服即愈。除瘟解毒。

松峰云：方书每言一滚者，盖言煎滚取下，落滚再煎，再落，如是者三。

天行病心闷

用水中苔捣取汁。

治瘟方

用红糖入罐内，封固，蜡塞口，腊月浸粪坑中，二月取出，遇瘟疫，用水调服。

患疫忌荤一日。

牛桑饮

治余热不退，烦渴，四肢无力，不能饮食。

牛蒡根生、捣汁约五六合，空腹分二服，服讫，取桑叶一大把，炙黄水一升，煮五六合服，暖覆取汗。无叶用枝。

白药散

治瘟疫。

白药子出江西，叶似乌旧子，如绿豆。末，空腹，水顿服，即仰卧一食时，候心头闷乱或恶心，腹内如车鸣刺痛，良久或吐利数次，皆勿怪，服冷粥一碗止之。

神曲煎

此方治瘟疫初起。自直隶传来，试之亦不甚效。意或瘟疫由食积而发者，服之始效耶。

神曲五钱，炒　青皮一钱　葛根一钱　枳实钱五　红曲钱五　芫荽根，七条，鲜者更妙

瓜蒌汤

大瓜蒌一个，取瓤锉，置碗中，热汤一碗沃之，盖良久，去渣，不拘时服。

治热病头痛发热。

一方　船底苔，疗天行时疫，伏热温毒。

治瘟疫秘方

麦冬三钱，去心　灯心三十寸　芫荽梗三十寸　枣三枚，劈　竹叶三十片

流水煎，热服。

治瘟疫并大头方

大力子　防风各等份

共为末，每用五钱，黄酒一盅，水一大盅，同煎，空腹温服，盖被出汗。

六一泥饮

治瘟疫八九日，已经汗、下不退，口渴咽干欲饮水者。

六一泥即蚯蚓粪不拘多少，新汲水调服。

鸡子拖法

治同上。

用鸡子打一孔，留黄，将青倾在病者腹上，用手在腹上圆转摊搓，久则渐成白沫，用手抹弃，再敲开一鸡子，依样搓之。止用四五枚，腹内便觉清凉。

观音救苦散

专治伤风伤寒，并疫气所侵，稍觉头昏脑闷，项背拘急，吹鼻取嚏，毒气随散，永不染着，仙方也。

川芎　藿香　黎芦各三钱　丹皮去心　元胡索　朱砂各二钱　雄黄　白芷　牙皂各四钱

七味草药共为细末，朱雄另研，调入收贮。用时先嘬水在口内，次以药吸入两鼻孔，吐水取嚏。未病者吹之不染，牛马等受瘟者，吹之亦效。

治鬼魅魇压也人法

降香末，一钱　皂角末，一钱　朱砂　雄黄各三分，研　麝香三分，与上同研　艾叶五钱，揉烂

将药末揉入艾中，草纸裹为长筒，点、放床底则不魇，兼祛百怪恶邪之气。

太乙紫金锭

一名紫金丹，一名玉枢丹。瘟疫烦乱发狂，喉闭喉风，以及阴阳二毒，伤寒心闷，狂言，胸膈滞寒，邪毒未出，俱薄荷汤下。凡遇天行时疫，沿街阖户传染者，用桃根汤磨浓滴鼻孔，再服少许，任入病家不染。兼治数十种杂症，用引各殊，俱载《医宗金鉴·外科·脾发疽门》中，兹不录。

雄黄三钱，取明红大块研　朱砂三钱，大而有神气者，研　麝香三钱，真者拣净皮毛，

研 川五倍子二两，一名文蛤，槌破去虫屎，研 红芽大戟一两五钱，去芦、根，洗净，焙干为末。杭州紫色者为上，江南土大戟次之。北方绵大戟，色白性烈害人，勿用 千金子仁一两，白者去油，一名续随子

上药各择精品，于净室中制毕，候端午、七夕、重阳，或天月德月之德神也。正、五、九月在丙，二、六、十月在甲，三、七、十一月在戊，四、八、十二月在庚。天医黄道黄道，谓黄帝所行之道。古人以八月为天医节，祭黄帝、岐伯。上吉之辰，合药。前三日斋戒，至期，更衣洗手熏香，设药王牌位，焚香拜祷毕，将前药逐味称准，入大乳钵内，再研数百转，入细石臼内，渐加糯米浓汁调和，软硬得中，用杵捣千余下，至极光润为度。每锭一钱。修合时，除使令之人，余皆忌见。做此药唯在洁诚方效。病人每服一锭，势重者再服一锭，以通利为度。利后温粥补之。

通治瘟病

初得头痛，脉大壮热。小蒜汁，少加水顿服，再服即瘥。

岚瘴

大蒜，生熟各七片共食。少顷腹鸣，或吐血泄泻即愈。

治时气

猪脂如弹丸，温水化服，日三次。

苦参酒

治瘟疫欲死，并治热毒气欲死。

苦参一两，黄酒一壶煮半壶，饮尽当吐则愈。诸毒病服之，覆取汗即愈。此方三见，各有不同，故并录之。

梓皮饮

生梓白皮切，水煎服。治时气瘟病，头痛壮热，初得一二日者。

瘟病复感寒邪，变为胃晼与"宛""郁"声义皆通，治同。

蘘荷汁

治伤寒瘟病，初得头痛壮热脉盛者。

蘘荷连根叶捣，绞汁服。

治瘟疫

虎耳草擂酒服，治瘟疫。

时行风热

荙菜音甜，一名莙荙，齐鲁名为滚当。捣汁饮之。

梨甘饮

通治瘟疫。

梨树皮　大粉草各一两　黄秫谷一合，为末　百草霜一钱

共为细末，每服三钱，白汤日二服。

时气头痛烦热

皂角烧研，入姜汁、蜜各少许，水和二钱服之。先以热水淋浴，后服药，取汗即愈。

时疾烦闷泻痢大渴孕妇心热等症

芦根一两，煎浓汤服。

天行热疾烦渴发狂及服金石心热发渴

并煮苎汁服。

瘟毒大热

壮猪干粪，水渍，取清饮。

【提要】本卷记载避瘟方与除瘟方，现代临床防治疫病可参考。

【医案举隅】

紫金锭（玉枢丹），方中药物包括山慈菇、红大戟、千金子霜、五倍子、麝香、朱砂、雄黄。本方重用山慈菇为君，清热消肿，化痰散结，并能解毒；配伍麝香芳香开窍，行气止痛，共为君药。千金子霜、红大戟逐痰消肿，五倍子涩肠止泻，雄黄化痰辟秽解毒，朱砂重镇安神，俱为佐药。本方具有辟瘟解毒，消肿止痛之功效。适用于中暑，脘腹胀痛，恶心呕吐，痢疾泄泻，小儿痰厥；外治疔疮疖肿，痄腮，丹毒，喉风。

（一）疫毒痢案

患者，27岁，业商。

［病史］暑秽水毒，互结肠胃，均从火化，酝酿成疫。下痢纯红，腹痛，里急后重，昼夜百余次，尿短赤涩。脉六部洪数搏指，按之有神，舌红苔黄。

［诊断］暑挟秽，蕴蓄于内，若不急治，防骤有腐肠之变端也。

［方药］以贯众、银花、玉枢丹解毒痢为君，芩、连、柏清热为臣，荷叶、生芍消暑敛血为佐，玉泉、竹叶凉解大渴为使也。青子芩，川黄连，生川柏，生白芍，淡竹叶，鲜荷叶，玉泉散（鲜荷叶包），玉枢丹（研细，药汤调服）。先用生贯众、银花，煎汤代水。

1剂病减半，再剂大势已平。原方略减用量，加减生地、鲜石斛，清养胃阴而痊。

何廉臣．重印全国名医验案类编［M］．上海：上海科学技术出版社，1959：362．

按语：本案患者下痢纯红，里急后重，六脉洪数，其病属疫毒痢。疫毒痢

发病急骤，病势较重，当务之急在于清解疫毒，清暑除秽，故应以紫金锭等药物为君，辟秽解毒，消暑敛血以平其势。

（二）流行性脑膜炎案

患者，男，2 岁。1961 年 4 月 21 日初诊。

[病史] 诉发热 2 天，烦躁 1 天，呕吐 3 次。患儿自入院前一日中午开始发热，入院当日早晨显现烦躁不安，食欲不振伴呕吐 3 次，曾经某联合诊所诊察，发现有颈项强直，即拟诊为脑膜炎，未作处理直接转来我院。生产史及过去史无特殊，无脑膜炎的接触史，无预防接种史。入病房时肛温 39.4℃，发育营养中等，神志清，皮肤有少数散在的出血点，颈项强直，有克氏及布氏征。周围血液白细胞数 23000，中性粒细胞 82%；脑脊液浑浊，白细胞数 9450，中性粒细胞 82%；潘氏试验（+），涂片及培养结果皆阴性。皮肤出血点涂片找到病原菌。

[诊断] 西医诊断：流行性脑膜炎；中医诊断：春温，邪郁内发，里热炽盛。

[治法] 辟秽解毒，定惊回厥。

[方药] 单用玉枢丹治疗，每次服 0.45 克，1 日 4 次。

第二天肛温退至 37.4℃。血液白细胞数 8600，中性粒细胞 53%。

第三天，发热、烦躁、呕吐及脑膜刺激征全部消失，复查脑脊液白细胞数为 30，潘氏试验（−），蛋白质 21mg，糖 66mg。观察至第 9 天出院。

张孝秩，顾恩全，屠光英，等. "玉枢丹"对流行性脑脊髓膜炎的疗效及其抗菌作用的研究［J］. 上海中医药杂志，1963，（06）：11-14.

按语： 本案患儿症见发热烦躁、呕吐、颈项强直等小儿厥证表现，予以紫金锭辟秽解毒，定惊回厥，为正治之法。

卷之六 运气

五运详注

【原文】

阴阳化生五行，木火土金水。流《广雅·释言》："流，演也。"为十干。甲乙丙丁戊己庚辛壬癸。天干运化于五方位。甲乙东方木，丙丁南方火，壬癸北方水，戊己中央土，庚辛西方金，分为五运。

木为初运，火为二运，土为三运，金为四运，水为五运。此乃主运，年年不移。

天干阴阳配合化为五运

甲与己合，化土之岁，土运统之。

乙与庚合，化金之岁，金运统之。

丙与辛合，化水之岁，水运统之。

丁与壬合，化木之岁，木运统之。

戊与癸合，化火之岁，火运统之。

此乃客运，每岁迭迁。

六气详注

阴阳化生地支十二。子寅辰午申戌，六阳年；丑卯巳未酉亥，六阴年。

阴阳配合五行运化五方位

寅卯属春，东方木也。巳午属夏，南方火也。申酉属秋，西方金也。亥子属冬，北方水也。辰戌丑未四季，中央土也。

阴阳刚柔对冲化为六气风火暑湿燥寒也

子午之岁　少阴君火司天阳　卯酉阳明燥金在泉阴

丑未之岁　太阴湿土司天阴　辰戌太阳寒水在泉阳

寅申之岁　少阳相火司天阳　巳亥厥阴风木在泉阴

卯酉之岁　阳明燥金司天阴　子午少阴君火在泉阳

辰戌之岁　太阳寒水司天阳　丑未太阴湿土在泉阴

巳亥之岁　厥阴风木司天阴　寅申少阳相火在泉阳

六气分主客

主气以其年年不移，故谓之主。

厥阴风木为初之气，主大寒至春分。少阴君火为二之气，主春分至小满。

少阳相火为三之气，主小满至大暑。太阴湿土为四之气，主大暑至秋分。

阳明燥金为五之气，主秋"秋"原缺。据敦厚堂本，三让堂本补。分至小雪。

太阳寒水为六之气，主小雪至大寒。

客气加于主气之上，以其年年迁转，故谓之客。

子午之岁，少阴君火司天，卯酉阳明燥金在泉。

初之客气，太阳加厥阴之上。二之客气，厥阴加少阴之上。三之客气，少阴加少阳之上。四之客气，太阴加太阴之上。五之客气，少阳加阳明之上。六之客气，阳明加太阳之上。

丑未之岁，太阴湿土司天，辰戌太阳寒水在泉。

初之客气，厥阴加厥阴之上。二之客气，少阴加少阴之上。三之客气，太阴加少阳之上。四之客气，少阳加太阴之上。五之客气，阳明加阳明之上。六之客气，太阳加太阳之上。

寅申之岁，少阳相火司天，巳亥厥阴风木在泉。

初之客气，少阴加厥阴之上。二之客气，太阴加少阴之上。三之客气，少阳加少阳之上。四之客气，阳明加太阴之上。五之客气，太阳加阳明之上。六之客气，厥阴加太阳之上。

卯酉之岁，阳明燥金司天，子午少阴君火在泉。

初之客气，太阴加厥阴之上。二之客气，少阳加少阴之上。三之客气，阳明加少阳之上。四之客气，太阳加太阴之上。五之客气，厥阴加阳明之上。六之客气，少阴加太阳之上。

辰戌之岁，太阳寒水司天，丑未太阴湿土在泉。

初之客气，少阳加厥阴之上。二之客气，阳明加少阴之上。三之客气，太阳加少阳之上。四之客气，厥阴加太阴之上。五之客气，少阴加阳明之上。六之客气，太阴加太阳之上。

巳亥之岁，厥阴风木司天，寅申少阳相火在泉。

初之客气，阳明加厥阴之上。二之客气，太阳加少阴之上。三之客气，厥阴加少阳之上。四之客气，少阴加太阴之上。五之客气，太阴加阳明之上。六之客气，少阳加太阳之上。

司天在泉左右间气

开列于下

左间太阴 子午少阴君火司天 右间厥阴	右间少阳 阳明燥金在泉 左间太阳	左间太阳 卯酉阳明燥金司天 右间少阳	右间厥阴 少阴君火在泉 左间太阴
左间少阳 丑未太阴湿土司天 右间少阴	右间阳明 太阳寒水在泉 左间厥阴	左间厥阴 辰戌太阳寒水司天 右间阳明	右间少阴 太阴湿土在泉 左间少阳
左间阳明 寅申少阳相火司天 左间太阴	右间太阳 厥阴风木在泉 左间少阴	左间少阴 巳亥厥阴风木司天 右间太阳	右间太阴 少阳相火在泉 左间阳明

司天在泉解

司天在泉四间气者，乃客气之六部也。凡主岁者为司天，位当三之气。司天之下，相对者为在泉，位当终之气。司天之左，为天之左间，右为天之右间。每岁客气始于司天前二位，乃地之左间 "地之左间"原作"天之右间"，详初之气乃地之左间，故据改，是为初气，以至二气、三气，而终于在泉之六气，每气各主一步。然司天主行天之气令，其位在上，自大寒节起，主上半年；在泉主地之气化，其位在下，自大暑节起，主下半年。岁运居上下之中，主气交之化。故天气欲降，则运必先之而降；地气欲升，则运必先之而升。又论曰：初之气、二气、三气尽，天气主之；四气、五气、终气尽，地气主之。此即上下卦之义。然则三气、四气是一岁之气交也。天地气交之时，自四月终，至八月终，共四个月。一百廿日之间，而岁之旱潦丰俭，物之生长收成，皆系乎此。故曰：气交之分，人气从之，万物由之也。

岐伯曰：上而司天，下而在泉，中而气交，人之居也。言天者求之本，言地者求之位，言人者求之气交。本者，天之六气，风火暑湿燥寒也。位者，地之六步，木火土金水火也。言天者求之本，即六气之胜衰，而上可知也。言地者求之位，即六部之终始，而下可知也。人在天地之中，故求于气交，则安危亦可知矣。又论曰：天气下降，地气上升，一升一降，气交于中，人居之则生万物"物"原作"易"，据九皇宫本改，皆气交之使然。盖天无地之升则不能降，地无天之降则不能升。天地互相升降，循环之道也。天气不足，地气随之；地气不足，天气从之，运居中而当先也。如司天生克中运为顺，中运生克司天为逆，在泉亦然。顺分生克之殊，逆有大小之别，此古人举运气之端倪耳。若其二气相合，象变迥异，变化无穷。如四时有非常之化，常外更有非常。四时有高下之殊，殊中又分高下。百步内晴雨不同，千里外寒暄非一。故察气候者必因诸天，察方宜者必因诸地。圆机之士此谓于事能融会贯通而不偏执者，当因常以察变，因此以察彼。庶得古人未发之妙欤。

【提要】以上内容源于《内经》，主要介绍五运、六气、司天、在泉的含义，实为后续论述的理论基础。

五运天时民病

【原文】

岁运有余属先天，为大过之年。甲丙戊庚壬。五阳刚之年。

六甲年。甲己化土。甲为阳刚之土，土太过是谓敦厚也。阜。高也。万物之化，无不赖土以克成。土本高厚，在山川烟埃朦郁，土之气也。雨湿流行，湿生则燥避。土之化湿，土胜克水，故肾脏受邪，治当以除湿补肾。脾属土，甚则土邪有余，脾经自病。脾主肌肉，外应四肢。肌肉痿，行善瘈，抽掣。脚下痛。脾太过则令四肢不举。脾虚则腹鸣飧泄不化。其德厚重，故其政安静。其动柔润重淖，泥湿。其变震惊飘聚，雷霆暴风。崩溃。洪水冲突。"突"原作"央"，据九皇宫本、千顷堂本改。此以土极而兼木复之化。其谷稷麻，稷土谷，麻木谷。其果枣李，枣土果，李木果。其畜犬牛，牛土畜，犬木畜。育齐也。其虫倮毛。土气有余，倮毛齐化。太溪，肾脉也，土亢则肾绝，故死不治。

六丙年。丙辛化水。丙为阳刚之水，水太过为流衍之纪。水胜则阴气大行，天地闭而万物封藏。岁水太过，寒气流行，寒病乃生，邪害心火。水化寒，水胜则克火，故心脏受邪。治当以逐寒补心。民病身热烦躁，心悸阴厥，上下中寒，谵妄心痛。甚则水邪有余，肾脏自病。肾病则腹大胫肿，喘咳身重寝汗。其德凝惨寒雾，雨雪貌。其动漂浮于上。泄泻于上。沃灌也。涌，溢也。其变非时而有日变。冰雪霜雹，其病胀，水气盛。其象冬，其气坚，其谷豆稷，豆水谷，稷土谷。其果栗枣，其畜彘牛，水畜，牛土畜。其虫鳞倮。水有余故鳞倮育。神门，心脉也，水亢则心绝，故不治。

六戊年。戊癸化火。戊为阳刚之火，火太过乃赫曦之纪，阳光炎盛也。阳盛则万物俱盛，阴气内化，阳气外荣，阴降于下，阳升于上也。民病火邪伤阴，寒热交争，故为疟。火克肺金，令人喘咳。火逼血妄行于上，故口鼻出血。下泄于二便，故水泄注下。火炎上焦，则咽干耳聋。肩背皆痛，其动炎灼妄扰，火盛之害也。其德暄暑郁蒸，热化所行，其应夏也。其变炎烈沸腾，火气太过，热极之变也。其病笑疟疮疡，血流狂妄目赤，皆火盛也。若火不能务其德，暴烈其政，甚则雨水霜雹，则金气受伤，水必来复之，故其为灾如此。而寒邪反伤心也。其谷麦豆，其麦火谷，其豆水谷。其果杏栗，杏火果，栗水果。其畜羊彘，羊火畜，彘水畜，其育齐也。其虫羽鳞。羽属火，鳞属水。太渊，肺脉也，火亢则肺绝救"救"详此文义及前后文例，疑衍，故死不治。

六庚年。乙庚化金。庚为阳刚之金，金太过乃坚成之纪，万物收引而退避也。岁金太过，燥气流行，燥病乃生，肝木受邪，治当清燥补肝。民病两胁下少腹痛，目赤眦疡，耳无所闻，皆肝胆经病。金气太过则肃杀甚，故伤及肝经。若肝不及，则令人胸痛引背，下则两胁胠胀，甚则不可反侧，金伤于肝也。金邪有余，肺经自病，故喘咳气逆，肩背痛。金病不能生水，以致肾阴亦病，故尻阴股膝髀腨胻足皆痛。其德雾露萧瑟，清肃之化也。其变肃杀凋零，杀令行也。其动暴折，金气有余。痈疽。皮肤之疾。金不务德而暴害乎木，火必报复而金反受伤。其病喘喝，胸臆《广雅·释诂》："臆，满也。"仰息。火乘肺金，故其病咳，其谷稻黍，其果桃杏，其畜鸡马，其虫介羽。太冲者，肝脉也，金亢则肝绝，故死不治。

六壬年。丁壬化木。壬为阳刚之木，布散阳和，发生万物之象也。木和相生，则阳和布化，阳气日进而阴气日退。岁木太过，木之化风，风气流行，风病乃生。木胜则克脾土，故脾脏受邪，治当平肝木以补脾土。木太过侮土，则金必复之。故乘秋令而为灾如此。至其为病，则邪反伤肝矣。民病飧泻，食减体重，烦冤肠鸣，腹胁支满，皆脾虚气衰所致。木胜肝强，故善怒眩冒巅疾，甚则反胁痛而吐甚。木邪伤胃。其动掉眩巅疾，风木太过。其德鸣风木声。靡散也。启坼，即发陈之义。其变振怒。拉败折。摧拔，其谷麻稻，麻木谷，稻金谷。其果桃李，李木果，桃金果。其畜鸡犬，鸡金畜，犬木畜。其虫毛介。冲"冲"原作"衡"，据九皇宫本改阳，胃脉也，木亢则胃绝，故死不治。

岁运不及属后天，为不及之年。乙丁己辛癸。五阴年。

六丁年。丁壬化木。丁为阴柔之木，木气不及，是谓委和之纪。阳和委屈，发生少也。木气衰，土气无制也。火无所生，故长自平。木衰金胜，故收气乃早。岁木不及，燥乃大行，木不及，则金乘之。燥病乃生。生气不政，物秀而实，草木晚荣，凉雨时降，风云并兴。民病中清，胠胁满，少腹痛。金气乘木，乃肝之病也。肠鸣溏泄，木不生火，乃脾之寒也。其病肢废痈肿疮疡。木被金伤，肝筋受病，风淫末疾，故为肢废痈肿疮疡，所由生也。其主飞蠹蛆雉，蛆化为蝇，其性喜暖，火运之年尤多。雉火禽，凡此皆火复之理也。其气敛，其用聚，木兼金化，收气胜也。其谷稷稻，稷土谷，稻金谷。木不及，二谷当成。其果枣桃，枣土果，桃金果。木不及则二果盛。其畜犬鸡，犬木畜，鸡金畜。其虫毛介。毛木虫，介金虫。草木晚荣，木不及。苍干凋落。金盛之。物秀而实，肤肉内充。生气虽晚，化气速成故也。阳明上临，金气清肃，故为白露早降。金胜火必衰，火衰土必弱。虫蚀甘黄"黄"原"脱"。据此文义及《素问·气交变大论》补，甘黄属土，而阴气蚀之，故虫生焉。观晒能除蛀，则虫为阴物可知。胜复皆因于木，故灾眚在三，东方震宫也。

六乙年。乙庚化金。乙为阴柔之金，金气不及，是谓从革之纪。岁金不及，而火气乘旺，故灾乃大行，热病乃生。治当清肺降火。民病肩背瞀闷，重鼽嚏，鼻流清涕。血便注下，金受火邪，故为此诸症。金衰火亢，水来复之，故寒雨暴至，乃令冰雹霜雪，灾伤万物，寒之变也。是谓无根之火，故为头脑户痛，延及脑项，发热，口疮，心痛等症。炎光赫烈，则冰雪霜雹，乃火盛金也。其病咳喘，鼽衄，火有余而病及肺也。其谷麻麦，麻木谷，麦火谷。二谷成。其果杏李，李木果，杏火果。金不及故二果成。其畜鸡羊，鸡金畜，当衰；羊火畜，当盛。其虫介羽。介金虫，羽火虫。胜复皆因于金，故灾眚在七，西方兑宫也。

六己年。甲己化土。己为阴柔之土，土气不及，是为卑监之纪，则木气乘旺，故风气盛行，治当以益脾平肝。化气失令，木专其政，则草木荣美。发生在木而成实在土。土气不冲，故秀而不实，成而秕也。土德衰，故雨愆期。金无所生，故收气平也。民病飧泄霍乱，体重腹痛，筋骨繇摇也。复，摇动反复。肌肉瞤酸善怒，蛰虫早附。凡此飧泄等症，皆脾弱肝强所致。土衰木旺，金乃复之。子复母仇。其为胸胁暴痛，下引少腹者，肝胆病也。其土脏病，则为涌沤，肉理病则为疮疡溃烂痈肿。其病胸满痞塞，土气不足，而脾不运也。其病飧泄，土衰风胜也。其谷豆麻，豆水谷，麻木谷。二谷成。其果李栗，李木果，栗水果。土不及，故二果成。其畜牛犬，牛为土畜，当衰；犬为木畜，当盛。其虫倮毛。倮属土，毛属木。胜复皆因于土，故灾眚见于四维。土位中宫，而寄旺于四隅，辰戌丑未土也。

六辛年。丙辛化水。辛为阴柔之水，水气不及，是为涸流之纪，则源流干涸也。六辛阴水之年，阳反用事。水不及而湿土乘之，故湿病乃生，治当补肾除湿。水衰则火土同化，故气反用，其化乃速，暑雨数至。民病腹满，身重濡泄，寒疡流水，腰股痛，足痿清厥，寒厥。脚下痛，甚则附肿，附同浮。脏气水气。不收，肾气不衡，平也。不收不衡，水气衰也。火无所畏，故蛰虫不藏也。草木条茂，荣秀满盛，长化之气丰而厚也。埃昏骤雨，土胜水。则振拉摧拔。木复土。其病癃闭，肾气不化也。水不及故邪伤肾也。其谷黍稷，黍火谷，稷土谷。二谷当成。黍火谷，而本经作麦。其果枣杏，枣土果，杏火果。水不及，则二果成。其畜彘牛，彘水畜，当衰；牛土畜，当旺。其虫鳞倮。鳞水虫，倮土虫。盛衰亦然。胜复皆因于水，故灾眚在一，北方坎宫也。

六癸年。戊癸化火。癸为阴柔之火，火气不及，是谓伏明之纪。阳德不彰，光明伏也。岁火不及，而金乘之，故寒乃大行，寒病乃生，治当补心逐寒。火不及，生物不长，成实而稚，遇化已老。物之成实者，惟稚而短，及遇土化之令，而气已老矣。阳气屈伏，蛰虫早藏，阳不施于物也。民病胸中痛，胁支满，两胁痛，脊背肩胛间及两臂内痛。凝惨栗烈，水胜火。暴雨霪霖，土复水。雷霆震惊，火郁达之。沉阴淫雨，此皆湿复之变。其主冰雪霜寒，水反胜也。其病昏惑悲忘，乃火不足，而心神溃也。其谷豆稻，豆水谷，稻金谷。二谷成。其果栗桃，栗水果，桃金果。火不及，故二果成。其畜马彘，马火畜，当衰；彘水畜，当旺。其虫羽鳞。羽属火，鳞属水。有盛衰。盛复皆因于火，故灾眚在九，南方离宫也。

六气天时民病

子午之岁 壬子　壬午　戊子　戊午　甲子　庚子　庚午　丙子　丙午　甲午

少阴君火司天，岁气热化之候。司天者，天之气也。阳明燥金在泉，在泉者，地之气候也。君火者，手少阴心经也。心者，君主之官，神明出焉。君火乃人身之主宰，阳气之本，余象主土，乃发生万物之源。少阴司天，其化以热。凡炎蒸郁燠，庶类蕃茂，皆君火之化，而阳光明耀，温养万物。热淫于上，故火行其政。君火之下，阴精承之，故大雨且至。民病胸中烦热嗌干等症。皆君火上炎，肺金受伤也。金气主右，故右胁满。按经脉篇以溺色变，肩臂背臑及缺盆中痛，肺胀满，膨膨而喘咳，为手太阴肺经病。鼽衄，肩前臑痛，为手阳明大肠经病。盖肺与大肠为表里，金被火伤，故诸病皆主于肺也。尺泽穴，手太阴肺脉也。在肘内廉大纹中，动脉应手。金不胜火，则肺气竭，而尺泽绝，故死不治。羽虫属火，同天之气，故安静。介虫属金，同地之气，故育。金气在地，则木衰，故毛虫胎孕不成。

阳明燥金在泉，地之气候也。金气燥淫胜于下，霿雾清暝。民病喜呕，呕而苦，善太息，心胁痛，不能转侧，甚则嗌干，面尘身无膏泽，足外反热，为足少阳胆经病。嗌干面尘，为厥阴肝经病。此以金邪淫胜，故肝胆受伤，为病如此。介虫属金，同其气故育。毛虫属木，受其制故耗。金火之气不相合，故羽虫不成。燥金在泉，燥在地中，故湿毒之物不生。

子午之岁

壬子　壬午

上少阴君火司天，中太角木运，下阳明燥金在泉。运生天气曰小逆，木上生火也，故病亦微。子午之岁，当少阴君火迁正司天，而太阴湿土，以上年在泉之右间，当升新岁司天之左间。故畏天冲，木星胜之也。遇壬子、壬午木运之年，壬为阳木有余，其气先天而至。岁运遇木，乃能胜土，故太阴湿土，升天不前，则为土郁，木之胜也。人病在脾，土郁之发，必待其得位之时而后作。壬午年，刚柔失守。微甚如见，三年化疫。微至乙酉，甚在甲申，土疫发也。药宜泻黄散，煎汤量冷，研五瘟丹，不拘时空心送下。木强民病，则脾胃受抑，为黄胆满闭等症。其运风鼓，其化鸣紊启拆，其变振拉摧拔，其病支满，肝木强也。

戊子_{天符}　戊午_{太乙天符}

上少阴君火司天，中太徵火运，下阳明燥金在泉。运于司天之气相同，曰天符。运与气皆火。戊午年，运临本气之位，曰岁会。火运临之，午火位也。其运炎暑，其化暄曜郁燠。遇太阳司天曰热，少阳司天曰暑，少阴司天曰炎暑，皆兼司天之气，而言运也。其变炎烈沸腾，太徵之变也。其病上热血溢，阳火盛也。此二年，多热证而无瘟疫。

甲子　甲午

226

上少阴君火司天，中太宫土运，下阳明燥金在泉。天气生运曰顺化，火下生土也。当年少病。其运阴雨，其化柔润时雨。其变振惊飘骤，太宫之变也。其病中满身重，土湿之滞也。子午之年，阳明燥金当迁正在泉，而太阳寒水，以上年司天之右间，当降为新岁在泉之左间，故畏地阜，土胜窒之也。水运降地，而土运抑之。遇土运太过，先天而至。甲子甲午年，阳土有余之岁，土运承之，降而不入。即天彰黑气，瞑暗凄惨。才施黄埃而布湿寒，化令气蒸湿复，令久而不降，伏之化郁。寒郁于上而湿制之，则脾肾受邪。故民病寒厥，四肢重怠，阴痿少力，天布沉阴，蒸湿间作也。甲子甲午，刚柔失守。如此三年，变而为大疫也。水气被抑，至三年后必发为水疫。甲子至丙寅，三年首也。至丁卯，三年后也。药宜泽泻、知母、青黛、元参、连翘、童便各一钱，煎汤量冷，研化五瘟丹，并青黛末，调服。

庚子　庚午_{天刑之年，俱同天符}

上少阴君火司天，中太商_{"商"原作"角"。详庚子、庚午之岁，中运当谓太商，据改金运}，下阳明燥金在泉。庚子庚午年，运同司地，曰燥金太过之运，加地气曰同_{"同"原无。详太过之运加地气当曰同天符，故据补}天符。天刑之年，火下克金也，故曰不相得则病。虽有杂症，而无瘟疫。本年金运太过，而君火司天制之，则金得其平，所谓坚成之纪。其运凉劲，其化雾露萧瑟，其变肃杀凋零，其病下清。_{谓二便清泄，及下体清冷。金气之病也。}

丙子_{岁会}　丙午_{天气不和之年}

上少阴君火司天，中太羽水运，下阳明燥金在泉。丙子年，运临本气之位，曰岁会，子水位也。运克天气曰不和。水上克火，故病甚也。杂病虽多，而无瘟疫。其运寒，其化凝惨栗冽，其变冰雪霜雹。云驰雨府，湿化乃行，时雨乃降。此即阳明司地，燥极而泽之义。民病咳喘，血溢血泄，鼽嚏目赤眦疡，寒厥入胃，心痛腰痛，腹大嗌干肿痛等症。

初之气，客气太阳寒水，加厥阴用事。地气迁，热将去。上年乙亥，少阳终之气，至此已尽。寒乃始，蛰复藏，水乃冰，霜复降，风乃至，阳气郁，寒水之气客于春前，故其为候如此。民反周密，关节禁固，腰脽_{音谁，尻骨。}痛，炎暑将起，中外疮疡。_{寒气为病。然少阴君火司天，又值二之主气，故炎暑将起，中外疮疡。}

二之气，阳气布，风乃行，春气以正，万物应荣，寒气时至，民乃和。风木之客，加于君火之主，故阳气风行春气，万物荣也。司天君火未盛，故寒气时至，水火应时，故民气和。其病淋，目赤，气郁于上而热，君火为病也。

三之气，客气君火司天，加于相火之主，故大火行，庶类蕃鲜，火极水复，热极寒生，故寒气时至。民病气厥心痛，寒热更作，咳喘目赤，二火交炽。

四之气，客主之气皆湿土用事，故为溽暑，大雨时至，寒热互作。民病寒热嗌干黄疸，衄鼽渴饮，湿热之病也。

五之气，畏火临，暑反至，阳乃化，万物乃生、乃长、乃荣，民乃康。畏火，相火，当秋而阳化，故物荣民康。

终之气，燥令行，燥金之客，加于寒水之主，金气收，故五之气，余火内格，而为病咳喘，甚则血溢，寒气数举，则雾霿翳，皆金水之化也。

丑未之岁 丁丑　丁未　辛丑　辛未　癸丑　己丑　己未　乙丑　乙未　癸未

太阴湿土司天，岁气湿化之候。司天者，天之气也。太阳寒水在泉，在泉者，地之气也。湿土者，足太阴脾经也。脾主中央戊己土，每季寄旺十八日，合为七十二日，以应一岁六六三百六十之数。太阴司天，土气在天为湿化。凡云雨滋润，津液充实，皆土之化。湿淫于上，故沉阴雨变。浸渍为伤，故物枯槁。民病胕肿痛等症，皆土旺克水，肾经病也。按经脉篇云：以腰脊头项痛，为足太阳膀胱病。以饥不欲食，咳唾则有血，心如悬，为足少阴肾经病。肾与膀胱为表里，水为土克，故诸病皆本于肾。太溪，足少阴肾经脉也，在足内踝后跟骨上动脉应手。水不胜土，则肾气竭，而太溪绝，死不治。丑未之岁，倮虫属土，同天之气，故安静无损。麟虫属水，同地之气，故育。在泉水盛则火衰，故羽虫胎孕不成。

太阳寒水在泉，寒淫胜于下，则凝肃惨栗。民病少腹控睾，引腰脊，上冲心痛，嗌痛，颔肿，血见。寒淫于下，自伤其类则膀胱与肾受之。膀胱居腹，故少腹痛；肾主阴丸，故控睾；太阳之脉，挟脊抵腰中，故引腰脊；肾脉络心，故上冲心痛；心主血，而寒逼之，故见血。嗌痛颔肿，为小肠经病，亦水邪侮火而然。麟虫属水，同其气，故育。羽虫属火，受其制故耗。水土之气不相合，故倮虫不育。太阳寒水在泉，寒在地中，故热毒之物不生。

丑未之岁

丁丑　丁未

上太阴湿土司天，中少角木运，下太阳寒水在泉。运克天气曰不和，木上克土也，故病甚。灾三宫，三者，东方震宫也。木气不及，故灾及之。二年杂症甚多，而有微疫，作杂症治之。

癸丑　癸未

上太阴湿土司天，中少徵火运，下太阳寒水在泉。运生天气曰小逆，火上生土也，故病亦微。火运不及之年，热病亦微，而无瘟疫。灾九宫，九，南方离宫也。火运不及，故灾及之。

己丑　己未俱太乙天符，凡此日得病主危

上太阴湿土司天，中少宫土运，下太阳寒水在泉。运临本气之位曰岁会，土运临之，辰戌丑未土也。其病危，运与气相同，曰天符。灾五宫，五，中宫也，土运不及，故灾及之。土运不及，而有司天之助，其病亦少。

乙丑　乙未

上太阴湿土司天，中少商金运，下太阳寒水在泉。天气生运曰顺化，土下生金也，民舒无病。灾七宫，西方兑宫也。金运不及，故灾及之。丑未之岁，太阳当迁正在泉，而厥阴风木，以上年司天之右间，当降为今岁在泉之左间，故畏地晶，金气窒之也。以上年子午岁气有余，司天少阴不退位，则右间厥阴，亦不能降下也。金运承之，降之不下，抑之变郁，郁而为病，木郁金胜，故苍埃见而杀令行。此二年厥阴风木当降在泉，遇金运承之，降而不下，则木郁于上，发为木疫。药宜龙胆泄肝汤，加羌防研化五瘟丹送下。

辛丑　辛未天刑之年

上太阴湿土司天，中少羽水运，下太阳寒水在泉。辛年水运不及，而湿土司天胜之，所谓流涸之纪。天刑之年，土下克水，故曰不相得则病。灾一宫，一，北方坎宫也，水运不及，故灾及之。丑未年，太阴湿土当迁正司天，而少阳相火以上年在泉之右间，当升新岁司天之左间，故畏天蓬，水胜之也。丑未阴年不及，故太阴司天未迁正，则少阳左间，亦不得其位。遇辛丑辛未天蓬之年，则少阳相火被抑，故升天不前，则为火郁，水之胜也。火郁不升，则人病在心包络。天时则寒雾布，凛冽如冬，水复涸，冰再结，寒暄不时。民病伏阳在内，烦热于中，心神惊骇，寒热间争，火郁既久，暴热乃生，郁疠乃化，伏热内烦，痹而生厥，甚则血溢，此相火郁发为病。此二岁少阳相火当升司天，遇水运升之不前，则为火郁，药宜凉膈散，加知母煎汤量冷，研化五瘟丹服之。阳气退避，大风时起。司天之气，乃湿气下降，地气乃寒气上升。故原野昏霿，白埃四起。司天主南，而太阴居之，故云奔南极，雨湿多见于南方。夏尽入秋，谓之差夏。民病寒热腹满，身胀满，胕 "胕" 原作 "腑"。据九皇宫本及《素问·六元正纪大论》改肿疮逆，寒厥拘急，皆寒湿所化之病。阴凝于上，寒积于下，寒水胜火则为冰雹，阳光不治，杀气乃行。本年寒政太过，故谷气有余者，宜高宜晚，以其能胜寒也。不及者，宜下宜早，以其不能胜寒也。民之强弱，其气亦然。

初之气，地气迁，寒乃去，春气至，风乃来，生布万物以荣民，气条舒，风湿相薄，雨乃后。民病血溢，风胜于肝。筋络拘强，关节不利，身重筋痿。风病在筋，湿病在肉，故为此病。

二之气，大火气 "气"，《素问·六元正纪大论》无。疑衍。正，物承化，民乃和。客主之气，皆少阴君火用事。其病瘟疠大行，远近咸若，湿蒸相薄，雨乃时降。

三之气，天政布，太阴湿土司天，故湿气降地，气腾而为雨。三气之后，则太阳在泉主之，故寒乃随之。感于寒湿，则民病身重胕肿，胸腹满，寒凝湿滞。

四之气，少阳相火用事，其气尤烈，故曰畏火，皆相火也。客以相火，主以湿土，火土合气，溽蒸上腾，故天气否隔。然太阳在泉，寒风发于朝暮，湿蒸相薄，以湿遇火，故湿化不流，白露布阴，以成秋令。民病腠理热，血暴溢，疟痢，心腹满热，胪《说文》："胪，皮也。" 胀，甚则胕同浮。肿，湿热并行，故为是病。

五之气，惨令已行，寒露下，霜乃早降，草木黄落，客主之气，皆阳明燥金用事，故其政令如此，民舒无病。

终之气，寒大举，湿大化，霜乃积，阴乃凝，水坚冰，阳光不治。在泉客主之气，皆太阳寒水用事，故其政令如此。感于寒则病，令人关节禁固，腰脽痛。腰脽与膀胱，皆寒水同类为病。

以上十年，上湿下寒，故寒湿持于气交。然太阴司天，则水郁，太阳在泉，则火郁。

寅申之岁 戊寅 戊申 甲寅 甲申 庚寅 庚申 丙寅 丙申 壬寅 壬申

少阳相火司天，岁气火化之候。司天者，天之气也。厥阴风木在泉，地之气也。少阳相火，炎上克肺金，金受克，则肾水失母，上盛下虚，上攻变生诸疾。其化以火，少阳属相火，亦曰畏火。凡炎暑赫烈，阳气盛极，皆相火之化，而为炎光赫烈，燔灼焦然《说文》："然，烧也。"。相火淫胜，则金受其制，故温气流行，金政不平。民病头痛，发热恶寒而疟，热上皮肤痛，色变黄赤，传而为水，身面浮肿，腹满仰息，泄注赤白，疮疡，咳唾血，烦心，胸中热，甚则鼽衄。病本于肺，_{火克肺金。}相火用事，金气受伤，客热内燔，水不能制，故现诸疾。天府，手太阴肺脉也，在臂臑内廉腋下三寸，动脉应手。金不胜火，则肺气竭而天府绝，死不治。羽虫同天之气故静，毛虫同地之气故育，在泉木胜则土衰，故倮虫不成。

厥阴风木在泉，风淫于地，则木胜土。风胜湿，尘埃飞扬，故地气不明，平野昏昧。木气有余，故草乃早秀。民病洒洒振寒，数欠，为阳明胃病。自食则呕，身体皆重，为太阴脾病。且厥阴肝脉，贯膈布胁肋，故又为心痛支满等症。皆木邪淫胜，脾胃受伤。毛虫属木，同其气故育。木克土，故倮虫耗。风木在泉，风行地中，故清毒之物不生。

寅申之岁

壬寅　壬申_{运同司地曰同天符}

上少阳相火司天，中太角木运，下厥阴风木在泉。运生天气曰小逆，木上生火也，故病亦微。运于四孟月同，曰支德符。壬寅年木运临之，寅属木，春孟月也。太过之运加地气曰同天符。壬寅壬申二年，运同司地曰风木。其运风鼓，其化鸣紊启拆，其变振拉摧拔，其病掉眩，支胁惊骇，二年病少无瘟。

戊寅　戊申

上少阳相火司天，中太徵火运，下厥阴风木在泉。运与司天之气相同曰天符。其运暑，其化暄嚣郁燠，_{此戊年太徵之政化。}其变炎烈沸腾，_{太徵之变。}其病_{"病"原作"疫"。据《素问·六元正纪大论》改。}上热郁，血溢血泄，心痛。_{火之为病，内应于心。}寅申年，少阳相火当迁正司天，而阳明燥金，以上年在泉之右间，当升新岁司天之左间，故畏天英，火星胜之也。遇戊寅戊申，戊为中运，阳火有余，其气先天而至，金欲升天，火运抑之，故升之不前。金郁不升，人病在肺。金郁欲发，必须待德位之时而后作。戊申年刚柔失守，如此天运失时，三年之中，金疫发也。速在庚戌，迟则辛亥，即瘟疫热证。药宜泻白散，煎汤量冷，研化五瘟丹服。天气时雨不降，_{燥金郁于地。}西风数举，咸卤燥生。民病上热喘嗽，血溢。_{火盛于上，肺金受伤。}金郁之发，肃杀气行，民病胁满悲伤。_{金邪伐肝。}金气寒敛而燥，故为嗌干，手足拆_{拆，裂也，}皮肤燥等症。

甲寅　甲申

上少阳相火司天，中太宫土运，下厥阴风木在泉。天气生运，火下生土也，曰顺化。其运阴雨，其化柔润重泽，其变振惊飘骤，其病体重肿痞饮。顺化之年，而民无病。

庚寅　庚申

上少阳相火司天，中太商金运，下厥阴风木在泉。天刑之年，火下克金，故曰不相得则病。运于四孟月同，曰支德符。庚申年，金运临之。_{申属金，秋孟月。}其运凉，其化雾露清切，此庚年，太商之正化，其德雾露萧瑟，其变肃杀凋零，其病肩背胸中痛。_{火邪在肺。}

丙寅　丙申

上少阳相火司天，中太羽水运，下厥阴风木在泉。运克天气曰不和，水上克火，故病甚。其运寒肃，其化凝惨栗冽，其变冰霜雪雹，其病寒浮肿。丙寅刚柔失守。寅申之岁，少阴降地，厥阴当迁正在泉，而少阴君火，以上年司天之右间，当降为今岁在泉之左间，故畏地玄，水胜窒之也。遇丙寅丙申，水运太过，先天而至，亦能制抑君火使之不降。君火欲降，水运承之，降而不下，即形云才见，黑气反生，暄暖如舒，寒常布雪，凛冽复作，天云惨凄，皆寒水胜火之化。久而不降，热郁于上，伏之化郁，寒胜复热，赤风化疫。民病面赤心烦，头痛目眩，多温热证。丙寅年，刚柔失守，天运失时。二年之中，火疫发也。早至戊辰，晚至己巳，气微则疫小，气甚则疫大，故至有迟速。丙寅丙申二年，少阴君火当降在泉，遇水运承之，降而不下，人病在心，则为火郁。火郁欲发，必待得位之时，故当因其势而解之、散之、扬之。药宜五瘟丹之类解利之，竹叶导赤散煎汤研送。民病寒中，_{火盛于外。}外发疮疡，_{外热。}内为泄满。_{内寒。}其病寒热疟泄聋瞑呕吐上怫，_{音佛，不舒。}肿色变，热盛寒复，则水火交争，故为诸病。

初之气，地气迁，风胜乃摇，寒去大温，草木早荣，寒来不杀，_{初气君火正用事，而兼相火司天，故大温。}温病乃起。其症气怫于上，血溢目赤，咳逆头痛，血崩胁满，肤腠生疮。_{君相二火合气，故为病如此。}

二之气，火反郁，白埃四起，云趋雨府，风不胜湿，雨乃零，民乃康。其病热郁于上，咳逆呕吐，疮发于中，胸嗌不利，头痛身热，昏愦脓疮。_{皆湿热所化之病}

三之气，天政布，炎暑至，少阳上临，相火专令，故炎暑至，雨乃际_{"际"，《素问·六元正纪大论》作"涯"。}民病热中聋瞑，血溢脓疮，咳呕鼽衄，渴嚏欠，喉痹目赤，善暴死。_{主客之火交炽，故为热病如此。}

四之气，凉乃至，燥金之客加于湿土之主，故凉风至而炎暑间_{时作时止。}

化土金相生，故民和平。其病胸满，_{燥盛者，肺自病。}身肿。_{湿胜者，脾自病。}

五之气，寒水之客，加于燥金之主，水寒金敛，暑去寒来，雨乃降，气门_{腠理空窍所以发泄荣卫之气，故曰气门。}乃闭。刚木早凋，民避寒邪，君子周密。金肃水寒，当畏避也。

终之气，厥阴在泉，风木用事，主气以寒水生之，地得正气而风乃至，万物反生，霜_{地气不应。}雾以行。其病关闭不禁，心痛，阳气不藏而咳。时当闭藏而风木动之。风为阳，故为病如此。

卯酉之岁_{丁卯　丁酉　癸卯　癸酉　己卯　乙卯　乙酉　辛卯　辛酉　己酉}

阳明燥金司天，岁气燥化之候，天之气也。少阴君火在泉，地之气也。阳明燥金者，手阳明大肠之气象，庚辛金也。其化以燥，凡清明干肃，万物坚刚，皆金之化，而为清凉劲切，雾露萧瑟。燥金淫胜于上，则木受其克，故草生荣俱晚。在于人则肝血受伤，不能荣养筋骨，故生内变。且金气太凉，能革发生之气，故草生之应如此。然阳明燥金在上，则少阴君火在下，故蛰虫来见。阳明司天，介虫同司天之气，故静。羽虫同在泉之气，故育。民病左胁胠痛等症。皆肝病，肝木主左也。按经脉篇云：以心胁痛，不能转侧，面微有尘，为足少阳胆经病。腰痛不可俯仰，丈夫㿗疝，妇人少腹痛，嗌干面尘飧泄，为足厥阴肝经病。此以肝与胆为表里，木被金伤，故诸病本于肝也。太冲，足厥阴肝脉，在足大指本节后二寸，动脉应手。木不胜金，则肝气竭而太冲绝，死不治。

少阴君火在泉，地之气也。君火淫胜于下，故焰浮川泽，阴处反明，蛰虫不藏，民病腹中常鸣者，火气奔动也。气上冲胸者，火性炎上也。喘不能久立，寒热皮肤痛者，火邪乘肺也。目瞑者，热甚阴虚畏阳光也。齿痛颊肿，热乘阳明经也。寒热如疟，金水受伤，阴阳交争也。热在下焦，故少腹痛。热在中焦，故腹胀大。燥结不通，则邪实于内，以苦下之，宜承气汤，羽虫属火，同其气故育。介虫属金，受其制故耗。少阴在泉，热在地中，寒毒之物不生。

卯酉之岁

丁卯_{运临本气之位曰岁会。详前后文例，此下或当有小字"岁会"二字}　丁酉

上阳明燥金司天，中少角木运，下少阴君火在泉。天刑之年，金下克木也，故曰不相得则病。岁运不及而司天燥金胜之，则金兼木化，反得其政。所谓委和之纪，阳和委屈，发生少也。丁卯年，运临本气之位曰岁

会。木运临之，卯木位也。其病不死但执迟执迟，犹言迟迟而缓。卯酉之年，太阴降地，少阴当迁正在泉，而太阴湿土，以上年司天之右间，当降为今岁在泉之左间，故畏地仓，木胜窒之也。如上年寅申岁气有余，司天少阳不退位，则右间太阴亦不能降下。遇木运以至丁卯丁酉年，木运承之，降而不下，即黄云见而青霞彰，郁蒸作而大风雾翳埃盛，折损乃作，皆风木胜土之化。久而不降，土气郁久，故天为黄气，地为湿蒸，人病在脾胃。故为四肢不举，昏眩肢节痛，胸腹作满填臆等症。木运不及，故本方受灾。丁卯丁酉二年，太阴湿土，当降在泉，岁运遇木，则太阴湿土降而不下，则为土郁，人病在脾。土郁欲发，必待得位之时而后作。药宜泄黄散煎汤量冷，研服五瘟丹。

癸卯　癸酉

此二年，中运与在泉之相合，曰同岁会。详前后文例，此下或当有小字"皆曰同岁会"五字

上阳明燥金司天，中少徵火运，下少阴君火在泉。癸年阴火不及，上见燥金，则金得其政，所谓伏明之纪。运克天气曰不和，火上克金也，故病甚。虽杂病多，无瘟疫症。不及之年，加地气曰同岁会。此二年，运临司地曰君火。

己卯　己酉

上阳明燥金司天，中少宫土运，下少阴君火在泉。二"二"原作"一"。据千顷堂本改。年金与土运虽相得，然子临父位为逆。运生天气曰小逆，土上生金也，故病亦微。卯酉年，阳明燥金当迁正司天，而太阳寒水，以上年在泉之右间，当升新岁司天之左间，故畏天芮，土胜之也。卯酉阴年，气有不及，司天阳明未得迁正，而左间太阳亦不得其位。水欲升天，土运抑之。己卯己酉皆土运，为天芮之年，亦能制抑太阳寒水，升之不前。水郁不升，人病在肾。水郁为害，待得位之时而发。升之不前，湿为热蒸，寒生两间，民病注下，食不及化。湿胜于上，寒胜于下，故气令民病如此。久而成郁，冷来克热，冰雹卒至。药宜连翘青黛饮，煎汤研化五瘟丹服。

乙卯中运与司天之气同，曰天符。详前后文例，此下或当有小字"天符"二字

乙酉岁会　太乙天符

上阳明燥金司天，中为少商金运，下少阴君火在泉。运同天气曰天符，运与司天皆金。卯酉年，运临本气之位曰岁会，金运临之。酉，金位也。其病危。乙年金运不及，得阳明司天之助，所谓从革之纪。

辛卯　辛酉

上阳明燥金司天，中少羽水运，下少阴君火在泉。天气生运曰顺化，

金下生水也。顺化之年，民舒病少。

初之气，太阴用事。时寒气湿，故阴凝。燥金司天，故气肃。水冰者，气肃所成。寒雨者，湿土所化。民病中热胀，面目浮肿，善眠衄衊，嚏欠呕，小便黄赤，甚则淋。主气风木，客气湿土。风为阳，湿为阴。风湿为患，脾肾受伤，故为此诸症。

二之气，阳乃布，民乃舒，物乃生荣。少阳相火用事于春分之后，故其应如此。疠大至，民乃暴死。主君火，客相火，二火交炽，臣位于君故尔。

三之气，天政布。司天阳明燥金用事也，故凉乃行。然主气相火当令，故燥热交合。至三气之末，以交四气，则主以太阴，客以太阳，故燥极而泽，民病寒热。以阳胜之，时行金凉之气故尔。

四之气，寒雨降。太阳用事于湿土之时。民病暴仆振栗，谵妄少气，嗌干引饮，及为心痛，痈肿疮疡，寒疟骨痿便血。四气之后，在泉君火所主，而太阳寒水临之，水火相犯，故为暴仆战栗心痛等症。

五之气，春令反行，草乃生荣。厥阴风木用事，而得在泉君火之温。民气和。

终之气，阳气布，候反温，蛰虫来见，流水不冰。少阴君火用事，故气候如此。民乃康平，其病温。君火之化。然燥金司天，则岁半之前，气过于敛，故宜汗之散之。君火在泉，则岁半之后，气过于热，故宜清之。

辰戌之岁 壬辰　壬戌　戊辰　戊戌　甲辰　庚辰　庚戌　丙辰　丙戌　甲戌

太阳寒水司天，岁气寒化之候，天之气也。太阴湿土在泉，地之气也。太阳与少阴为表里，属北方壬癸水，主冬旺七十二日。寒水胜，则邪乘心。太阳属水，其化以寒。凡阴凝冽栗，万物闭藏，皆水之化。寒淫胜于上，故寒反至，水且冰。若乘火运，则水火相激，故雨暴乃雹。民病寒水胜，则邪乘心。水克火。故为血变于中，心主血。发为痈疡疮疖等症。按经脉篇云：以手心热，臂肘挛急，腋肿，胸胁支满，心中澹澹大动，面赤目黄，为心包络病。盖火受寒伤，故诸病皆本于心。神门，手少阴心脉也。在手掌后，锐骨之端，动脉应手。火不胜水，则心气竭而神门绝，死不治。诸动气者，知其脏也。察动脉之有无，则脏气之存亡可知。鳞虫同天之气，故静。倮虫同地之化，故育。

太阴湿土在泉，地之气也。草乃早荣，湿淫所胜，埃昏岩谷，黄反见黑，黄土色，黑水色。土胜湿淫也。民病积饮心痛，寒湿乘心。耳聋浑浑焞焞，嗌肿喉痹，三焦病。阴病见血，少腹肿痛，不得小便。以邪湿下流为阴虚肾病。病冲头痛，目似脱，项似拔，腰似折，髀不可以屈，腘如结，腨如别，为膀胱经病。此以土邪淫胜克水，故肾合三焦膀胱病及焉。倮虫属土，同其气故育。鳞虫属水，受其制故不成。湿在地中，土得位也，故其化淳，厚。燥毒之物不生。

辰戌之岁

壬辰　壬戌

上 "上"原作"足"。据前后文例改 太阳寒水司天，中太角木运，下太阴湿土在泉。司天生运曰顺化，水生木也，此年民舒病少。其变振拉摧拔，壬为阳木，风运太过，则金令承之，故有此变。其运风，其化风为木化。鸣风木声。荣繁盛。启拆，萌芽。其病眩掉，头摇。目瞑。木运太过。

戊辰　戊戌

上太阳寒水司天，中太徵火运，下太阴湿土在泉。火运太过，得司天寒水制之，则火得其平，所谓赫曦之纪。其运热，其化暄暑郁燠，其变炎烈沸腾，火气熏蒸，火运太过，则寒承之。其病热郁。虽生热证，而瘟疫少。

甲辰　甲戌

此二年既为岁会，又为同天符。详前后文例，此下或当有小字"皆岁会　同天符"字样

上太阳寒水司天，中太宫土运，下太阴湿土在泉。运克天气曰不和，土上克水，故病甚也。虽杂病甚而瘟疫微。太过之运加地气曰同 "同"原无。详甲辰、甲戌二年，运同司地，当为同天符。故据补。天符。甲辰甲戌，运同司地曰湿土。甲辰甲戌，运临本气之位曰岁会，辰戌丑未，土位也。其运阴埃，其化柔润重泽，皆中运湿土之化。其变振惊飘骤，土运太过，风木乘之。其病下重。土湿之病。

庚辰　庚戌

上太阳寒水司天，中太商 "商"原作"角"。详庚为金运，曰太商，故据改 金运，下太阴湿土在泉。运生天气曰小逆，金上生水也，故病亦微。中金运太过，又能胜水 "水"，详此文义，疑作"木"。其运凉，其化雾露萧瑟，其变金运肃杀，万物凋零。火气承金，即阳杀之象。金气太过，其病燥。肺金受伤，故背闷瞀而胸胀满。庚辰刚柔失守，天运化疫。三年之后，发而为疫。微则徐，三年后，甚则速，三年首也。速至壬午，徐至癸未，木疫发也。药宜羌活、紫苏、薄荷、滑石，煎汤量冷，研五瘟丹服。辰戌之年，太阳寒水当迁正司天，而厥阴风木，以上年在泉之右间，当升新岁司天之左间，故畏天柱，金星胜之也。遇庚辰庚戌，庚为阳金，其气先天而至。中运胜之，忽然不前，木运升之，金乃抑之，木不能前，暴郁为害，金能胜木

也。木郁不升，人病在肝。木郁欲发，必待其得位之时而后作。升之不前，清生风少，肃杀于春，露霜复降，草木乃萎。民病瘟疫早发，咽嗌乃干，四肢满，肢节皆痛，金胜木衰之也。金气肃杀于春，阴胜抑阳，故病瘟疫节痛。木郁既久，其极必发，故大风摧拉等变。民病为卒中偏痹，手足不仁。

丙辰　丙戌

此二岁为天符之年，详前后文例，此下或当有小字"天符"之字样。

上太阳寒水司天，中太羽水运，下太阴湿土在泉。运气相同曰天符，运与气皆水。其运寒，其化凝惨溧冽，此丙年水运之正化也。其变冰雪霜雹，水太过，土气承之。其病大寒，留于溪谷。筋骨肢节之会，水运太过，寒甚气凝。辰戌岁，少阳降地，太阴当迁正在泉，而少阳相火以上年司天之右间，当降为今岁在泉之左间，故畏地玄，水胜窒之也。遇水运太过，先天而至。丙辰丙戌年，水运承之，降而不下，彤云才见，黑气反生。暄暖欲生，冷气卒至，甚即冰雹，皆寒水胜火之化。与丙申岁少阴不降同义。丙辰丙戌岁，少阳相火，当降今岁在泉，遇此二年，水运承之，降而不下，则为火郁，变为瘟疫。药宜凉膈散，兼导赤散加知母，五瘟丹服之。久而不降，伏之化郁，冷气复热，赤风化疫。民病面赤，心烦头痛目眩。赤气彰而热病欲作。少阳火郁为病，太阳寒水司天，太阴湿土在泉，故天气肃，地气静，水土合德。民病寒湿，肌肉痿，足痿不行，濡泄血溢。火郁之病，寒湿使然。岁半之后，地气主之。自三之气，止极雨散之后，交于四气，则在泉用事，而太阴"阴"原作"阳"，详辰戌之岁，在泉为太阴用事。此系《类经》注文，彼亦作"阴"，故据改居之，故又雨朝北极，湿化布焉。泽流万物，土之德也。雷动于下，火郁发也。太阳寒水司天之客气，加于主气之上。本年初之气，加于主气之上。本年初之气，少阳用事。上年在泉之气，至此迁移，故曰地气迁。后仿此。

初之气，少阳相火用事。地气迁，气乃大温，草乃早荣。上年终之气君火，今岁初气相火，二火之交，故气温草荣。民温病乃作，身热头痛呕吐，肌腠疮疡。客气相火，主气风木，风火相搏，故为此病。

二之气，阳明燥金用事。民乃惨，草遇寒，故大凉至而火气抑。民病气郁中满，寒乃始，清寒滞于中，阳气不行也。

三之气，太阳寒水用事。天政布，寒气行，雨乃降。民病寒反为热中，痈疽注下，心热瞀闷，不治者死。若人伤于寒而为病热，太阳寒水司天，寒气下临，心气上从，寒侮阳则火无不应，若不治之则阳绝而死。

按：六气司天，皆无不治者死之说，唯此太阳寒水言之，可见人以阳气为生之本，不可不顾也。

四之气，厥阴风木客气用事。而加于太阴湿土主气，故风湿交争，而风化为雨。木得土化，故乃长乃化乃成。民病厥阴风木之气。值大暑时，木能生火，故民病大热，以客胜主。脾土受伤，故为少气，肉痿足痿，注下赤白等症。

五之气，少阴君火用事。岁半之后，地气主之，以太阴在泉，而得君火之化。阳复化，草乃长乃化乃成。万物能长能成，民亦舒而无病。

终之气，太阴湿土在泉，地气正也，故湿令行。阴凝太虚，埃昏郊野，民情喜阳而恶阴，故惨凄以湿令而寒风至，风能胜湿，故曰反。反者孕乃死。所以然者，人为倮虫，从上化也。风木非时相加，故土化者当不育也。以上十年，皆寒水司天，湿土在泉。湿宜燥之，寒宜温之。味苦者，苦从火化，治寒以热也。寒水司天则火气郁，湿土在泉则水气郁，故必折去其致郁之气，则郁者舒矣。寒水司天则心火不胜，太阴在泉则肾水不胜。诸太过者抑之，不胜者扶之，则气无暴过，而疾不生矣。

巳亥之岁 丁巳　丁亥　癸巳　癸亥　己巳　己亥　乙巳　乙亥　辛巳　辛亥

厥阴风木司天，岁气风化之候，天之气也。少阳相火在泉，地之气也。厥阴风木，乃足厥阴肝经，属东方木，春旺七十二日。木邪乘土，故诸病皆主于脾。其化以风，凡发生万物，皆风之化，而飘怒摇动，云物飞扬。风淫于上，故太虚埃昏，云物扰乱。寒生春气而流水不冰。然风胜则金令乘之，清肃气行，故蛰虫不出。民病胃痛，上支两胁，隔咽 "咽"，音夜，塞也。不通，饮食不下，舌本强，食则呕，腹胀食不下，溏泄瘕水闭，病本于脾。此以木邪乘土，故诸病皆本于脾也。冲阳，足阳明胃脉，在足上，动脉应手。土不胜木则脾胃气竭，而冲阳绝，死不治。

少阳相火在泉，火淫所胜，相火淫胜于下。故焰明郊野，热极生寒，故寒热更至。民病注泄赤白，热在下焦，故少腹痛，溺赤便血。其余诸症，皆与少阴在泉同候。羽虫属火，同其气故育。介虫属金，受其制故耗。火在泉则木为退气，故毛虫属木亦不育。少阳相火在泉，火在地中，则寒毒之物不生。

巳亥之岁

丁巳　丁亥俱天符

上厥阴风木司天，中少角木运，下少阳相火在泉。运与气相同曰天符，运与气皆木。灾三宫，三宫者，东方震宫也。木气不及，故灾及之。

癸巳　癸亥俱同岁会

上厥阴风木司天，中少徵火运，下少阳相火在泉。天气生运曰顺化，木下生火也。顺化之年，民舒病少。癸巳癸亥二年，阳明燥金欲降，火运承之，降而不下，久则成金郁，发而为疫。药宜泄白散，煎汤量冷，五瘟丹送下。灾九宫，九为离宫，火运不及，故灾及之。巳亥之岁，阳明降地，少阳当迁正在泉，而阳明燥金以上年司天之右间，当降为今岁在泉之左间，故畏地形"形"原作"形"。据《素问·本病》改，火气胜之也。如上年辰戌岁气有余，司天太阳不退位，则右间阳明亦不能降下，遇火运以至癸巳癸亥年，火运承之，降而不下。金欲降而火承之，故清肃行而热反作也。热伤肺气，故民病昏倦，夜卧不安，咽干引饮等症。金气久郁于上，故寒，白气起。民病肝木受邪，故为掉眩，手足直而不仁，两胁作痛，满目晄晄音荒。晄晄，目不明也。等症。

己巳　己亥天刑之年

上厥阴风木司天，中少宫土运，下少阳相火在泉。天刑之年，木下刻尅也。土，故曰不相得则病，虽病无瘟。本年土运不及，风木司天胜之，则木兼土化，所谓卑监之纪。灾五宫，五，中宫也。土运不及，故灾及之。

乙巳　乙亥

上厥阴风木司天，中少商金运，下少阳相火在泉。运克天气曰不和，金上克木。虽病甚而瘟少。灾七宫，七，兑宫也。金运不及，故灾及之。

辛巳　辛亥

上厥阴风木司天，中少羽水运，下少阳相火在泉。运生天气曰小逆，水上生木也，故病亦微。辛巳辛亥年，君火欲升而水运承之，则为火郁，发为火疫。药宜凉膈散导赤散，加竹叶，煎疑作"研"化五瘟丹服。此年受瘟，必待火得位之年而发。灾一宫，一，坎宫也。水运不及，故灾及之。巳亥之年，厥阴风木当迁正司天，而少阴君火以上年在泉之右间，当升新岁司天之左间，故畏天蓬，水星胜之也。巳亥阴年，气多不及，司天厥阴不得迁正，而左间少阴亦不得其位，而阳年则不然也。遇辛巳、辛亥，阴年，水运不及，君火欲升天而中水运抑之。不及之年，以能制抑君火，则弱能制弱，而中水运天蓬窒之。则水胜而君火不前也。火郁不升而为害。火郁之发，必待其得位之时而后作。癸未年，火郁瘟疫发也，君火相火同。火郁不升，人病在心包络。升之不前，清寒复作，冷生旦暮。民病伏阳而内生烦热，心神惊悸，寒热间作。天蓬水胜，火升不前，故气候清寒，民病热郁不散。火郁之发，故暴热至而为疠疫温疟等症。泄去其火热，病可止 "止" 原作 "上"。据九皇宫本、千顷堂本改。天气扰，风木司天。地气正。相火在泉，土得温养。木在上，故风生高远。火在下，故炎 "炎"，原作 "灾"。据《素问·六元正纪大论》改热从之。土气得温，故云雨作，湿化乃行。风燥火热，胜复更作，蛰虫来见，流水不冰。

初之气，寒始肃，杀气方至，阳明燥金用事也。民病寒于右之下。金位西方，金旺则伤肝，故寒于右之下。

二之气，寒不去，华盛也。雪水冰，杀气施行，霜乃降，名草上焦，寒雨数至，阳乃 "乃"，《素问·六元正纪大论》作 "复"，义长化。太阳寒水用事，故其气候如此。然以寒水之客，加于君火之主，其气必应，故阳复化。民病热于中，火应则热于中。客寒外加。

三之气，天政布，风乃时举，厥阴风木司天之气用事也。厥阴加于少阳相火，风火交加，民病泣出，耳鸣掉眩，风木之气见症也。

四之气，溽暑湿热相薄，争左之上，以君火之客加于太阴之主。四气为天之左间，故湿热争于左之上。民病黄疸，而为浮肿。湿热之病。

五之气，燥湿更胜，沉阴乃布，寒气及体，风雨乃行。客以湿土，主以燥金，燥湿更胜，其候若此。

终之气，畏火司令，阳乃大化，蛰虫出见，流水不冰，地气大发，草乃生，人乃舒。少阳在泉，故候如此。其病温疠，时寒气热，故病温 "温" 原作 "湿"。据千顷堂本及《素问·六元正纪大论》改疠。本年厥阴司天则土郁，少阳在泉则金郁。郁气化源，义见前章。

【提要】论述五运六气与疾病发生发展的关系。

【精解】五运六气是专门研究气象的周期性变化及其对生命活动影响的一门学说。具体而言，五运即木运、火运、土运、金运、水运，分别配天干以推测每年的岁运和 5 个季节（春、夏、长夏、秋、冬）的气候变化规律。六气即风、寒、暑、湿、燥、火，分别配以地支，用来推测每年的司天、在泉之气和 6 个时段的气候变化规律。其中，岁运主管一年气化特点，而司天与在泉则分别主管上、下半年。中运又称岁运，以天干推演，统主一年，有太过、不及、平气之别。主运、主气为四时常法，主气按厥阴风木→少阴君火→少阳相火→太阴湿土→阳明燥金→太阳寒水顺序，五运依木运→火运→土运→金运→水运顺序，属五行相生的次第，年年固定不移。客运、客气为四时变法，各随当年干、支推演，如客气依厥阴风木→少阴君火→太阴湿土→少阳相火→阳明燥金→太阳寒水次第，属太少阴阳相递，以地支推演，年年不同。客气司天、在泉依地支推演，分主上、下半年。更有运气加临、主客加临的变化法则，有运盛气盛、主强客强之分，呈现相助、相害、并列的复杂关联。

王冰次注《素问》已阐明年周期的运气基本格局，涉及主运、主气（正常规律）、中运、客气、司天、在泉、胜复、郁发等（变化规律）。其实质是在"春温、夏热、秋凉、冬寒"四时规律基础上，深化出甲子60年的年度变化规律，以常（平）、变（太过或不及）、甚（极）为衡量，描述自然、生命、疾病时间变化规律的程度特征、性质特征、运动趋向、空间特征、时间特征、次第之序、调谐之法等。后世参之，形成了多种运气推演格局。

五运与六气规律性的气化偏性变化，影响着人体发病倾向，因此五运六气能够预测疾病的发生与发展。通过五运六气格局推演，可预知不同时间的天地人变化规律，而气候的寒温、湿燥，人体的脏腑盛衰，疾病的因、机、证、治，皆关联、呼应。

剖析五运六气临床思路，应着重从知常、达变、融通三方面来把握。通过五运主岁之太过不及平气、六气司天在泉及主客之气变迁、运气加临以及胜复、郁发等格局推演，熟悉天、人、邪气的表现特征和变化规律。结合气候、物候、藏象、病候的特征描述，得出自然应时之气、非时之气盛衰及其对脏腑气血影响的相应推断，形成有关疾病与疫病流行趋势、证候特点、防治原则的推论。进而求证于实际气候、物候、脉象、病证表现及辨证论治的符合情况，明辨常变、主客、虚实、标本，分析病原病机，修正、细化、完善证治纲要，提高诊疗针对性。根据时气盛衰与脏腑虚实，采取有效的生活调适、遣方用药、针灸导引等措施趋利避害，以顺应天地气化之常规避其变，纠正脏腑气血之偏补其不足，预防或减缓疾病的危害。知邪正与传变，见微知著，扶弱抑强，标本兼顾，因势利导，因时制宜，预安未受邪之地，以保阴阳和顺、脏腑安康。

宋代陈无择《三因极一病证方论》依据每年五运、六气及其影响下的时行民病证治特点，制定系列方药16组。六壬年岁木太过，风气流行，脾土受邪，治以苓术汤；六戊年岁火太过，炎暑流行，肺金受邪，治以麦门冬汤；六甲年岁土太过，雨湿流行，肾水受邪，治以附子山茱萸汤；六庚年岁金太过，燥气流行，肝木受邪，治以牛膝木瓜汤；六丙年岁水太过，寒气流行，邪害心火，治以川连茯苓汤。六丁年岁木不及，燥乃盛行，治以苁蓉牛膝汤；六癸年岁火不及，寒乃盛行，治以黄芪茯神汤；六己年岁土不及，风气盛行，治以白术厚朴汤；六乙年岁金不及，炎火盛行，治以紫菀汤；六辛年岁水不及，湿乃盛行，治以五味子汤。辰戌岁太阳司天、太阴在泉，治以静顺汤；卯酉岁阳明

表1 五运致病规律与治疗

年干	甲	乙	丙	丁	戊	己	庚	辛	壬	癸
年尾数	4	5	6	7	8	9	0	1	2	3
岁运	土太过	金不及	水太过	木不及	火太过	土不及	金太过	水不及	木太过	火不及
气化偏性	湿	火	寒	燥	热	风	燥	湿	风	寒
脏腑病理定位	肝、肾	心、肺	心、脾	肺、肝	肾、肺	肝、脾	肝、心	脾、肾	脾、肺	肾、心
治则	补肝益肾	清心补肺	补心健脾	泻肺补肝	补肾益肺	泻肝补脾	补肝补心	泻脾补肾	健脾补肺	泻肾补心
药味	酸养肝 咸补肾	咸盛火 辛益肺	苦养心 甘补脾	苦清肺 酸养肝	咸补肾 辛益肺	辛盛肝 甘补脾	酸养肝 苦补心	酸泻脾 咸补肾	甘补脾 辛补肺	甘制水 苦补心
选穴	太冲 太溪	中门 太渊	大陵 太白	尺泽 太冲	太溪 太渊	行间 太白	太冲 大陵	商丘 太溪	太白 太渊	涌泉 大陵

表 2　六气致病规律

年支	司天	脏腑	在泉	脏腑
子午	少阴君火	肺	阳明燥金	肝
丑未	太阴湿土	肾	太阳寒水	心
寅申	少阳相火	肺	厥阴风木	脾
卯酉	阳明燥金	肝	少阴君火	肺
辰戌	太阳寒水	心	太阴湿土	肾
巳亥	厥阴风木	脾	少阳相火	肺

司天、少阴在泉，治以审平汤；寅申岁少阳相火司天、厥阴风木在泉，治以升明汤；丑未岁太阴湿土司天、太阳寒水在泉，治以备化汤；子午岁少阴君火司天、阳明燥金在泉，治以正阳汤；巳亥岁厥阴风木司天、少阳相火在泉，治以敷和汤。临证可参考之。

以上阐释仅提供些许有关运气学说的探讨思路，远不足以涵盖运气学说全部内容。五运六气与疫病的发生关系十分密切，通过学习五运六气，能够预测疫病的发生，指导疫病的治疗。因此，望读者能够自行研读《内经》中相关内容，细细体悟，逐渐领会运气学说的精髓，将之运用于临床疫病诊疗过程中。

五运五郁天时民病详解

【原文】天地五运之郁，人身有五脏之应。结聚而不行，当升不[1]升，当降不降，当化不化，而郁病作矣。故或郁于气，或郁于[2]血，或郁于表，或郁于里，或因郁而成病，或因病而生郁，郁而太过者宜裁之、抑之，郁而不及者宜培之、助之，诸病多有兼郁者，故治有不同也[3]。

【注释】

[1] 不行，当升不：原缺。据九皇宫本，千顷堂本补。

[2] 郁于：原缺。据九皇宫本，千顷堂本补。

[3] 天地五运之郁……治有不同也：出自张介宾《类经》。

【提要】摘录张介宾注解阐释《内经》五郁治则。

【精解】此段乃松峰摘录明代张景岳在《类经》注解《素问·六元正纪大论篇》"五郁之治"，即"木郁达之，火郁发之，土郁夺之，金郁泄之，水郁折之"中所阐释的内容。五运之气，有所胜复，郁极乃发，即"天之五郁"，人受郁发之气，出现与郁发之气性质基本一致的疾病，即"五脏之郁"。其指出了自然气候变化与人体疾病之间的关系，即所谓"天地有五运之郁，人身有五脏之应"。"五脏之郁"或郁于气，或郁于血，或郁于表，或郁于里，总以"通"为原则，或抑之或助之。

【原文】

土郁之发

天时：岩谷震惊，雷殷[1]气交，升降之中，以三气四气之间。埃昏黄黑，化为白气，川流漫衍，田牧土驹，洪水之后，群驹散牧于田野。云奔雨府，太阴湿聚之处。霞拥朝阳，山泽埃昏，其乃发也。土气被郁，所化皆迟。然土郁之发，必在三气四气之时，故犹能生长化成，不失其时也。

民病：湿土为病。湿在中焦，故心腹胀。湿在下焦，故数后下利。心为湿乘，故痛。肝为湿侮，故胁胀。呕吐者，霍乱者，注下浮肿身重者，皆土发湿邪之证。

治法：土郁夺之。夺者，直取之也。土郁之病，湿滞之属也。其脏应脾胃，其主在肌肉四肢，其伤在胸腹。土畏壅滞，凡滞在上者，夺其上，吐之可也。滞在中者，夺其中，伐之可也。滞在下者，夺其下，泻之可也。凡此皆谓之夺，非独止于下也。

【注释】

[1]殷：雷发声。

【提要】讨论分析土郁病证的发病气候、病机、症状及治法。

【精解】此篇为松峰整理分类《素问·六元正纪大论篇》及张介宾《类经》中关于土郁病证的论述，将其以"天时""民病""治法"分之，"天时"即引起所郁之证的自然气候特征，"民病"即所郁之气引起人体出现的症状及病机分析，"治法"即对内经中五郁治则更具体的阐释，使读者更容易了解《内经》土郁病证的具体内涵。

"土郁之发"，凡属木运太过之年或土运不及之年均可以出现土郁现象。在四之气上而客气为厥阴风木之气主时，风气偏胜，太阴湿土之气被郁而出现土郁现象。大暑以后，秋分以前，农历六月中至八月中即土郁之发的时间，四之气为太阴主时，土气偏胜，故土郁病证易在此时发生，即张介宾所言"土主四之气，在大暑六月中后凡六十日有奇，故土郁之发，以其四气。""天时"段描述了土郁之发时雷雨交作的气候，雷雨气候乃大暑后秋分前常有气候，此时易发土郁之证。

土郁病证即中焦脾脏受邪，脾喜燥恶湿，脾土常易湿邪壅滞，湿土为病，可出现腹胀、下利、呕吐、霍乱等症，湿滞影响气机运行，肝气不舒可出现胁胀痛。即"凡土郁之病，湿滞之属也。其脏应脾胃，其主在肌肉四肢，其伤在胸腹。"

土郁之证治疗当祛除湿邪，消导滞气，亦即"土郁夺之"。陈士铎《石室秘录·夺治法》云："夺治者，乃土气壅滞而不行，不夺则愈加阻滞，故必夺门而出。"如湿热郁阻中焦，以苦寒以燥湿清热治之；寒湿郁滞中焦，用苦温化湿以治之；又如腹中窒塞，大满大实，以枳实导滞丸、木香槟榔丸、承气汤下而夺之等，均属"土郁夺之"之法。"土郁夺之"的"夺"，原则上是指通下之法，但又并非仅指通下一途。孙一奎《医旨绪余》即谓："土郁者，脾郁也。夺者，攘夺之谓也。"而张氏《类经》则谓："夺，直取之也……土畏壅滞，凡滞在上者夺其上，吐之可也；滞在中者，夺其中，伐之可也；滞于下者，夺其下，泻之可也。凡此皆谓之夺，非独止于下也。"可见"夺之"之法甚多，非仅通下一种，诸凡消食、去积、豁痰、蠲饮、行湿、导滞，使食痰泄浊之郁于内者从里消散的方法，皆属于"夺之"之法。如涌吐痰涎宿食的瓜蒂散，燥湿化痞、消胀和中的平胃散，泻热破结的大陷胸，消食和胃的保和丸，温下逐水的己椒苈黄九，化痰祛风的半夏白术天麻汤，健脾消痞的枳术丸等等，都应该属于"土郁夺之"的"夺之"之法的范畴。从五行关系而言，"亢则害，承乃制"，木制土，土则运而不滞；木疏泄无力，土则郁而为病。故"夺之"之法，不仅可以解决土郁本身，亦是顺木疏泄之性而补的治本之法。

【原文】

金郁之发

天时：天洁地明，风[1]清气切，大凉乃举，草树浮烟，燥气以行，霜雾数起，杀气来至，草木苍干，金乃有声，山泽焦枯，土凝霜卤，怫乃发也。金旺五之气，主秋分八月中后，凡六十日有奇。

民病：咳逆嗌干，肺燥也。心胁满，引少腹善暴痛[2]，不可反侧，金气胜而伤肝也。金气肃杀，故面色陈而恶也。

治法：金郁泄之。泄者，疏利也。凡金郁之病，为敛为闭，为燥为塞之属也。其脏应肺与大肠，其主在皮毛声息，其伤在气分。或解其表，或破其气，或通其便。凡在表、在下、在上，皆为之泄也。

【注释】

[1] 风：原作"气"，据《素问·六元正纪大论篇》改。

[2] 痛：原作"病"，据《素问·六元正纪大论篇》改。

【提要】讨论分析金郁病证的发病气候、病机、症状及治法。

【精解】金郁的形成，从运气学说来讲是金运怫郁，气机升降失常。《类经》曰："火胜制金，金之郁也。本年燥金司天则木郁，君火在泉则金郁，本年相火司天则金郁。"且由前文"金郁不升，人病在肺……癸巳癸亥二年，阳明燥金欲降，火运承之，降而不下，久则成金郁，发而为疫"可知引起金郁的主要病机在于"火胜制金"。"火胜制金"或由于在戊寅、戊申二年，戊年为火运太过之岁，申寅年均为少阳相火司天，运气相合，两火相加，阳火有余乘金而为金郁；且戊寅、戊申年火运太过，阳明燥金升天受抑，亦可现金郁。或是由于子午年，阳明燥金司天，少阴君火在泉，亦可引起金郁；或为癸巳、癸亥二年，癸年为火运不及之岁，巳、亥年均为少阳相火在泉，则五之气阳明燥金受在泉之相火燔灼，降而不下亦成金郁。《医宗金鉴》曰："凡金郁之病，燥为火困也。"金郁之发在六气主时中之五之气这一段时间，即在秋分以后至小雪以前，大约在农历八月中至十月中之间，金气偏盛，故金郁病证易在此时发生。

金现多用肺来代替，《中医大辞典》中记载："金郁，指肺气不利。"金郁现多指肺郁。《中医证病名大辞典》："金郁，五郁之一，肺气郁闭之证。"金郁之发常有本脏之病症以及其所胜与其所不胜之脏之病症。故民病可见肺气郁闭宣降失常所致咳逆；引起金郁的主要机制是"火胜制金"，火烁肺阴，清窍失滋，且肺金郁滞，宣降失常，水结为痰，津液不能上承，则咽干口燥；金气克木，故亦可见肝经胆经循行之处的胁痛、少腹痛。

金郁泄之，金性喜清利，则泄之令其清利。《景岳全书·杂证谟》："金应肺与大肠，金主燥邪，畏其秘塞，故宜泄之，或清或浊，但使气液得行，则金郁可除，是即谓之泄也。"指出使气液得行即为泄也；王冰曰："金郁泄之，谓解表，泄小便也。"《医门法律》则曰："金郁泄之，泄者，渗泄而利小便也，疏通其壅也。"《医宗金鉴》指出："金泄谓金郁泄之；泄者，宣泄疏降之义也。凡金郁之病，燥为火困也，宜以辛宣之，疏之，润之；以苦泄之，降之，清之，但使燥气宣通疏畅，皆治金郁之法也。"《辨证录》云："滋肾水以制心火，实滋肾水以救肺金也。肺金得肾水之泄而肺安，肾水得肺金之泄而水壮，子母同心，外侮易制，又何愤懑哉！此金郁泄之之义，实有微旨也。"

松峰列出《类经》说法："凡金郁之病，或解其表，或破其气，或通其便。凡在表、在下、在上，皆为之泄也。"宣肺解表、宣通肺气、通利大小便等法皆属于金郁泄之，临床可视金郁的病因、病机、症状表现而选用相应的治法以疏利肺郁。

【原文】

水郁之发

天时：阳气乃避，阴气暴举，大寒乃至，川泽严凝，寒雾结[1]为霜雪。甚则黄黑昏翳，流行气交，乃为霜杀，水乃见祥[2]，阳光不治，空积沉阴，白埃昏暝，而乃发也。其气二火前[3]后。君火二之气，相火三之气，自春分二月中而尽于小[4]暑六月节，凡一百廿日，皆二火之所主。水本旺于冬，其[5]气郁，故发于火令之时，阴乘阳也。

民病：寒客心痛，心火畏水。腰脽痛，寒入肾。关节不利，屈伸不便[6]，寒则气血滞，筋脉急。善厥逆，痞坚腹满。阴气盛，阳不得行。

治法：水郁折之。折者，调制也。凡水郁之病，为寒为水之属也。水之本在肾，水之标在肺，其伤在阳分，其反克在脾胃，水性善流，宜防泛溢。凡折之法，如养气可以化水，治在肺也；实土可以制水，治在脾也；壮火可以胜水，治在命门也；自强可以帅水，治在肾也；分水可泄水，治在膀胱也。凡此皆谓之折，岂独折之而已哉。

【注释】

[1]凝，寒雾结：原缺，据《素问·六元正纪大论篇》补。雾：同"氛"，雾气。

[2]水乃见祥：原缺，据《素问·六元正纪大论篇》补。祥：征兆也。

[3]其气二火前：原缺，据《素问·六元正纪大论篇》补。

[4]中而尽于小：原缺，据九皇宫本，千顷堂本补。

[5]本旺于冬，其：原缺，据九皇宫本，千顷堂本补。

[6]屈伸不便：原缺，据《素问·六元正纪大论篇》补。

【提要】讨论分析水郁病证的发病气候、病机、症状及治法。

【精解】"水郁折之"首见于《素问·六元正纪大论篇》："帝曰：善。郁之甚者治之奈何？岐伯曰：木郁达之，火郁发之，土郁夺之，金郁泄之，水郁折之，然调其气，过者折之以其畏也，所谓泻之。""土胜制水"，"水郁"之成因，一为水欲升而被土气所郁，二为水欲降而被土气所郁；从岁运来说，凡属土运太过之年或水运不及之年，均可因土来乘水而出现水郁现象；从岁气来说，在终之气上，客气在泉之气为太阴湿土主时时，也可以因湿气偏胜而使太阳寒水之气被抑而出现水郁现象。水被郁到了极度，就可以由郁而发。从胜复关系看，水郁极之胜复，必然侮其所胜，乘其所不胜，水郁为水侮火乘土。水郁之发的时间主要表现在少阴君火主时之前后或少阳相火主时之前后，这就是说，如果少阴君火主时，火气过甚，水气被郁时，则水郁之发可以在少阳相火主时之前，亦即在二之气的后一段时间出现寒气来复、在三之气以后的一段时间中出现寒气来复的现象。《景岳全书》有言："盖水为至阴，故其本在肾；水化于气，故其标在肺；水惟畏土，故其制在脾。"有医家将水郁概括为肺、脾、肾功能失常，水液代谢失调导致的痰饮水肿等水邪，可用温经散寒、温阳化水、健脾渗湿、宣肺行水，以及发汗、逐水、通下等法。有医家认为水肿及其类证当多为土运所主，而非水运，水郁之发"天时：阳气乃避，阴气暴举，大寒乃至，川泽严凝，寒雾结为霜雪"是一片寒凝闭结之象而非水气泛滥之状，认为水郁应主寒凝收引、凝滞不通，其治法应在于扶阳与实土。

水主寒而心属火，心火畏水，水为阴寒之邪，寒凝心脉，故为心痛；腰为肾府，寒邪入肾故腰痛；外寒袭腰，寒凝气滞故见筋脉急，大关节不利，屈伸不便；寒邪乘于脾土，可见痞坚腹满；阴寒内胜，阴阳之气不相顺接则为厥逆。可见水郁之证多为寒凝之证。

"水郁折之。""折者，调制也。"松峰列出水郁为寒为水之属，其治法在于调制肺、脾、肾、膀胱等。肺、脾、肾及三焦、膀胱主水液代谢，若其功能失常，则水气郁滞，聚而成有形之水邪，可使五脏六腑功能失常。现多认为"折"有双重解释，一为抑制水气，如《证治汇补》言："折者，制御之也，伐而挫之也，渐杀其势也。"二为"析"之误，清代段玉裁《说文解字注》言："析，破木也"，有疏散、分利、引导之意。即疏利水邪，使其从不同的出路分消。水郁折之，除了制水之外，也宜予以益火补土，《医宗金鉴》："水阴性险，见阳初退，即进乘之。"益火扶阳，一则散寒凝，二则复火之气以制水。《素问·五运行大论篇》指出："中央生湿，湿生土……其令云雨，其变动注，其眚淫溃……北方生寒，寒生水……其令霰雪，其变凝冽，其眚冰雹。"以天象推及人体，则水饮、水肿及其类证多为土运主属，且水旺乘土，当实土以制水，且阳火得土之生养含藏，才当正位。

【原文】

木郁之发

天时：太虚埃昏，云物以扰，大风乃至，发屋折木，太虚苍埃，天山一色，或为浊气黄黑郁若，横云不起雨，云虽横而不致雨。其气无常，变动不定。长川草偃，柔叶呈阴，松吟高山，虎啸岩岫，怫之先兆也。

民病：胃脘当心而痛，厥阴之脉，挟胃贯膈。上支两胁，肝气逆。咽膈不通，饮食不下，甚则耳鸣眩转，目不识人，善暴僵仆。皆风木肝邪之病。

治法：木郁达之。达者，畅达也。凡木郁之病，风之属也。其脏应肝胆，其经在胁肋，其主在筋爪，其伤在脾胃、在血分。然木喜调畅，故在表者，当疏其经，在里者，当疏其脏，但使气得通行，皆谓之达。诸家以吐为达者，又安足以尽之。

【提要】讨论分析木郁病证的发病气候、病机、症状及治法。

【精解】此篇为松峰整理分类《素问·六元正纪大论篇》及张介宾《类经》中关于木郁病证的论述，将其以"天时""民病""治法"分之，"天时"即引起所郁之证的自然气候特征，"民病"即所郁之气引起人体出现的症状及病机分析，"治法"即对内经中五郁治则更具体的阐释，使读者更容易了解《内经》木郁病证的具体内涵。

"木郁之发"，凡属金运太过之年或木运不及之年均可以出现木郁现象。在初之气厥阴风木用事时，客气为阳明燥金，由于客胜主而发生木郁现象。"其气无常"，意即木郁之发，没有一定时间。张介宾注云："风气之至，动变不定，故其发也，亦无常期。"这就是说风主动，善行数变，变化较快，所以郁极则发，发无常期。

木郁之发时，人体肝气相应失调，表现为上腹部和胁肋部疼痛，咽部阻塞，不能进食等肝失疏泄症状，甚至眩晕耳鸣，视物不清，晕厥眩仆等肝病重症。即"凡木郁之病，风之属也。其脏应肝胆，其经在胁肋，其主在筋爪，其伤在脾胃、在血分。"

"五郁"之中以"木郁"为先，五行之特性与五脏之生理功能相属，木即肝，故"木郁"即肝郁，所谓"达之"即畅达之意，疏利肝胆、理气解郁是"木郁达之"的主要含义，也是临床常用之法。但不管运用什么方法，都是为了解除"木郁"，舒畅肝气，使肝的疏泄、生发功能正常。如肝气郁结者，治以疏肝理气；肝脾不和者，治以疏肝调脾；在胸膈者吐而泄之；在表者汗而发之；在里者以攻下为主；肝郁化火者，治以清肝泻火；在少阳者以舒畅少阳胆郁；肝胆湿热，治以疏利肝胆。此等治法，包含于八法之中而均有"达之"之意。在临床上，不应拘泥于疏肝解郁一法，而是应扩而广之，使"木郁达之"的治疗方法更为广泛地用于临床实践，解除病痛，造福患者。

【原文】

火郁之发

天时：太虚曛翳，大明不彰，炎火行，大暑至，山泽燔燎，材木流津，广厦胜烟，土浮霜卤，止水乃减，蔓草焦黄，风行惑言，<small>风热交炽，人言乱惑。</small>湿化乃后。火本旺于夏，其气郁，故发于申未之四气。四气者，阳极之余也。

民病：少气，壮火食气。疮疡痈肿，火能腐物。胁腹胸背，头面四肢，膜愤胪胀，瘍痹阳邪有余。呕逆，火气冲上。瘛疭火伤筋。骨痛，火伤骨。

节乃有动，火伏于节。注下火在肠胃。温疟，火在少阳。腹暴痛，火实于腹。

血溢流注，火入血分。精液乃少，火烁阴分。目赤火入肝。心热，火入心。甚则瞀闷，火炎上焦。懊㤲，火郁膻中。善暴死，火性急速，败绝真阴。此皆火盛之为病也。

治法：火郁发之。发者，发越也。凡火郁之病，为阳为热[1]。其脏应心与小肠三焦，其主在脉[2]络，其伤在阴。凡火所[3]居，有结聚敛伏者，不宜蔽遏，故因其势而解之散之，升[4]之扬之，如开其窗，如揭其被，皆谓之发，非仅发汗也。

连翘解毒饮

治水郁为疫，乃脾肾受伤，以致斑黄面赤，体重烦渴，口燥面肿，咽喉不利，大小便涩滞。

青黛八分　元参一钱　泽泻一钱, 盐炒　知母一钱　连翘一钱, 去隔

童便一大盅，水二盅，煎一盅，冷研五瘟丹服。

竹叶导赤散

治君火郁为疫，乃心与小肠受病，以致斑淋吐衄血，错语不眠，狂躁烦呕，一切火邪等证。

生地二钱　木通一钱　连翘一钱, 去隔　大黄一钱　栀子一钱　黄芩一钱　黄连八分　薄荷八分

水煎，研化五瘟丹服。

五瘟丹，见前诸方，其余泻黄、泻肝，凉膈、泻白等散，习见方书，兹不录。

【注释】

［1］为热：原缺。据九皇宫本、千顷堂本补。

［2］脉：原作"肺"。详心主血脉，及上文"脾胃，其主在肌肉四肢""肺与大肠，其主在皮毛声息"等文例，"肺"当作"脉"，故据改。

［3］凡火所：原缺。据九皇宫本、千顷堂本补。

［4］散之，升：原缺。据九皇宫本、千顷堂本补。

【提要】讨论分析火郁病证的发病气候、病机、症状及治法。

【精解】此篇为松峰整理分类《素问·六元正纪大论篇》及张介宾《类经》中关于火郁病证的论述，将其以"天时""民病""治法"分之，"天时"即引起所郁之证的自然气候特征，"民病"即所郁之气引起人体出现的症状及病机

分析，"治法"即对内经中五郁治则更具体的阐释，使读者更容易了解《内经》火郁病证的具体内涵。

"火郁之发"，凡属水运太过之年或火运不及之年均可以出现火郁现象。在二之气少阴君火或三之气少阳相火用事时，客气为太阳寒水，由于客胜主而发生火郁现象。火郁之发的时间主要在四之气这段时间中，亦即大暑以后至秋分以前，大约在农历六月中至八月中这一段时间。"四之气"本为太阴湿土主时，一般来说，应该是湿气偏性。但是由于火郁之发，在四之气这段时间中，可以出现天气反热、应雨不雨，亦即前述之"湿化乃后"的反常变化。即张介宾所言"火本王于夏，其气郁，故发于未申之四气。四气者，阳极之余也"。

"火郁"分而述之，"火为热之极，热为火之渐"，火热可有外感、内伤之分。在表之火为外感六淫，腠理闭塞，卫气郁滞而化；在里之火为情志不遂，气机失调，壅遏不畅，郁而化热而致。虚火责之于内伤劳倦，脾胃气虚，不能升浮而反下陷，郁积于下致火热内伤，即所谓阴虚内热。实火则因食滞、痰饮、瘀血内聚，阻滞气机而化。故民病表现为皮肤易生疮或长痱子，全身头面四肢及胸胁背腹部易胀满，其人或出现呕吐恶心的消化道症状，或因热极生风而痉挛拘急抽搐，或急性下痢，或发生疟疾（温疟），或感受热邪而腹中暴痛，或人体出血，或精液耗损不足。即"凡火郁之病，为阳为热。其脏应心与小肠三焦，其主在脉络，其伤在阴"。

"发"，《内经》注家多以"汗"解之，"火郁发之，谓汗令其发散也"，言使郁于肌表之邪因汗而解。后世予以发挥，以"发"谓升散透达，疏导宣通，如张景岳所言："发，发越也……凡火所属，其有结聚敛伏者，不宜蔽遏，故因其势而解之，散之，升之，扬之，如开其窗，如揭其被，皆谓之发，非独止于汗也。""发之"有发越、因势利导之意，通过升散透达，顺其性从而治之，使郁开气达，透邪外出，则火热多可自散。故因势利导，透邪（火热）外出，使邪有出路乃其治疗关键。故凡火热郁闭所致病证，以升散透达之法治之，在基础治疗上适当加入辛温发散药物，顺其性使火热之邪得出路而外达。其目的在于通过宣发郁热，透邪外出，使气机升降开合协调，恢复阴平阳秘的状态。

【医案举隅】

竹叶导赤散为导赤散化裁之方，方用生地2钱（6克），木通1钱（3克），连翘（去隔）1钱（3克），大黄1钱（3克），栀子1钱（3克），黄芩1钱（3克），黄连8分（2.4克），薄荷8分（2.4克），主治君火郁为疫，乃心与小肠受病，以致斑淋、吐衄血，错语不眠，狂躁烦呕，一切火邪等症。现代多用于治疗急性泌尿系感染、尿路结石、口腔溃疡等病症。

（一）血淋案

患者，女，28 岁。1975 年 7 月 14 日初诊。

[病史] 诉 7 月 10 日晚上，突然发生尿痛、尿颖、尿少，尿意甚频而所解甚少。11 日早上尿痛加剧，经某医院检查：蛋白（+），脓细胞（+++），红细胞少许，诊断为急性肾盂肾炎。服西药后症状缓解，但在 12 日晚上突然尿血，尿痛、尿频等症状加剧，13 日经该医院检查小便：蛋白（++），脓细胞（+++），红细胞（++++），白细胞（+）。脉数疾，舌质红，苔薄黄。大便干燥难解，数日一行，形体壮实。

[诊断] 西医诊断：急性肾盂肾炎；中医诊断：血淋，湿热蕴结下焦。

[治法] 滋阴降火，通腑泄热，佐以止血。

[方药] 生地黄 100 克，木通 12 克，紫花地丁 30 克，知母 30 克，黄柏 30 克，生大黄 10 克，滑石 30 克，大蓟 30 克，白茅根 30 克，淡竹叶 10 克，细甘草 10 克。1 剂。

二诊（1975 年 7 月 15 日）：患者血尿止，余症大减，昨晚半夜解大便一次，臭秽逼人。黄苔退净，舌质由红转淡，脉细数。在上方基础上，去大蓟、大黄、白茅根，续服 1 剂。

三诊（1975 年 7 月 18 日）：患者诸症悉愈，经医院作尿液检查，蛋白无，白细胞少许，用知柏地黄汤善后。随访 3 年，未复发。

李昌达. 疑难杂病治验录 [M]. 北京：学苑出版社，1997：88–89.

按语：本案患者为血淋症状，脉数疾，舌质红，苔薄黄，大便干燥难解，其证属下焦湿热，热灼阴络。治以导赤散加减，上清心火，下利水道，清热利湿、凉血止血。三剂而奏全功。

（二）舌痛案

患者，女，45 岁。1996 年 7 月 10 日初诊。

[病史] 诉舌尖灼痛 2 周。服用西药治疗罔效，舌痛日甚，进食困难，心烦口苦，小便短赤。舌质红，舌尖起红刺，苔黄，脉数。

[诊断] 西医诊断：灼口综合征；中医诊断：舌痛，心火上炎。

[治法] 清心泻火。

[方药] 生地 20 克，木通 9 克，竹叶 9 克，甘草 6 克，黄连 6 克，栀子 9 克，丹皮 12 克，玄参 12 克，麦冬 15 克。日 1 剂，水煎服。

1 剂尽，舌痛大减，连服 3 剂，诸症悉除。

梁色兰. 导赤散治验举隅 [J]. 右江民族医学院学报，2001，（04）：654.

按语：心开窍为舌，本案患者舌体疼痛，有明显灼热感，心烦口苦，小便短赤，舌质红，舌尖起红刺，可知其证属心火上炎，方用导赤散加减，上清心火，下利小肠，清热除烦，故三剂可愈。

（三）失眠案

患者，男，25岁。1997年8月18日初诊。

[病史]诉失眠2月余。夜间经常难以入寐，寐则多梦易醒，醒后难再入寐，甚或彻夜不眠，心烦口苦，小短黄。曾服中西药治疗，疗效不佳。察面色红，舌尖红，苔黄，脉数有力。

[诊断]西医诊断：失眠症；中医诊断：不寐，心火亢盛，心神不安。

[治法]清心安神。

[方药]生地20克，木通9克，竹叶9克，甘草6克，黄连6克，黄芩9克，麦冬15克，夜交藤20克，五味子12克，酸枣仁15克，珍珠母30克（先煎）。日1剂，水煎服。

3剂后，入睡较易，夜梦减少，心烦口苦减轻。7剂尽，夜寐已安，他症亦除。

梁色兰.导赤散治验举隅[J].右江民族医学院学报，2001，（04）：654.

按语： 本案患者不寐、多梦易醒，醒后难再入寐，心藏神，心神不安则寐不安，心烦口苦，小短黄，面色红，舌尖红苔黄，脉数有力可知其证属心火亢盛，治以导赤散加减，清心火而安心神，故可起效。

【原文】

锦按：临证而不洞悉三才，不足以言医，而唯疫疠之疾，其于天时也，犹不可以不讲焉。观世俗之言瘟疫者，动曰时症可以知之矣。夫医而系之以时，明乎实天作之孽，而非人力之所能为也。故其来也无方，其去也无迹，迅若飘风，疾若掣电，虽富贵怡养之人，深堂大厦，息偃在床，而亦有莫能免者焉。夫人之肢体气血，时时与天地相通，故天地之疹气[1]，感于人之身而病成焉矣。倘疗之不得其法，生死即在目前。岂可苟焉而已哉。治疫者，必先明乎化水化火之微，客气主气之异，司天在泉之殊致，五郁六气之分途，既已，胸有成竹矣。及遇疫气之来，而复观天时之雨旸寒燠[2]，地理之高下燥湿，人身之老幼虚实，病之或在表，或在里，或在半表半里，或在经络，或在脏腑，或在上，或在中，或在下，或日数之多寡与病势之浅深，或致病之由与得病之日，或既病而曾否服药，或服药而有无差误，更参以望闻问切，一一详审于胸中，而后再稽[3]诸运气以济其变，而治疫之能事始毕焉已。不然者，若遇表证而止知苏散，遇里证而止知攻击，非不时亦弋获，终属偶然之会，而非若窥见垣一方者之百发百中也。彼夫阴阳术数之家，遇冠昏丧葬，出行修造之事，其于孤虚王相，尚且择焉而必精，核焉而必详，况医道乃人命攸关，而顾可置运气而不讲乎。所虑者，执于一偏而胶柱鼓瑟^[4]耳。若能不离乎此而不泥乎此，方为善言运气者也。其言某年应用某药，不过言其大概。治疫者，仍当审症以投剂，岂可尽恃乎此而不知变通乎。至于星宿之分野，九州之方域，在《瘟疫发源》书中，多杂引经以尽其致，兹一概不录。以其谈理过于玄杳，正无须乎若是之钩深索隐也。

【注释】

[1] 沴气：灾害不祥之气。

[2] 雨旸寒燠：形容气候。旸，晴天；燠，热。即晴天、雨天、寒冷、炎热。

[3] 稽：考核，核查。《周礼·宫正》注："犹考也。"

[4] 胶柱鼓瑟：柱，琴瑟上调音的短木；鼓，弹奏；瑟，古代的一种弦乐器。把柱用胶粘住，柱不能动，就不能调音调。比喻拘泥死板而不知变通。

【提要】论述疫病治疗应注意变通。

【精解】秉锦之按语，强调治疗疫病切忌拘泥于定法、定方、定药，死板不知变通。而应重视五运六气的运用，结合患者体质、病因、病位、病势、诊疗经过等差异，参合四诊，审慎变通，综合施治，才能取得良好的效果。

方名索引

（按笔画排序）